Beate Prader

PFLANZENKÜCHE

Einfach, natürlich, köstlich –
Rezepte für jeden Tag

Freya Verlag –
unabhängig, familiengeführt, subventionsfrei, werteorientiert, grundsatztreu
Seit über 30 Jahren veröffentlichen wir Bücher, die unseren Überzeugungen entsprechen und ausschließlich einen positiven Beitrag für Mensch, Tier und Umwelt leisten.

Werden Sie Teil unserer Verlagsfamilie – wir wünschen Ihnen viel Freude mit diesem Buch.

www.freya.at

READ GLOBAL BUY LOCAL

MIX
Aus verantwortungsvollen Quellen
FSC® C014138

ISBN 978-3-99025-520-9

Cover: freya_art
Layout: freya_art, Mag. Regina Raml-Moldovan
Lektorat: Mag. Dorothea Forster
Fotos: Beate Prader *www.pflanzenkueche.at*

printed in EU

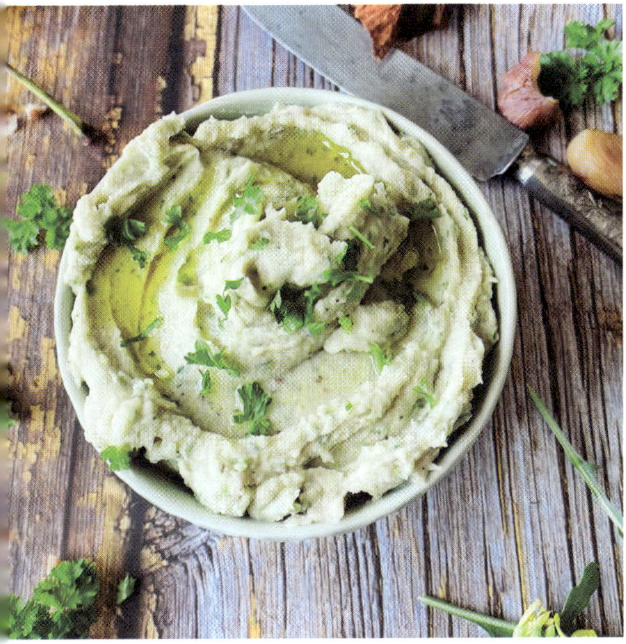

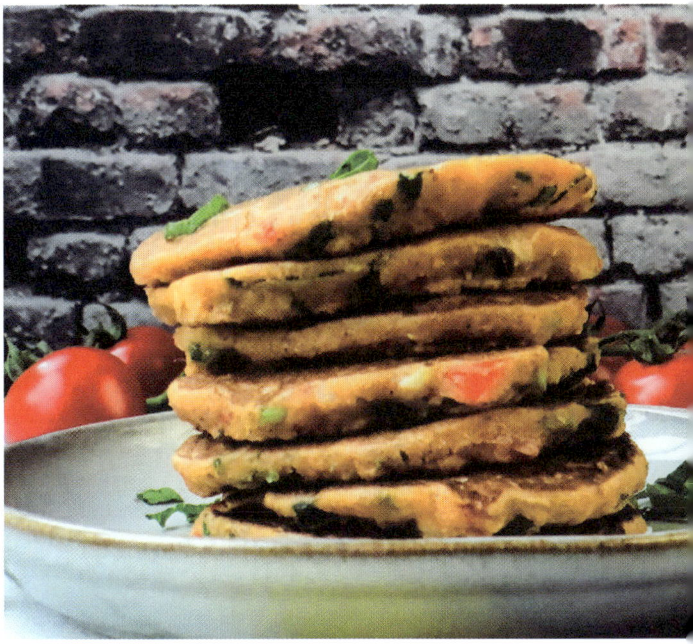

Pflanzenküche

EINFACH, NATÜRLICH, KÖSTLICH – REZEPTE FÜR JEDEN TAG

Beate Prader

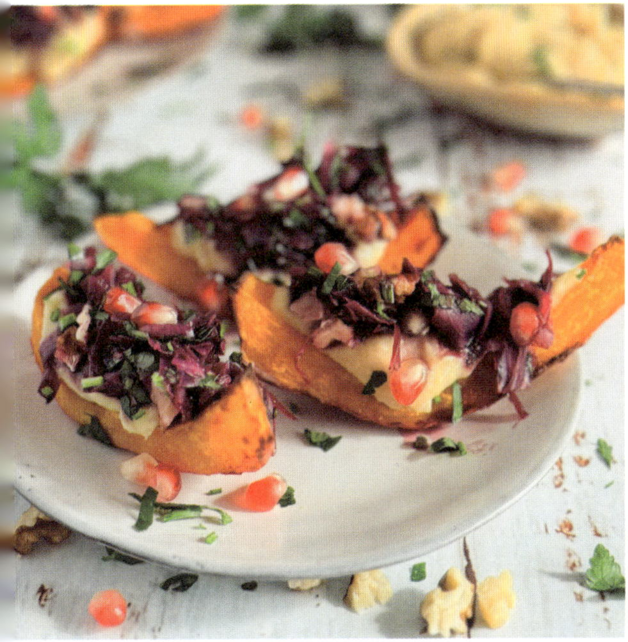

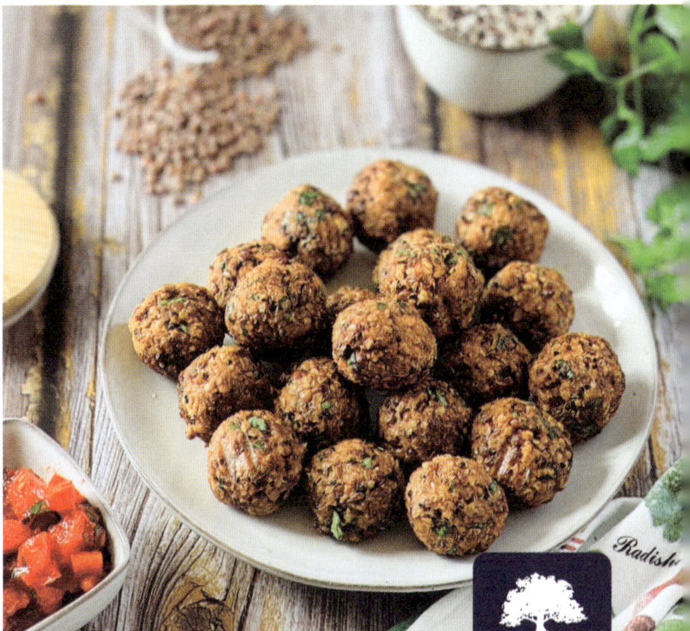

freya

GRUNDREZEPTE 19

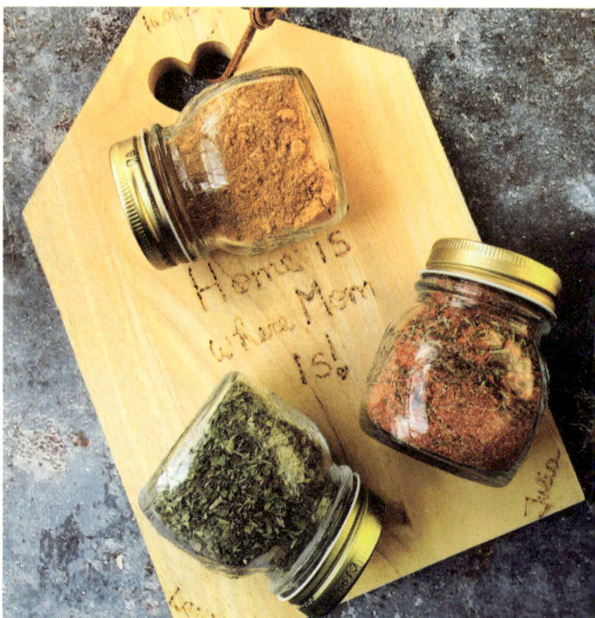

AUFSTRICHE 27

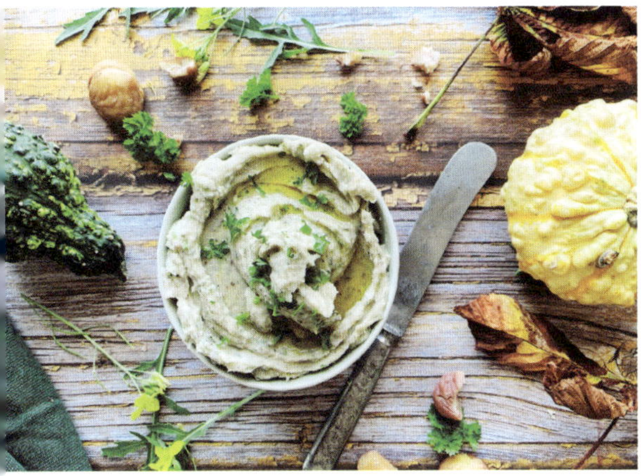

FRÜHSTÜCK 37

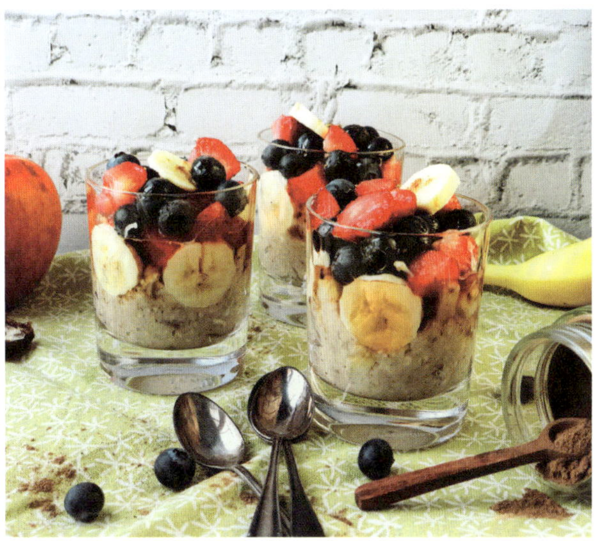

KALTE SALATE 49

WARME SALATE UND BEILAGEN 73

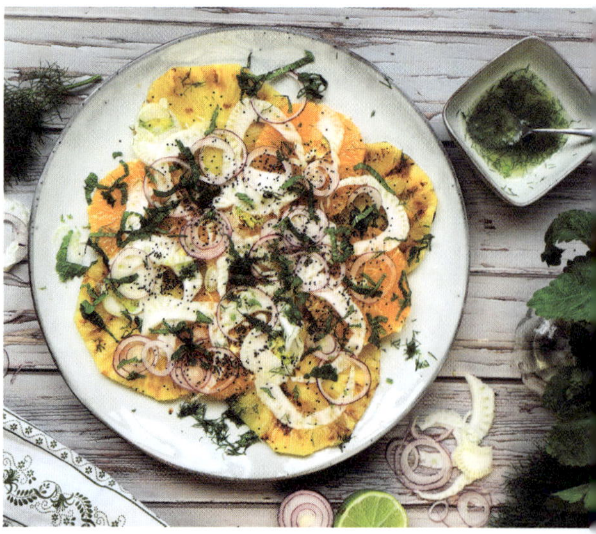

SUPPEN 101

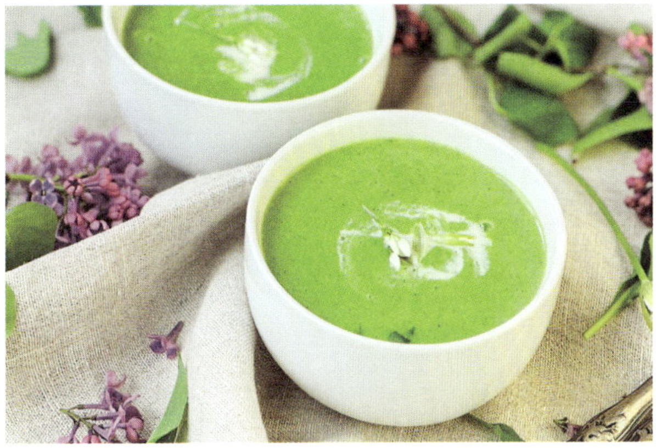

AUS DEM TOPF 127

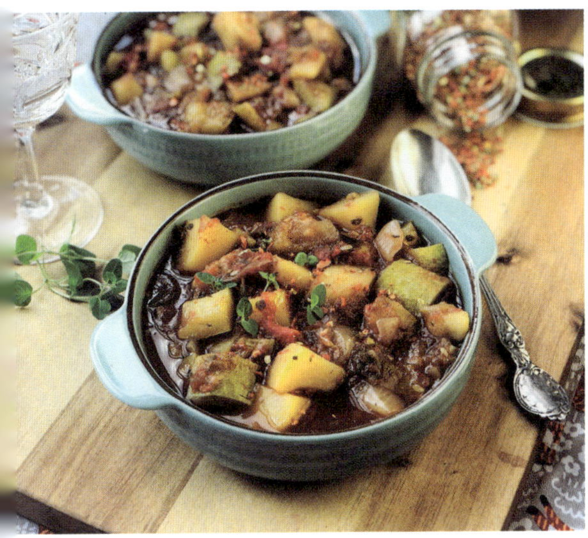

AUS DER PFANNE 141

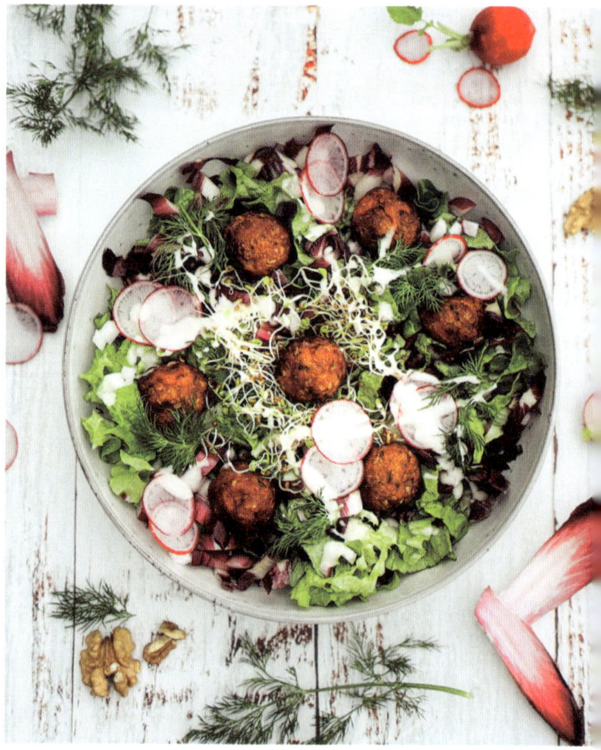

AUS DEM OFEN 157

KUCHEN UND DESSERTS 181

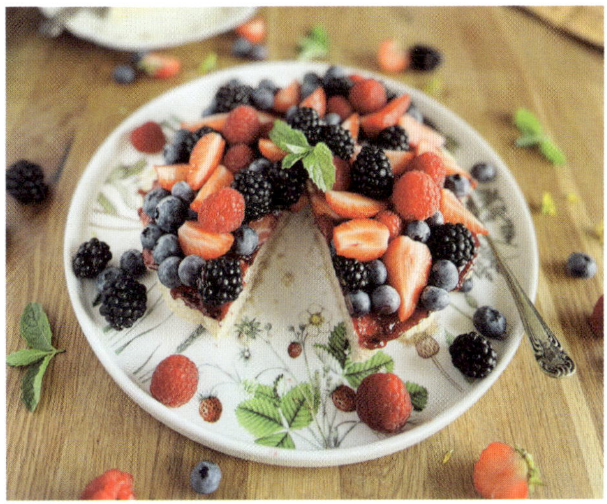

BROT UND GEBÄCK 213

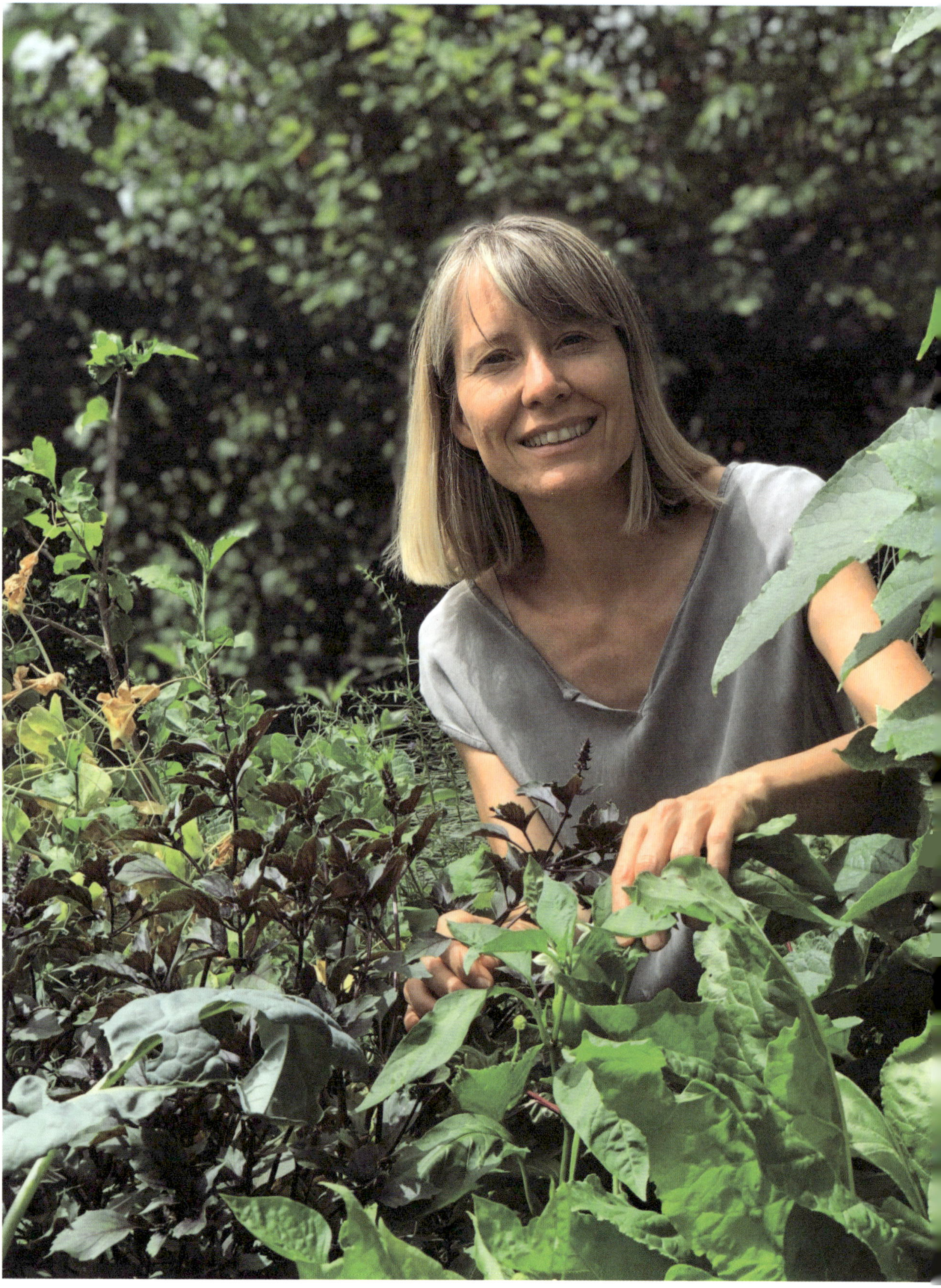

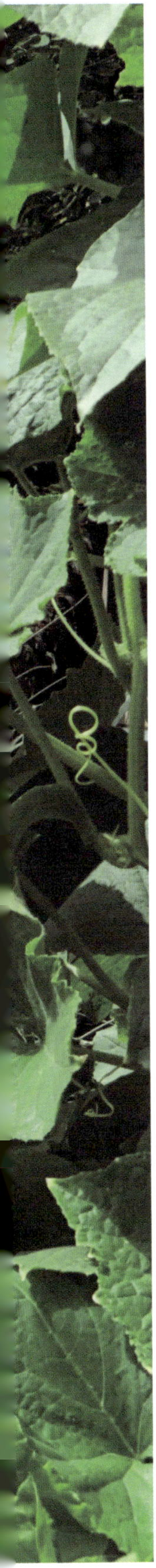

Herzlich willkommen!

Wie schön, dass du dieses Kochbuch aufgeschlagen hast und dich für pflanzliche Rezepte interessierst.

Die vielseitige und schmackhafte Welt der Gemüseküche, herrliche Gewürze, einfache Zutaten und aromatische Kombinationen, Deftiges, Fruchtiges und Buntes – dazu möchte ich dich in diesem Buch einladen!

Mein Name ist Beate Prader und ich liebe das Kochen und Experimentieren mit pflanzlichen, bunten und gesunden Lebensmitteln. Ich befasse mich bereits seit 15 Jahren mit veganer Kost und seit einigen Jahren auch mit glutenfreiem Kochen.

Vollwertige pflanzliche Ernährung ist mir eine besondere Herzensangelegenheit.

Seit 2019 arbeite ich als diplomierte Trainerin für vegane Ernährung und habe 2021 eine rein pflanzliche Kochschule, die *Pflanzenküche*, gegründet.

Glücklicherweise durfte ich dabei schon ganz viele wunderbare Menschen kennenlernen und auf ihrem Weg zu einer gesunden Lebensweise begleiten.

Viel Spaß beim Kochen!

Zu beachten

Die **Temperaturangaben** beziehen sich auf Umluft, die **Backzeiten** können aber je nach Herd etwas variieren. Auf den Rezeptseiten gibt es verschiedene Rubriken: Unter **Probier mal** findest du Ideen, wie du Zutaten im Gericht austauschen kannst. Unter **Nährstoff-Tipp** gibt es interessantes Hintergrundwissen zu den Lebensmitteln. Unter **Aroma-Tipp** kannst du deine Mahlzeit mit dem einen oder anderen Kniff noch aromatischer zubereiten. Außerdem haben einige Rezepte einen **Fettfrei-Tipp** für ganz besonders schonendes Zubereiten.

Gesund und köstlich kochen

Rein vegane Ernährung kann sehr unterschiedlich und muss nicht automatisch gesund sein. Vollwertige pflanzliche Kost beinhaltet Vollkornprodukte, Hülsenfrüchte und viel frisches Obst und Gemüse sowie gesunde Fette und Öle.

Mögliche Mängel/Nährstoffdefizite können in der veganen Ernährung durch einseitige Auswahl an Lebensmitteln und Verwendung zu vieler Fertigprodukte entstehen.

Mit vollwertig-gesunder und abwechslungsreicher Kost kann man mit pflanzlicher Ernährung mehr Nährstoffe (sekundäre Pflanzenstoffe, Vitamine, Mineral- und Ballaststoffe), weniger Cholesterin, weniger Purine und weniger gesättigte Fette zu sich nehmen. Vegan essende Personen neigen seltener zu Übergewicht/Adipositas, haben ein niedrigeres Risiko für Herz-Kreislauf-Erkrankungen, seltener Bluthochdruck und seltener Diabetes Typ II.

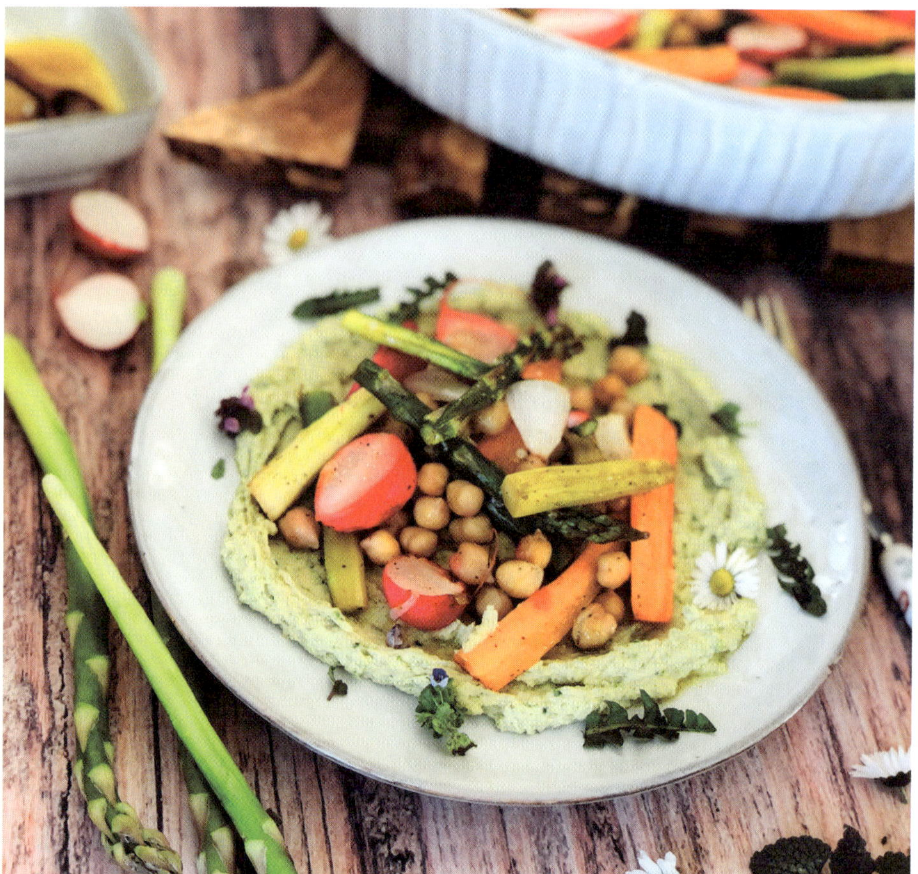

Diese Nährstoffe können bei rein pflanzlicher Ernährung zu gering sein:

› **Vitamin B12** ist der einzige Nährstoff, der supplementiert werden muss! Auch nicht vegan essende Personen bekommen ihr B12 teilweise über Supplemente, in der Massentierhaltung wird es dem Tierfutter zugefügt. Besser ist flüssiges B12-Supplement, da ein Teil über die Mundschleimhaut aufgenommen wird.

› **Eisen** – pflanzliches Eisen ist schwerer absorbierbar, Vitamin C zum Essen (Kräuter, Zitronensaft, frisches Obst und Gemüse ...) erhöht die Aufnahme deutlich! Enthalten z. B. in Samen, Nüssen, Hülsenfrüchten, Vollkorngetreide, grünem Blattgemüse, Kräutern.

› **Vitamin B2** kommt in pflanzlichen Lebensmitteln etwas geringer vor als in tierischen. Das Vitamin ist wasserlöslich und lichtempfindlich, aber recht hitzestabil. Enthalten z. B. in grünem Blattgemüse, Brokkoli, Nüssen, Samen, Vollkorn-Produkten.

› **Kalzium** – pflanzliches Kalzium ist etwas schwerer absorbierbar, für starke Knochen ist es ein unabdingbarer Mineralstoff. Für die Aufnahme ist eine gute Vitamin-D-Versorgung notwendig. Enthalten z. B. in grünem Blattgemüse, Mohn, Sesam. Eine weitere Möglichkeit Kalzium aufzunehmen ist, kalziumreiches Mineralwasser zum Kochen und Trinken zu verwenden.

› **Zink** ist wichtig fürs Immunsystem und Wundheilung. Eiweiß in der Mahlzeit fördert die Zinkaufnahme deutlich. Enthalten z. B. in Kernen, Samen, Vollkornprodukten, Hülsenfrüchten.

› **Vitamin D** – Mit Hilfe von Sonnenlicht direkt auf unserer Haut (Sonnenbrand vermeiden!) kann unser Körper selbst Vitamin D bilden. Im Winter ist in unseren Breiten meist ein Supplement notwendig.

› **Omega-3-Fettsäuren** sind besonders in Leinsamen, Hanfsamen, Walnüssen und Chiasamen enthalten, diese sollten deshalb täglich auf dem Speiseplan stehen (mehr dazu auf Seite 17 und 41).

› **Jod** ist generell ein Mangelnährstoff, enthalten ist es vor allem in jodiertem Speisesalz und Algen. Bei sehr jodarmer (salzarmer) Kost ist eventuell ein Supplement aus Kelp sinnvoll (nach Absprache mit dem Arzt).

Bunt und köstlich kochen

Ein Grundanliegen beim Kochen ist mir, dass es einfach, frisch und schnell zugehen darf! Die Rezepte in diesem Buch sind also technisch nicht anspruchsvoll, lassen sich sehr gut vorbereiten, sind rasch gekocht und gelingen gut.

Für eine optimale Nährstoffzufuhr sollte eine Mahlzeit aus Kohlehydraten, Vitaminen, Protein (Eiweiß), Blattgrün/Kräutern und gesunden Fetten bestehen:

› **Kohlehydrate** – z. B. Getreide, Pseudogetreide, Kartoffeln, Süßkartoffeln, Kürbis, Erbsen, Hülsenfrüchte

› **Vitamine** – z. B. Gemüse und Obst (teilweise roh), Blattgrün, Kräuter, Wildkräuter

› **Protein** – z. B. Hülsenfrüchte, Erbsen, Sojaprodukte, Getreide, Pseudogetreide, Nüsse, Kerne, Samen, grünes Gemüse und Blattgemüse

› **Blatt- und Kohlgemüse, Salate, Kräuter** – greife auch immer wieder zu rotem, purpur- und lilagefärbtem Blattgemüse (dieses enthält zusätzlich antioxidativ wirkende Anthocyane – mehr dazu auf Seite 52)

› **Fette** – z. B. Nüsse, Samen, Kerne, fetthaltige Früchte (Oliven, Avocado, Kokosnuss) und deren Öle

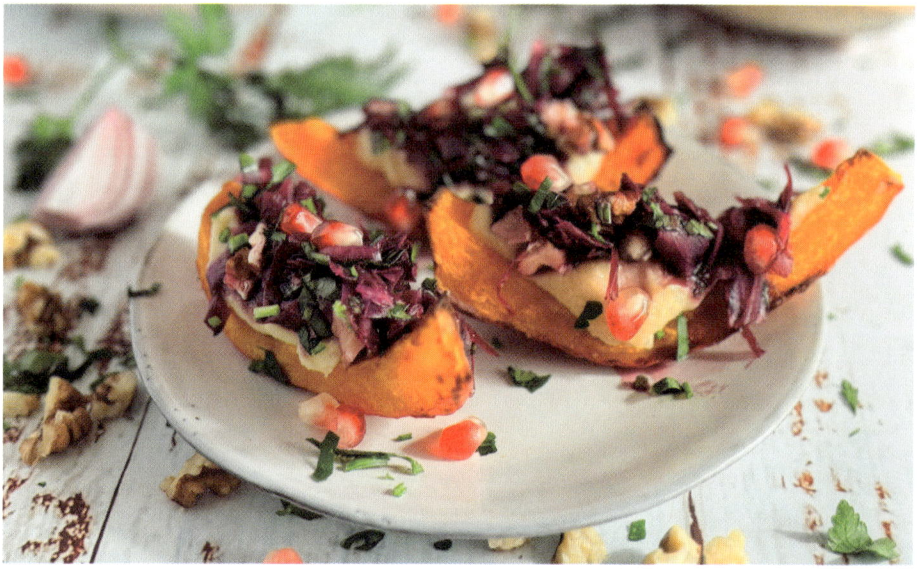

Es müssen nicht bei jeder einzelnen Mahlzeit alle Nährstoffe vorhanden sein, es reicht, sie über einen Tag verteilt zu essen. Die einzelnen Komponenten lassen sich kreuz und quer kombinieren und sehr gut vorbereiten.

› **Gemüse/Obst** – Wurzel-, Zwiebel-, Frucht- und Blütengemüse ... roh oder gekocht. Sorten nach Vorlieben und Verfügbarkeit. Am besten aber so bunt und abwechslungsreich wie möglich! Vorgeschnippelt in (Glas-)Behältern im Kühlschrank aufbewahrt, ist es ein Leichtes, schnell damit ein Gericht zuzubereiten.

  Die gesündeste und schonendste Garmethode ist Dämpfen. Das Gemüse dabei möglichst ganz oder in großen Stücken lassen, so bleiben die meisten Nährstoffe und auch viel mehr Geschmack erhalten.

› **Blattgemüse** – Spinat, Mangold, Grünkohl, Wirsing, Rucola, Asiasalate, Wildgrün, Kräuter und viele mehr. Blattgemüse ist besonders nähr- und mineralstoffreich. Die Blätter waschen, trocken schleudern und in Behältern im Kühlschrank zur weiteren Zubereitung lagern.

› **Getreide** – Hirse, Vollkornreis, Quinoa, Couscous (gibt es auch aus Mais oder Kichererbsen), Bulgur (gibt es auch aus Buchweizen), Amaranth, Buchweizen, Dinkel (Gluten), Rollgerste (Gluten). Am besten 2 bis 3 Mal in der Woche eine größere Menge nach Packungsanleitung zubereiten, abgekühlt in Gläser füllen und im Kühlschrank aufbewahren. So hat man schnell etwas zur Hand und kann auch bei wenig Zeit gesund kochen.

› **Hülsenfrüchte** – Bohnen, Linsen, Kichererbsen, Sojabohnen, Erbsen, Tofu, Tempeh ... sind hochwertige Eiweißlieferanten und leckere Sattmacher. Hülsenfrüchte vorher immer einweichen, gekocht im Kühlschrank aufbewahren. Ohne Zugabe von Salz und Säure kochen, damit sie nicht hart werden. Im Wasser leicht köcheln lassen, dann springen sie nicht auf.

  Linsen kann man sehr gut 2 bis 3 Tage vorkeimen lassen (Anleitung Seite 59), der Nährwert vervielfacht sich und die Kochzeit reduziert sich dann auf 2 Minuten. Gekeimte Hülsenfrüchte werden auch von Personen mit empfindlicher Verdauung gut vertragen!

Fettarm und köstlich kochen

In diesem Buch wird fettarm gekocht!

Am liebsten verwende ich kalt gepresste Öle, die erst nach dem Erhitzen das Gericht verfeinern, und meide, sooft es geht, das leider nicht gesunde Anrösten und Braten mit hitzebeständigen Fetten.

Das ist nicht nur wesentlich gesünder, sondern auch viel leichter verdaulich. Dem Geschmack tut es keinen Abbruch, weil die Vielfalt an Aromen von kalt gepressten Ölen ins Gericht übergeht. Probiere es aus!

Fette und Öle umfassen ein solch riesiges Warensortiment, und dieses reicht von sehr gesund bis ziemlich bedenklich. Es lohnt sich also wirklich, hier einmal genauer hinzuschauen.

Fett ist unser energiereichster Nährstoff und ein bedeutender Geschmacksträger. In geringer Menge ist Fett notwendig für die Aufnahme fettlöslicher Vitamine, für die Auspolsterung unserer Organe, als Isolierschutz unter der Haut, und wir brauchen Fette zum Bau von Hormonen und Zellwänden.

Der Fettverzehr ist in Österreich (wie in allen Industriestaaten) jedoch zu hoch. Veganer nehmen durchschnittlich deutlich weniger Fett zu sich.

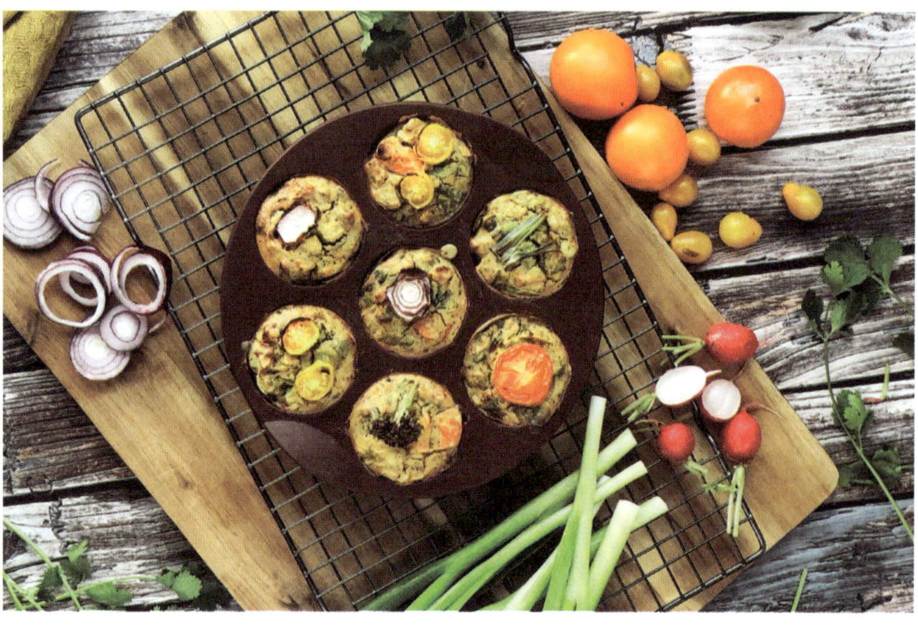

- Besondere Bedeutung haben **essenzielle** (lebensnotwendige) **Fettsäuren**. Die meisten kann der Körper selbst bilden, jedoch nicht Omega-3-Fettsäuren und Omega-6-Fettsäuren. Diese müssen über die Nahrung aufgenommen werden. Besonders gesund und auch Omega-3-säurereich sind Leinsamen, Hanfsamen, Walnüsse und Chiasamen, sowie die daraus gewonnenen kalt gepressten Öle. Diese müssen kühl und dunkel aufbewahrt werden und sind nicht allzu lange haltbar. In kleinen dunklen Flaschen kaufen, diese sollten am besten auch im Lebensmittelhandel gekühlt gelagert worden sein. Rasch verbrauchen!

- **Kalt gepresste Öle** bitte nicht erhitzen. Dadurch würden die gesunden und gefäßschützenden mehrfach ungesättigten Fettsäuren zerstört werden und gesundheitsschädliche Stoffe entstehen.

- Für schonendes Schmoren und leichtes Braten kann **natives** (natürliches) **kalt gepresstes Olivenöl** verwendet werden.

- Zum starken Erhitzen und scharfen Anbraten sollten **raffinierte Öle** und **Fette** eingesetzt werden. Am besten geeignet sind raffinierte Öle aus Oliven, Kokos, Raps und Soja. Bratöle aus Sonnenblumenkernen bitte sparsam einsetzen, da sie viele Omega-6-Fettsäuren enthalten, welche in unserer Ernährung sowieso schon meist deutlich die Überhand haben und entzündungsfördernd wirken.

  Raffinierte Öle sind durch den Verarbeitungsprozess keine gesunden Fette mehr, sie sollten in so geringer Menge als möglich verwendet werden.

- Beim Braten mit Ölen und Fetten bitte immer den **Rauchpunkt** beachten. Wenn Fett in der Pfanne so heiß wird, dass es raucht, entstehen nämlich sehr gesundheitsschädliche Stoffe! Bitte entsorgen und neues Fett verwenden.

- **Transfette = Bösewichte! Ungesättigte Fettsäuren**, die vor allem in frittierten Produkten, Backwaren, Keksen, Margarine, Fertigprodukten, aber auch in Milch und Fleisch enthalten sind. Sie erhöhen das Risiko für hohe Cholesterinwerte, Herz-Kreislauf-Erkrankungen, Arteriosklerose und andere ernährungsbedingte Zivilisationskrankheiten. Meiden, so gut es geht!

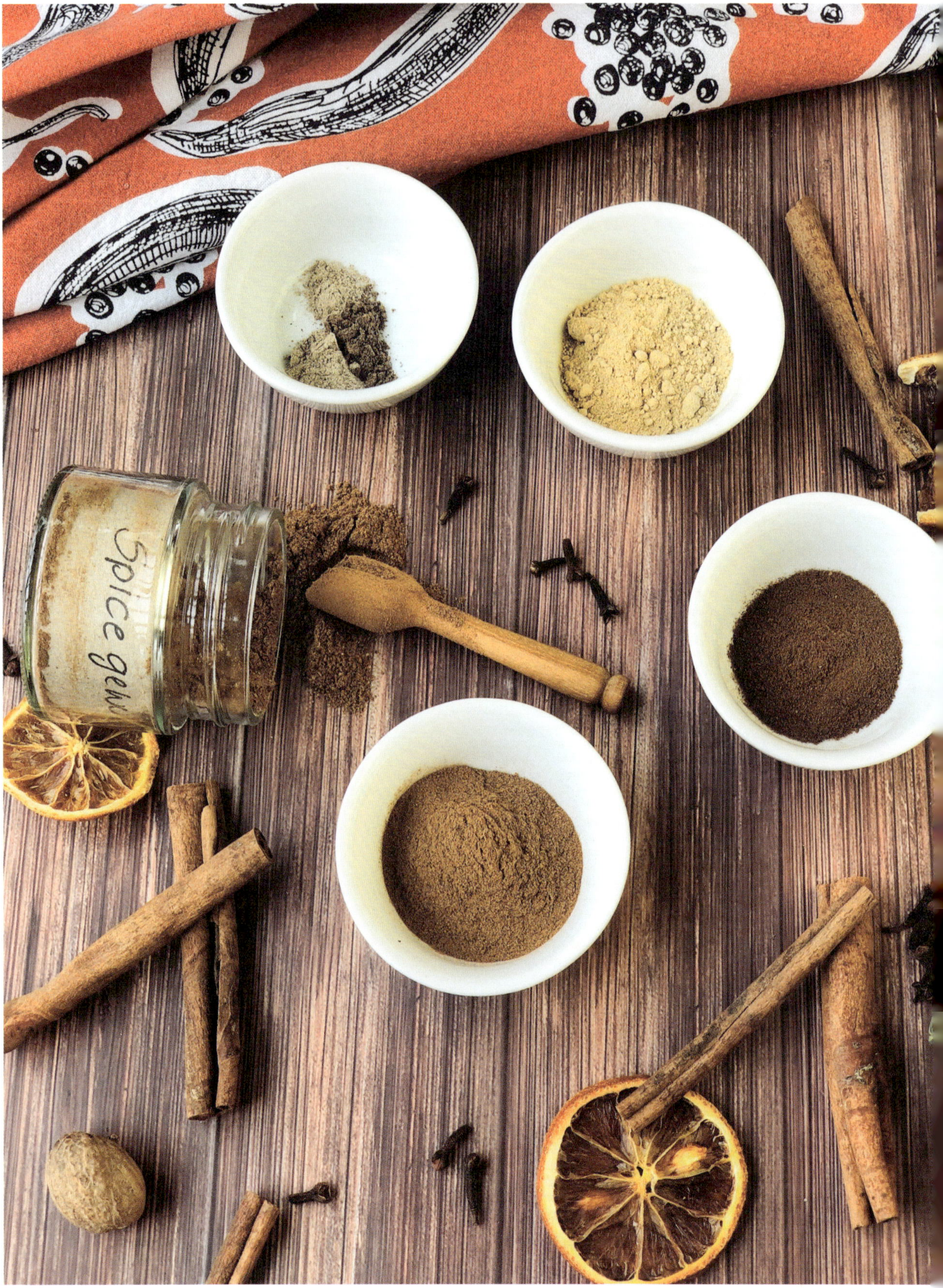
Spice

GRUND-REZEPTE

GEWÜRZMISCHUNGEN

FEUERROT

- 3 EL Tomatenflocken
- 3 EL Paprikapulver
- 3 EL Zwiebelpulver
- 2 EL Rosmarin getrocknet
- 2 EL Oregano getrocknet
- 2 TL Majoran getrocknet

SONNENGELB

- 3 EL Kurkuma gemahlen
- 3 EL Zwiebelpulver
- 3 EL Knoblauchpulver
- 2 EL Ingwerpulver
- 2 EL Zitronenschale getrocknet
- 1 TL Pfeffer gemahlen

GRASGRÜN

- 3 EL Petersilie getrocknet
- 3 EL Knoblauchpulver
- 2 EL Zwiebelpulver
- 3 EL Basilikum getrocknet
- 2 EL Thymian getrocknet

SPICY

- 4 TL Zimt
- 2 TL Ingwerpulver
- 1 TL Nelkenpulver
- 1 Msp. Muskat
- 1 Msp. Kardamom

Für alle Gerichte, zu denen Zimt oder Lebkuchengewürz passt

KRÄUTERSALZ

- Mindestens 4–5 EL frische Kräuter (Bärlauch, Kapuzinerkresse, Schnittknoblauch, Brennnessel, Bohnenkraut, Dill, Petersilie ...)
- auf jeweils 1 EL Steinsalz oder Bergkernsalz

1 Die frischen Kräuter zusammen mit dem Salz in der Küchenmaschine zerkleinern und auf ein Blech aufstreuen

2 Im Ofen bei 40 bis 45 Grad oder an einem warmen, schattigen Platz im Freien trocknen lassen, mehrmals umrühren bzw. wenden

3 Bei Bedarf kann es nach dem Trocknen nochmals etwas feiner gemixt werden

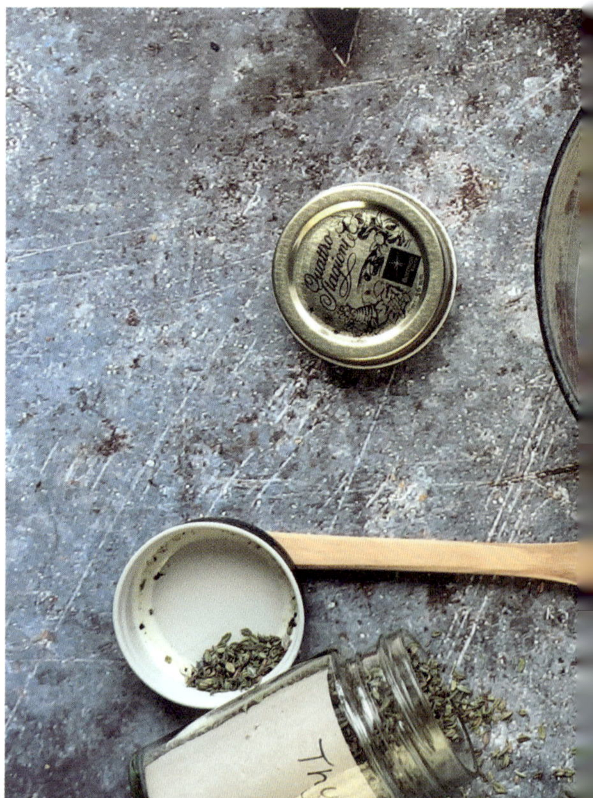

Für die schnelle Küche ist es ein Riesenvorteil, so viel wie möglich vorher herzurichten und beim Kochen parat zu haben. Deshalb mixe ich mir gerne ein paar Basis-Gewürzmischungen, damit kann ich mir viel Zeit ersparen. Die Zutaten für die Gewürze variiere ich immer wieder mal und sorge so für viel Abwechslung in der Küche!

Selbst gemixte Gewürze haben den großen Vorteil, dass keine Zusatz- und Konservierungsstoffe, Glutamate, Zucker oder Öle enthalten sind. Du kannst mit Kräutersalz ordentlich Salz einsparen, wenn du gleich viel nimmst wie sonst beim reinen Salz.

Probier mal

Salbei, Lavendel, Estragon, Kerbel, Ysop, Pimpinelle, Chili – diese und viele andere Gewürze warten nur darauf, von dir in eine tolle eigene Gewürzmischung verarbeitet zu werden!

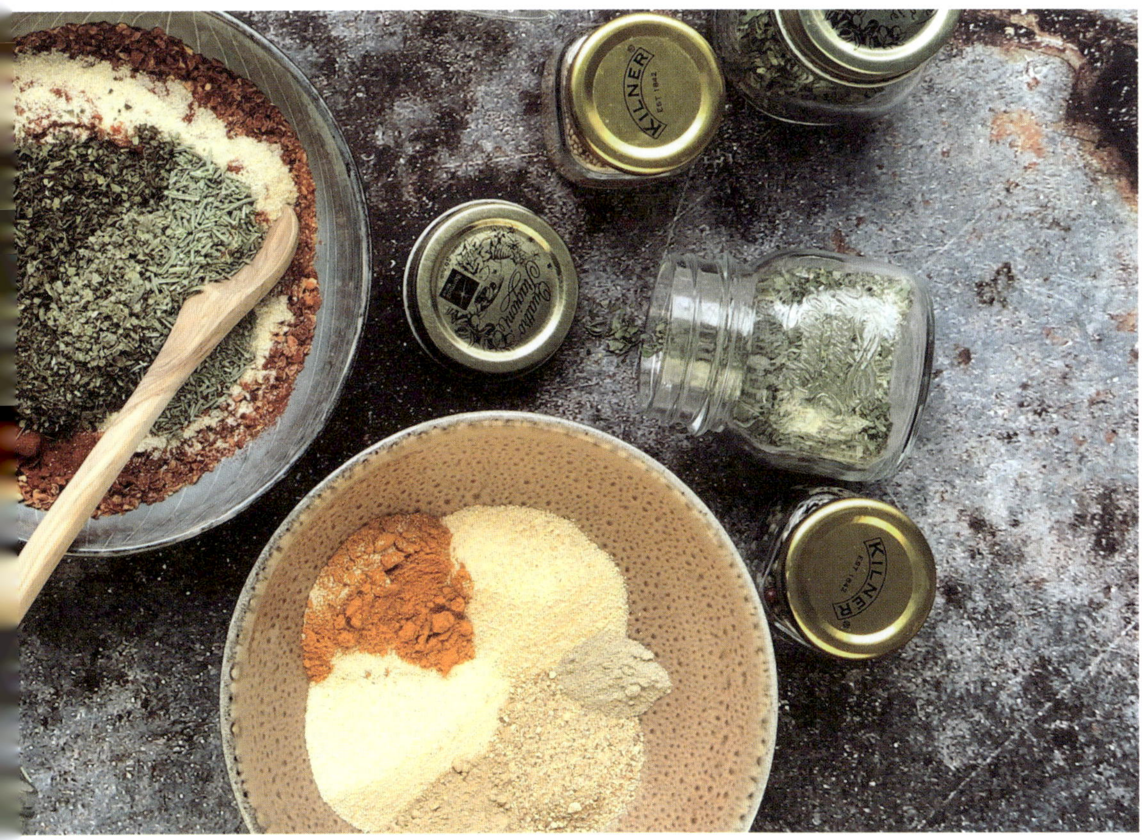

GLUTENFREIE MEHLMISCHUNGEN

MEHLMIX hell

- 200 g braunes Vollkornreismehl
- 200 g weißes Reismehl
- 75 g Kartoffelmehl
- 75 g Tapiokastärke
- 2 EL Pfeilwurzel- oder Guarkernmehl

MEHLMIX dunkel

- 200 g Buchweizenmehl
- 100 g braunes Vollkornreismehl
- 100 g helles Reismehl
- 50 g Kartoffelmehl
- 50 g Tapiokastärke
- 50 g Leinsamenmehl
- 2 EL Pfeilwurzel- oder Guarkernmehl

MEHLMIX mit Hirse

- 150 g braunes Vollkornreismehl
- 150 g Hirsemehl
- 100 g Kartoffelmehl
- 100 g Tapiokastärke
- 50 g Leinsamenmehl
- 2 EL Pfeilwurzel- oder Guarkernmehl

MEHLMIX ohne Reis

- 200 g Maniok-Mehl (Cassava-Mehl)
- 150 g Hirsemehl
- 150 g Kartoffelmehl
- 100 g Tapiokastärke
- 2 EL Pfeilwurzel- oder Guarkernmehl

Crêpes- und Omelette-Teig

- 120 g Kichererbsenmehl
- 90 g Kartoffelmehl
- 1 Prise Salz (oder Kala Namak)
- 450 ml ungesüßte Hanf-, Soja- oder Mandelmilch – für das Omelette etwas weniger Milch nehmen

KNÖDELBROT

Eines der hellen Brote aus dem Buch backen und nach dem Auskühlen in kleine Würfel schneiden, trocknen lassen, in Gläser füllen und ab in den Vorratsschrank (für Brösel die Würfel im Mixer mahlen)

In glutenfreien Fertigmehlen sind oft Zusatzstoffe enthalten, wenn du also genau wissen möchtest, was drin ist, mische dir dein Mehl einfach selbst.

Du kannst verschiedene Sorten ausprobieren und selbst neue Mischungen erstellen: Achte dabei darauf, dass du immer ***ein Drittel Mehl*** *(z. B. Vollkornreis-, Hirse-, Hafer-, Maniok, Quinoa-, Amaranth-, Buchweizenmehl) und* ***zwei Drittel Stärkemehle*** *(z. B. weißes Reismehl, Klebreismehl, Kartoffel-, Tapioka-, Maisstärke) verwendest. Mehrere verschiedene Mehlsorten zu mischen, bringt ein gelingsicheres Ergebnis.*

Kokos- und Kastanienmehl sorgen für Abwechslung, diese aber nur in kleinen Mengen (höchstens 10–15 % Anteil) verwenden, weil sie sehr viel Flüssigkeit im Teig binden.

SUPPENBASIS

SUPPENPULVER

- 300 g Karotten
- 300 g gelbe Zwiebeln
- 300 g Sellerieknolle
- 300 g Lauch/Porree (heller Teil)
- 50 g Kurkuma frisch
- 50 g Knoblauch frisch
- 30 g Ingwer frisch
- 500 g Steinsalz oder weniger für salzarme Suppenwürze

1 Gemüse waschen, schälen und in grobe Würfel schneiden, mit einem Küchengerät portionsweise häckseln oder reiben

Dörrgerät: Gemüse auf 6 Lagen verteilen und bei 40 Grad 5 Stunden dörren, alles wenden und durchmischen und weiterdörren, bis es ganz trocken ist

Backofen: Gemüse auf 3 Backbleche verteilen und bei niedrigster Stufe trocknen, dabei immer wieder die feuchte Luft herauslassen und das Gemüse wenden, bis alles trocken ist

2 Das getrocknete Gemüse mit dem Salz vermischen und in der Küchenmaschine fein mixen, 1 gehäufter Teelöffel ergibt ca. 400 ml Suppe

In Gläser gefüllt und dunkel gelagert ist es mindestens 1 Jahr haltbar.

Das Suppenpulver ist sehr schmackhaft. Es ergibt eine wunderbare Bouillon und eignet sich auch zum Würzen von z. B. Schmorgemüse.

Salzfreie GEMÜSEBOUILLON

- 3 Zwiebeln
- 1 Knoblauchknolle
- 3 Kurkumawurzelchen
- 1 kleine Ingwerwurzel
- 10 Wacholderbeeren
- 3 Lorbeerblätter
- Petersilie oder Korianderkraut
- 1 kg Gemüse nach Wahl (z. B. Kohlrabi, Selleriestangen, Wirsing, Karotten, Kürbis, Süßkartoffeln, Kohlsprossen, Pilze, Knollensellerie, Lauch, Petersilienwurzel, Tomaten ...)
- 4 l Wasser

1 Das Gemüse waschen und samt Schale würfeln, 3 bis 4 Stunden leicht köcheln lassen

2 Nach dem Abkühlen durch ein Sieb oder einen Nussmilchbeutel pressen, die Bouillon kann portionsweise eingefroren werden

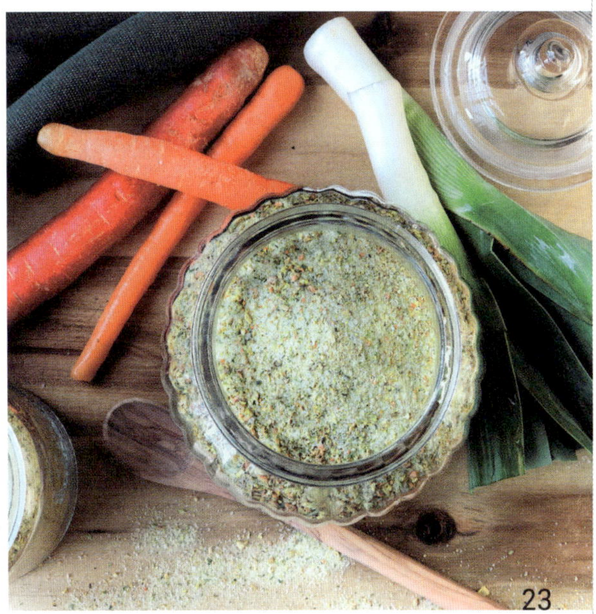

MILCH & SAHNE

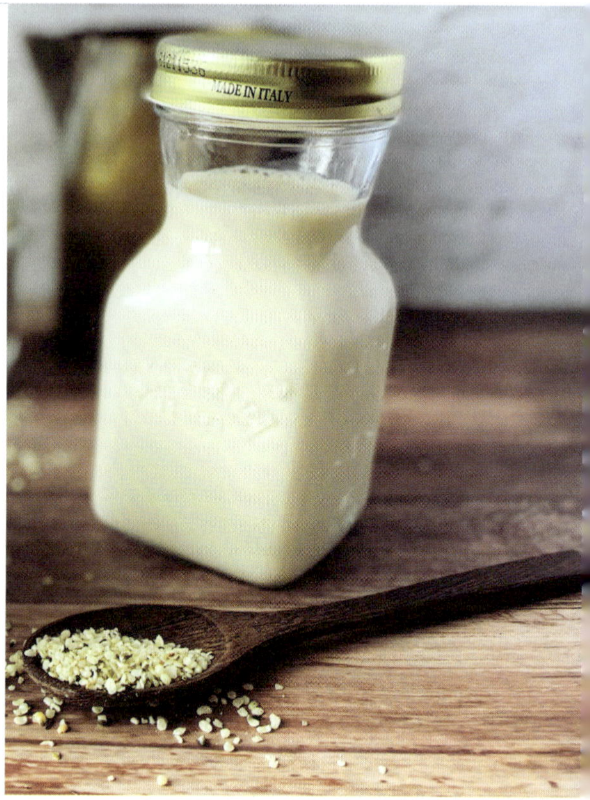

HANFSAHNE

- 30 g Hanfsamen
- 100–200 ml Wasser
- optional 1 Dattel entkernt
- optional 1 Prise Salz

1 Im Mixer 1 bis 2 Minuten mixen, mit einem Spatel durchrühren und weitere 1 bis 2 Minuten mixen

Hält im Kühlschrank einige Tage
Vor Gebrauch umrühren

HANFMILCH

- 30 g Hanfsamen
- 400 ml Wasser
- optional 1 Dattel entkernt
- optional 1 Prise Salz

1 Im Mixer 1 bis 2 Minuten mixen

2 Dann durch einen Nussbeutel oder ein Mulltuch pressen

Hält im Kühlschrank einige Tage
Vor Gebrauch umrühren

BLITZSCHNELLE MANDELMILCH

- 4 EL Mandelmus
- 400 ml Wasser

1 Im Mixer oder dem Pürierstab cremig mixen

Hält im Kühlschrank einige Tage
Vor Gebrauch umrühren

Rohes APFELMUS

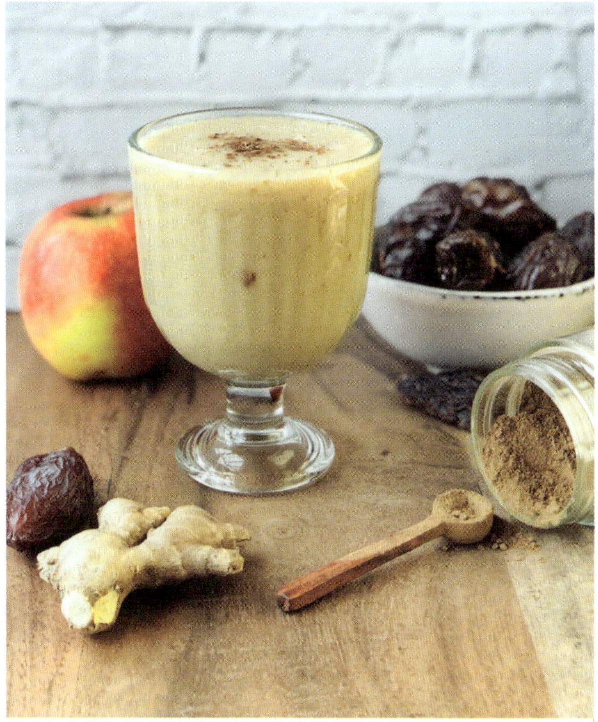

- 5 Äpfel – entkernt, mit Schale
- Saft einer Zitrone
- 1 TL Zimt
- 1 EL Flohsamenschalen
- 5 getrocknete Datteln oder Marillen
- etwas Wasser
- 1 Prise Salz

1 Alle Zutaten im Mixer glatt mixen

Schmeckt auch mit Birnen sehr gut.

Es hält sich im Kühlschrank einige Tage

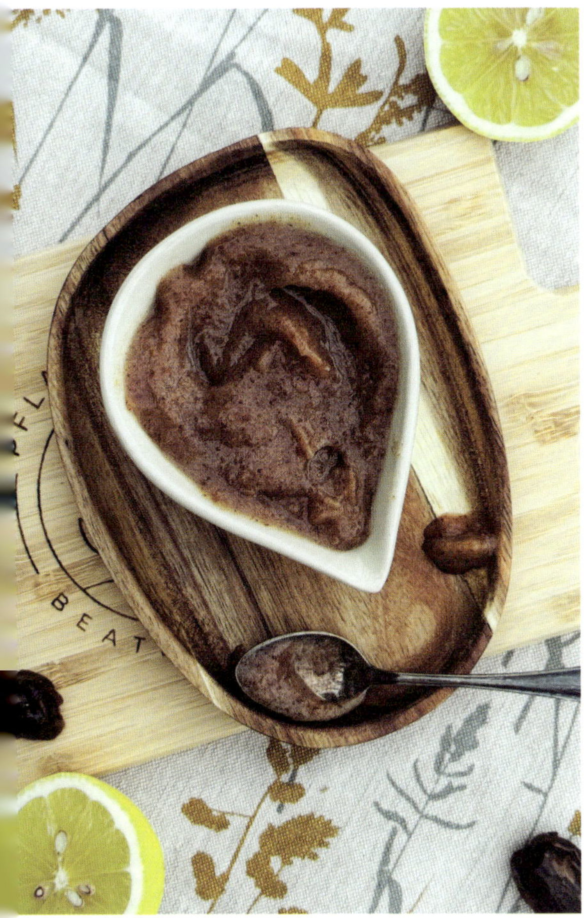

DATTELCREME

- 50 g Datteln getrocknet, entkernt
- 100 ml Wasser
- 1 TL Zitronensaft
- ½ TL Zimt
- 1 Prise Nelkenpulver

1 Datteln 3 Stunden in kaltem Wasser einweichen, alle Zutaten im Mixer glatt mixen

Die Dattelcreme kannst du zum gesunden Süßen verwenden

Sie hält gekühlt 2 bis 3 Wochen, kann aber auch sehr gut portionsweise eingefroren werden.

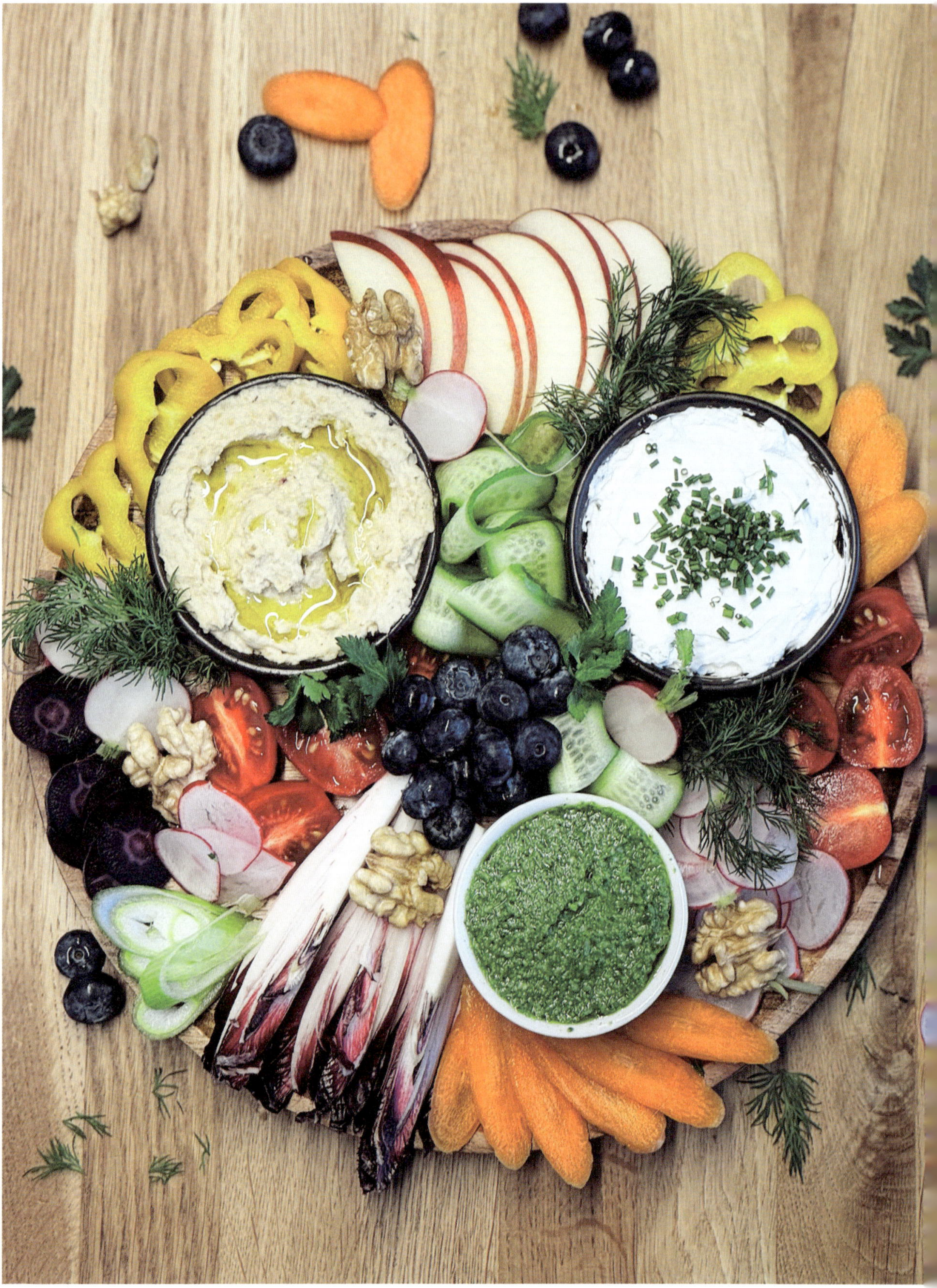

AUF-
STRICHE

Probier mal

Auch braune und grüne Linsen passen in den Aufstrich, nimm dann aber andere Gewürze, z. B. Majoran, Pfeffer oder Kümmel.

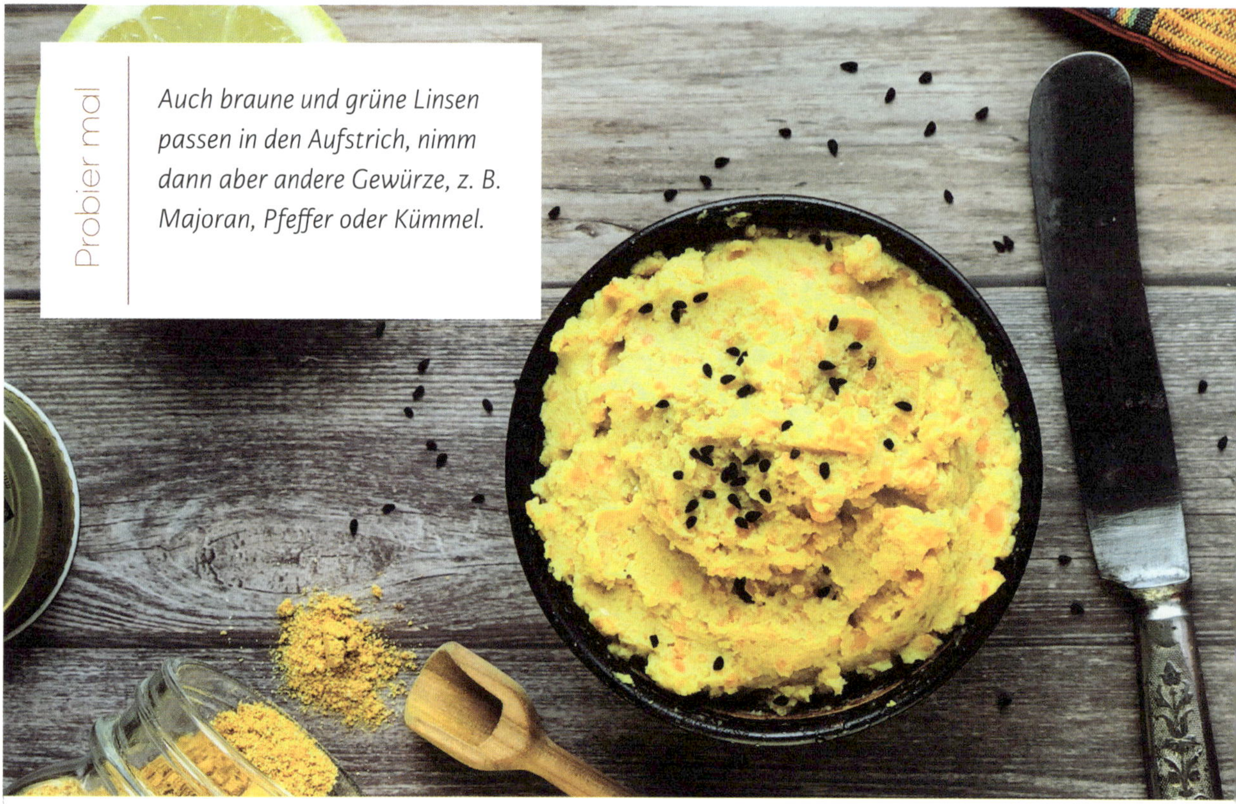

LINSENDIP

- 200 g gelbe oder rote Linsen
- 1 Zitrone ausgepresst
- 3 EL Tahini (Sesammus) oder Nussmus
- 3 EL Hanföl oder Leinöl
- 2 EL Hanfmehl oder Hanfsamen
- 1 TL Kreuzkümmel
- Salz und Pfeffer

1 Linsen in einem Sieb mit kaltem Wasser abspülen und in leicht gesalzenem Wasser 8 bis 10 Minuten weich kochen, dann abseihen

2 Linsen mit den restlichen Zutaten mit dem Pürierstab fein mixen

Herrlich cremig und schön würzig! Den Linsendip kannst du zu Gemüselaibchen servieren, mit Gurken- und Selleriesticks knabbern, als sämige Grundlage ins Curry, zu Nudelgerichten, Salaten und Gemüsepfannen geben. Oder ihn einfach so aufs Brot streichen.

PAPRIKA-NUSS-STREICH

- 2 rote Paprika
- ½ Tasse Mandeln oder Cashews
- ¼ Tasse Brotbrösel (glutenfrei)
- 2 Knoblauchzehen
- 1 TL Feuerrot oder Oregano
- 1 Prise Salz

1 Paprika waschen, würfeln und mit 2 EL Wasser in einer beschichteten Pfanne (mit oder ohne Fettzugabe) braten, Knoblauchzehe dazupressen

2 Paprika mit den restlichen Zutaten vermixen, Aufstrich 30 Minuten kalt stellen

Probier mal

Der Paprika-Streich gelingt auch mit Sonnenblumenkernen, Kürbiskernen oder Hanfsamen.

Der Paprika-Nuss-Streich ist erfrischend, leicht säuerlich und durch die Nüsse auch herrlich sättigend und crunchig. Besonders gerne mag ich ihn auf Romana-Salat, zu gedämpften Kartoffeln, oder ich fülle ihn in halbierte Minipaprika und Gurkenschiffchen bzw. genieße ihn zu einem Kohlrabi-Carpaccio.

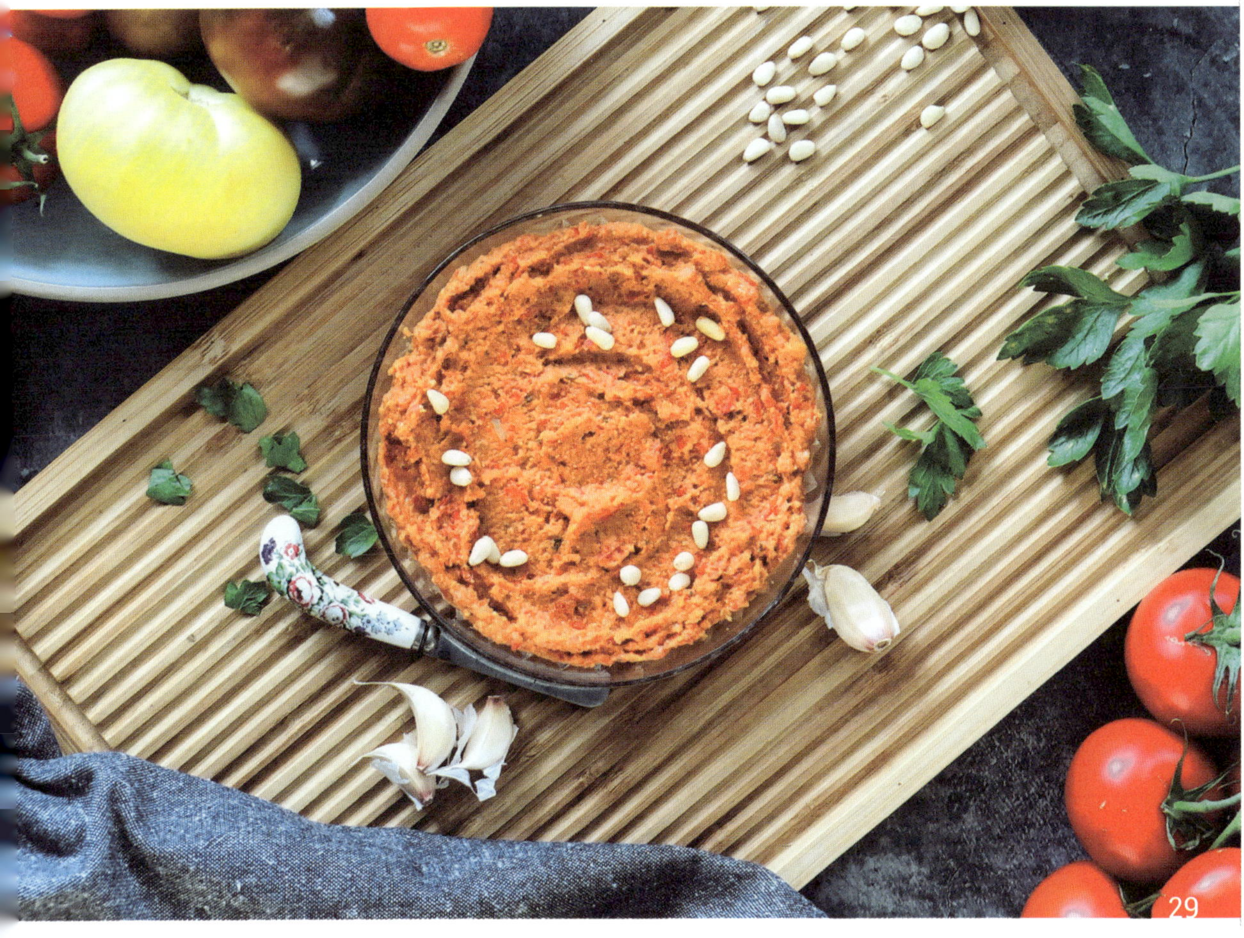

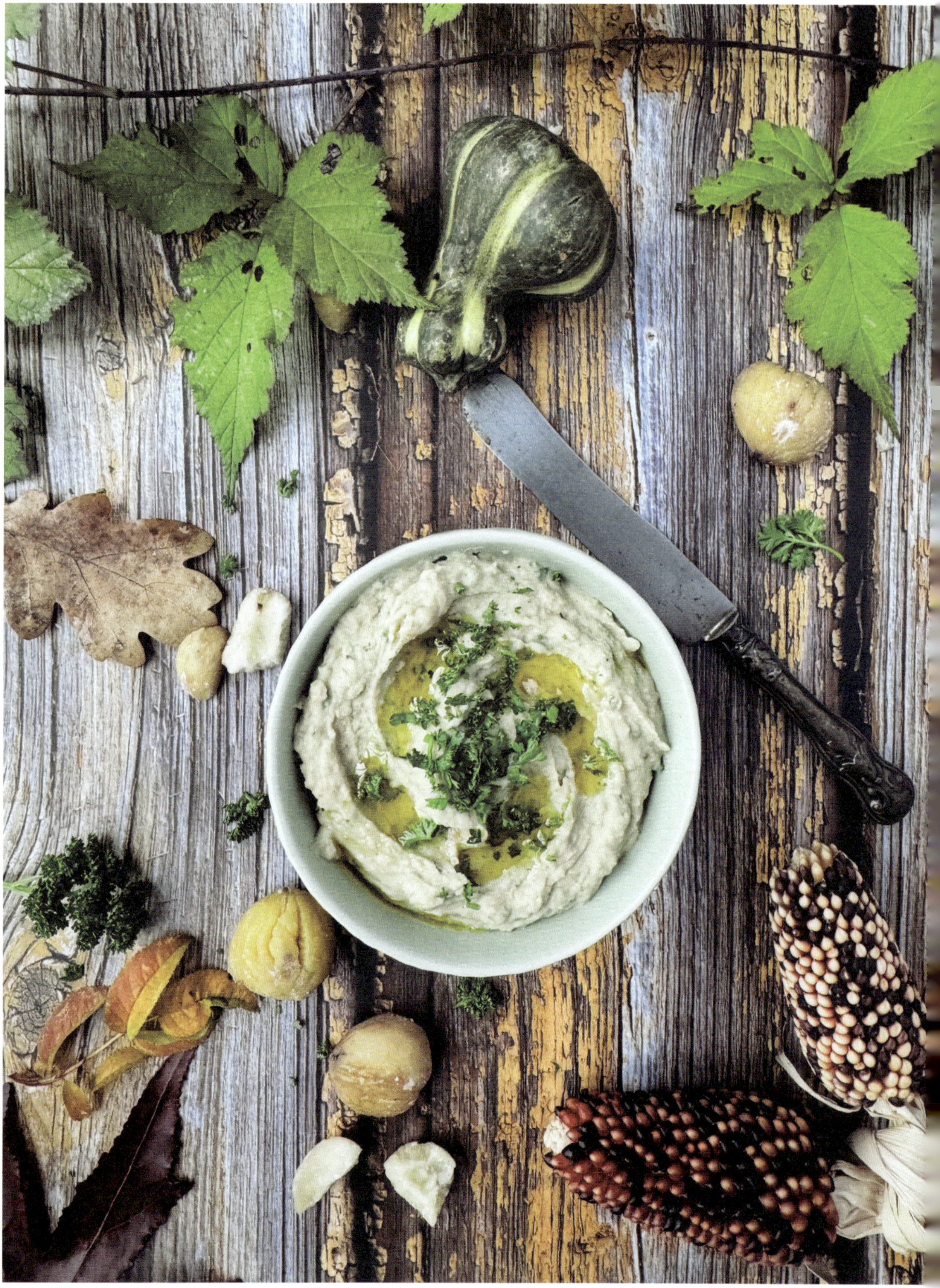

BOHNEN-MARONI-CREME

- 100 g weiße Bohnen vorgegart
- 100 g Maroni vorgegart
- 4 EL Olivenöl
- ¼ Bund Petersilie
- 3 EL Wasser
- 1 EL Zitronensaft
- 1 EL Grasgrün oder
  je 1 TL Basilikum und Thymian getrocknet
- 1 Prise Salz

Zum Servieren

- Kräuter
- kalt gepresstes Olivenöl

1 Alle Zutaten mit dem Pürierstab glatt mixen

2 Mit etwas Olivenöl und Kräutern bestreut servieren

Fettfrei-Tipp

Die Bohnen-Maroni-Creme kann auch ölfrei zubereitet werden, dann einfach etwas mehr Wasser nehmen.

Nährstoff-Tipp

Maroni enthalten sehr viele Mineralstoffe, besonders Kalium, wertvolle Spurenelemente und gesunde Vitamine. Dabei sind sie fettarm und versorgen uns mit essenziellen Omega-3-Fettsäuren.

Probier mal

Ersetze die weißen Bohnen durch Borlotti-, Wachtel- Käfer- oder Kidneybohnen. Nimm statt Petersilie je nach Verfügbarkeit Bärlauch, Basilikum oder Rucola.

BOHNEN-STREICHWURST

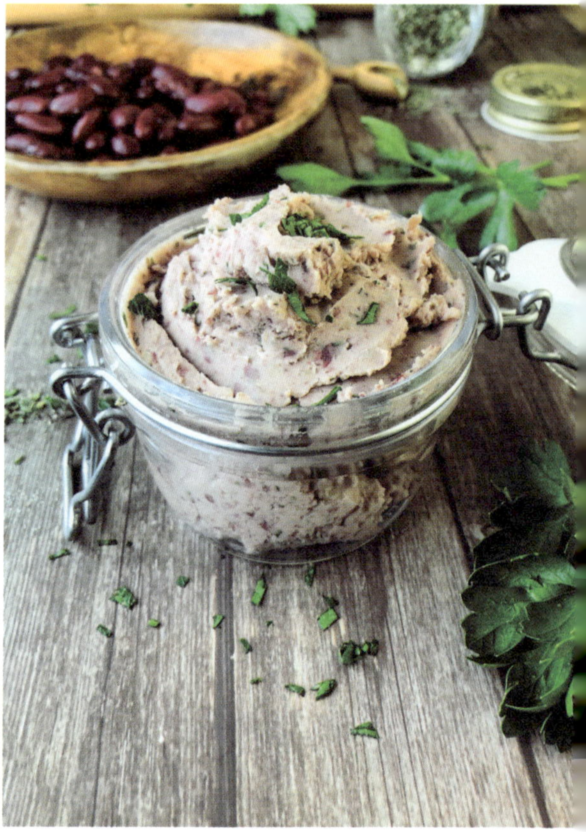

- 250 g Käferbohnen oder Kidneybohnen vorgegart
- 4 EL Leinöl oder Olivenöl
- je 1 EL Tahini (Sesammus), Zitronensaft, Zwiebelpulver, Tomatenmark
- 1 EL Grasgrün oder 1 TL Majoran
- Salz und Pfeffer
- etwas Wasser

1 Alle Zutaten mit dem Pürierstab glatt mixen, mit Salz und Pfeffer abschmecken

Ein sehr schnell zusammengemixter leckerer Aufstrich auf Schwarzbrot zur Jause, als Dip mit Gemüse oder als Beilage zu einem Hauptgericht.

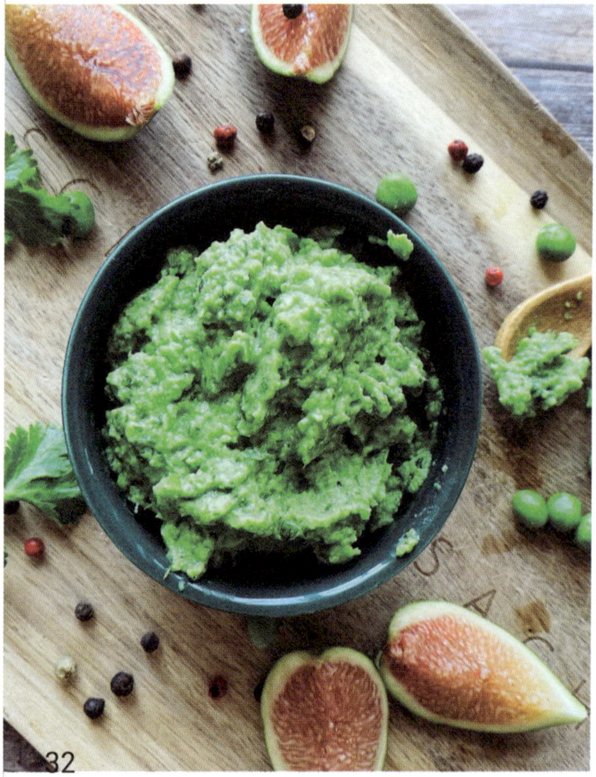

ERBSENDIP

- 200 g Erbsen frisch oder tiefgekühlt
- 1–2 Knoblauchzehen
- 2 EL Zitronensaft
- etwas ungesüßte pflanzliche Milch oder Sahne
- ¼ Bund Koriander, Petersilie oder einige Zweige Minze
- 1 TL Salz
- 1 Prise Pfeffer

1 Erbsen 1 Minute in kochendes Wasser geben und abseihen

2 Alle Zutaten mit dem Pürierstab glatt mixen

HUMMUS

- 250 g Kichererbsen vorgegart und gekühlt
- 6 EL Kichererbsenwasser gekühlt
- 3 EL Tahini (Sesammus)
- 3 EL Zitronensaft
- 1 Knoblauchzehe oder
  1 TL Knoblauchpulver
- 1 Prise Salz

1 Alle Zutaten mit einem Mixer fein pürieren, optional mit etwas Olivenöl beträufeln und mit Tomaten- oder Chiliflocken oder frischem Koriander bestreuen

TOMATEN-HUMMUS

2 getrocknete Tomaten und 2–3 Cocktailtomaten sowie etwas frische Petersilie mitmixen

OLIVEN-HUMMUS

1 Handvoll entkernte Oliven und etwas frischen oder getrockneten Oregano mitmixen

ROTE-RÜBEN-HUMMUS oder KÜRBIS-HUMMUS

1 kleine Rote Rübe oder 1 Spalte Kürbis (beides vorgegart) und etwas frischen oder getrockneten Thymian mitmixen

KAROTTEN-HUMMUS

1 klein geraspelte rohe Karotte und
1 TL Sonnengelb oder Curry mitmixen

SPINAT-HUMMUS

1 Handvoll Babyspinat und
1 Handvoll frisches Basilikum mitmixen

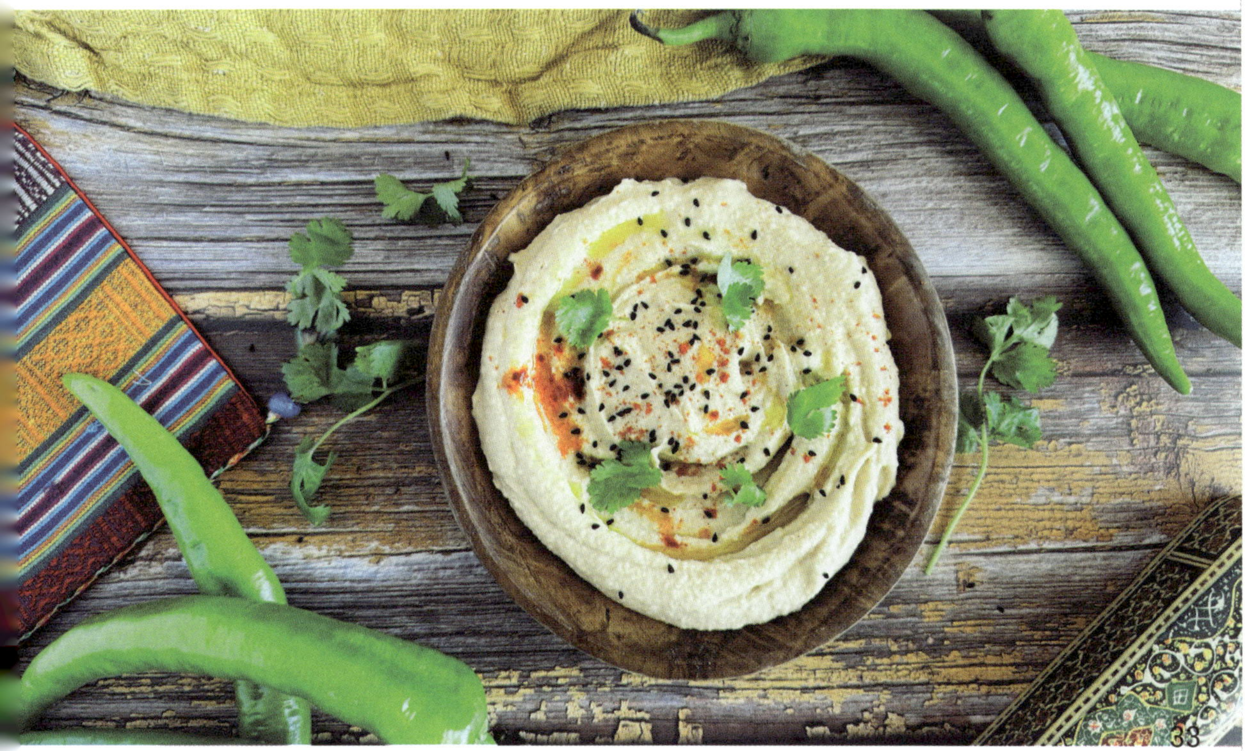

MANDEL-FETA

- 1 Tasse geschälte Mandeln
- 1 ¼ Tassen Wasser
- 5 EL Zitronensaft
- 1 TL Salz

Du brauchst einen guten Mixer. Sonst weiche die Mandeln vorher einige Stunden oder über Nacht in Wasser ein.

Probier mal

Mit geschälten Mandeln hat der Käse die perfekte weiße Farbe und einen nicht zu süßen Geschmack.

Probiere den pflanzlichen Käse auch mal mit Cashews, Hanfsamen oder Sonnenblumenkernen.

1 Die Mandeln mit Wasser, Zitronensaft und Salz im Mixer fein mixen

2 Die Masse in einem großen Topf erhitzen und 5 Minuten bei mittlerer Hitze eindicken lassen, dabei ständig rühren. Aufpassen, die Masse spritzt heraus, wenn sie zu heiß wird!

3 Mandelkäse ganz auskühlen lassen (er wird dabei noch fester), dann nochmals mit Zitronensaft und Salz abschmecken

4 Pur servieren oder mit Schnittlauch, Dill, Kren, Pfeffer oder klein gehackten Radieschen verfeinern

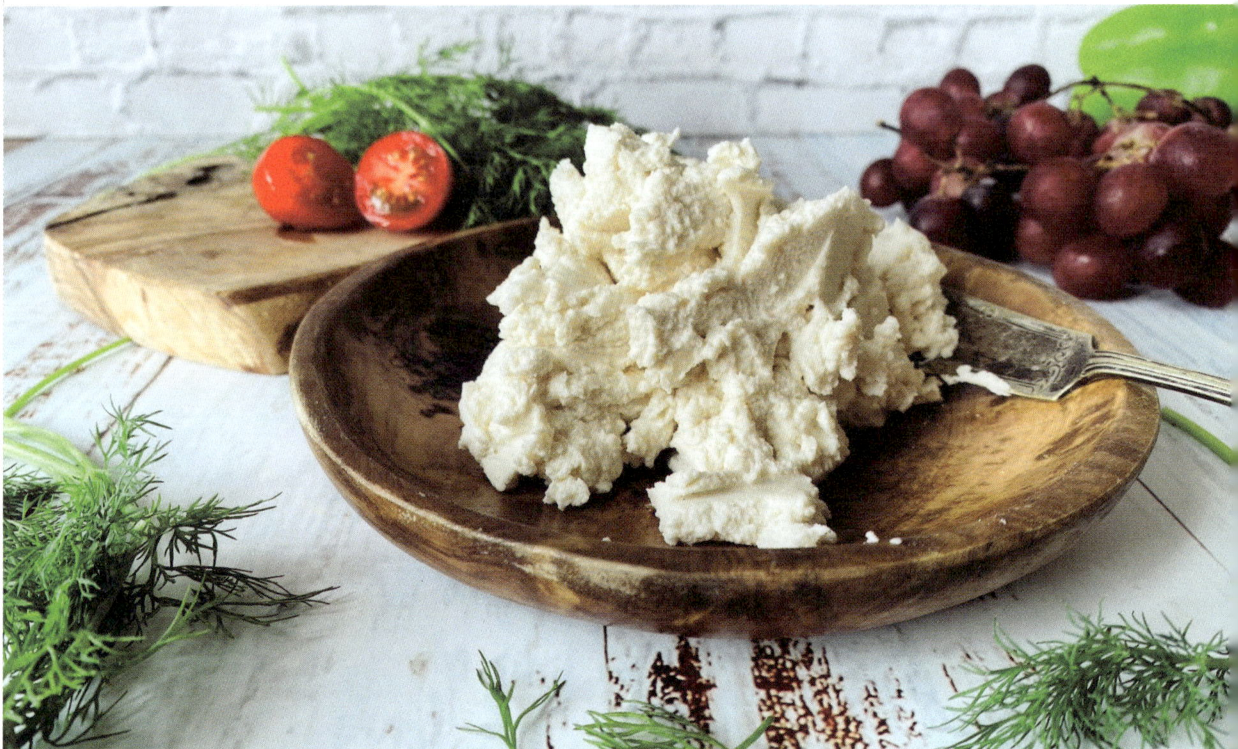

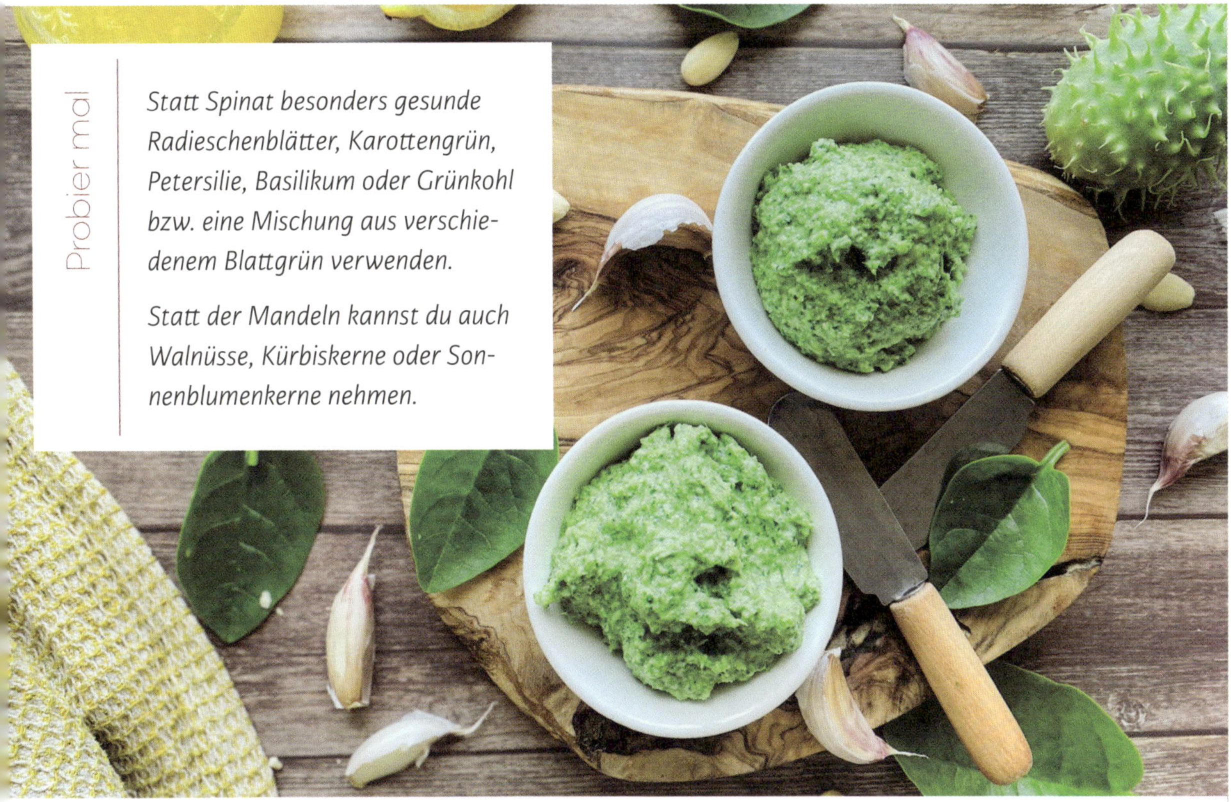

Probier mal

Statt Spinat besonders gesunde Radieschenblätter, Karottengrün, Petersilie, Basilikum oder Grünkohl bzw. eine Mischung aus verschiedenem Blattgrün verwenden.

Statt der Mandeln kannst du auch Walnüsse, Kürbiskerne oder Sonnenblumenkerne nehmen.

Einfaches PESTO

- 50 g Babyspinat roh
- 40 g ganze Mandeln
- 1 EL Hefeflocken
- optional 1 Knoblauchzehe
- 2 EL Zitronensaft
- 5–6 EL Olivenöl oder Leinöl
- Salz und Pfeffer

1 Spinat waschen und trocken schleudern

2 Alle Zutaten mit dem Pürierstab glatt mixen

Pesto ist ein Klassiker zu so vielen Gerichten, ob zu Pasta, in die Hirsepfanne, zu Salaten, aufs Brot oder zum Dippen für Gemüse-Sticks.

Ölfreies PESTO

- 2 Tassen Babyspinat roh
- 1 Tasse Basilikum
- 1 Tasse Petersilie
- 2 Knoblauchzehen
- 1/3 Tasse Mandelmus
- 3 EL Wasser

1 Spinat waschen und trocken schleudern

2 Alle Zutaten mit dem Pürierstab glatt mixen

Hier kannst du zwischen einer klassischen und einer ölfreien Variante wählen, die beide super lecker schmecken.

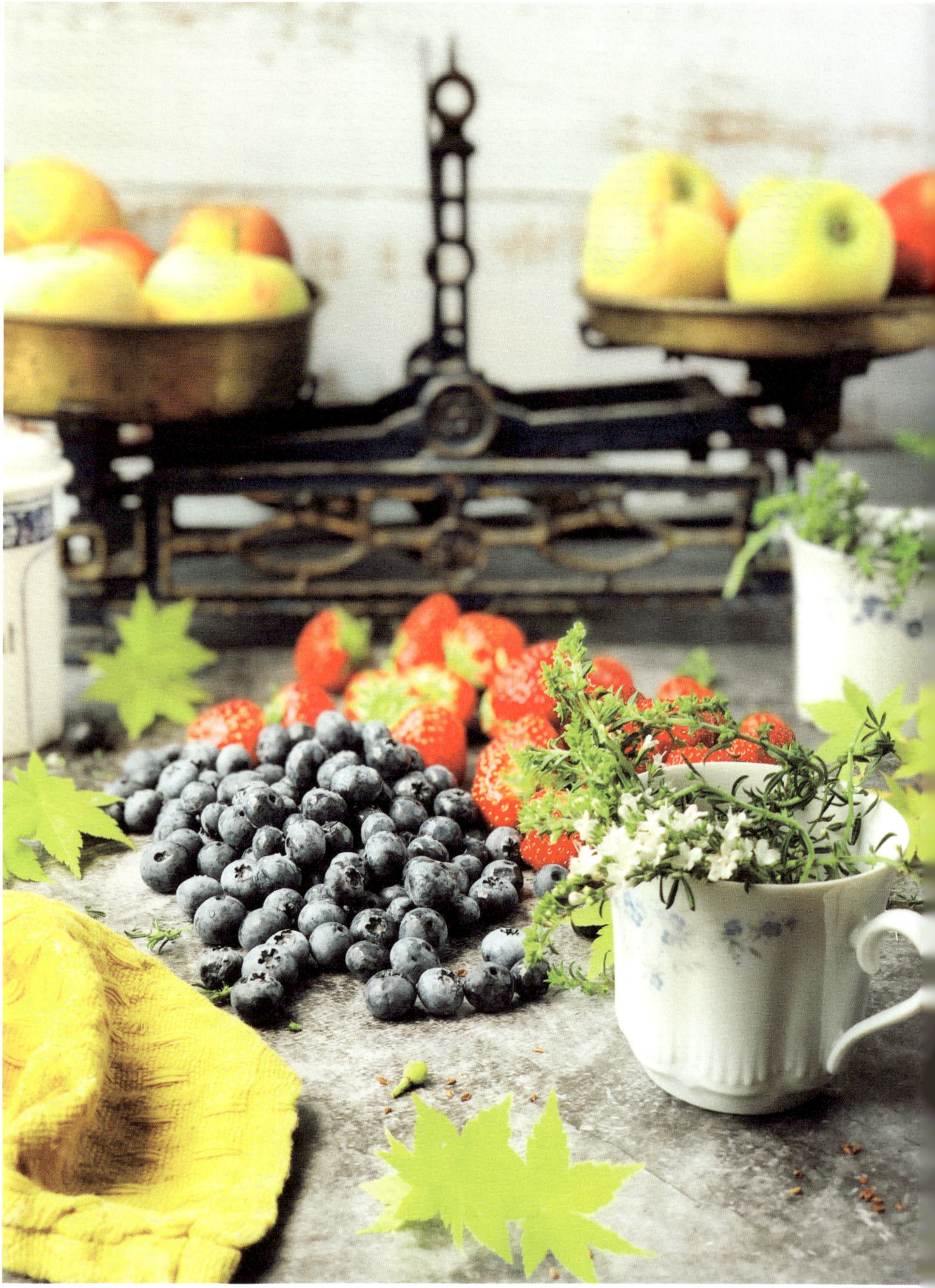

FRÜH-
STÜCK

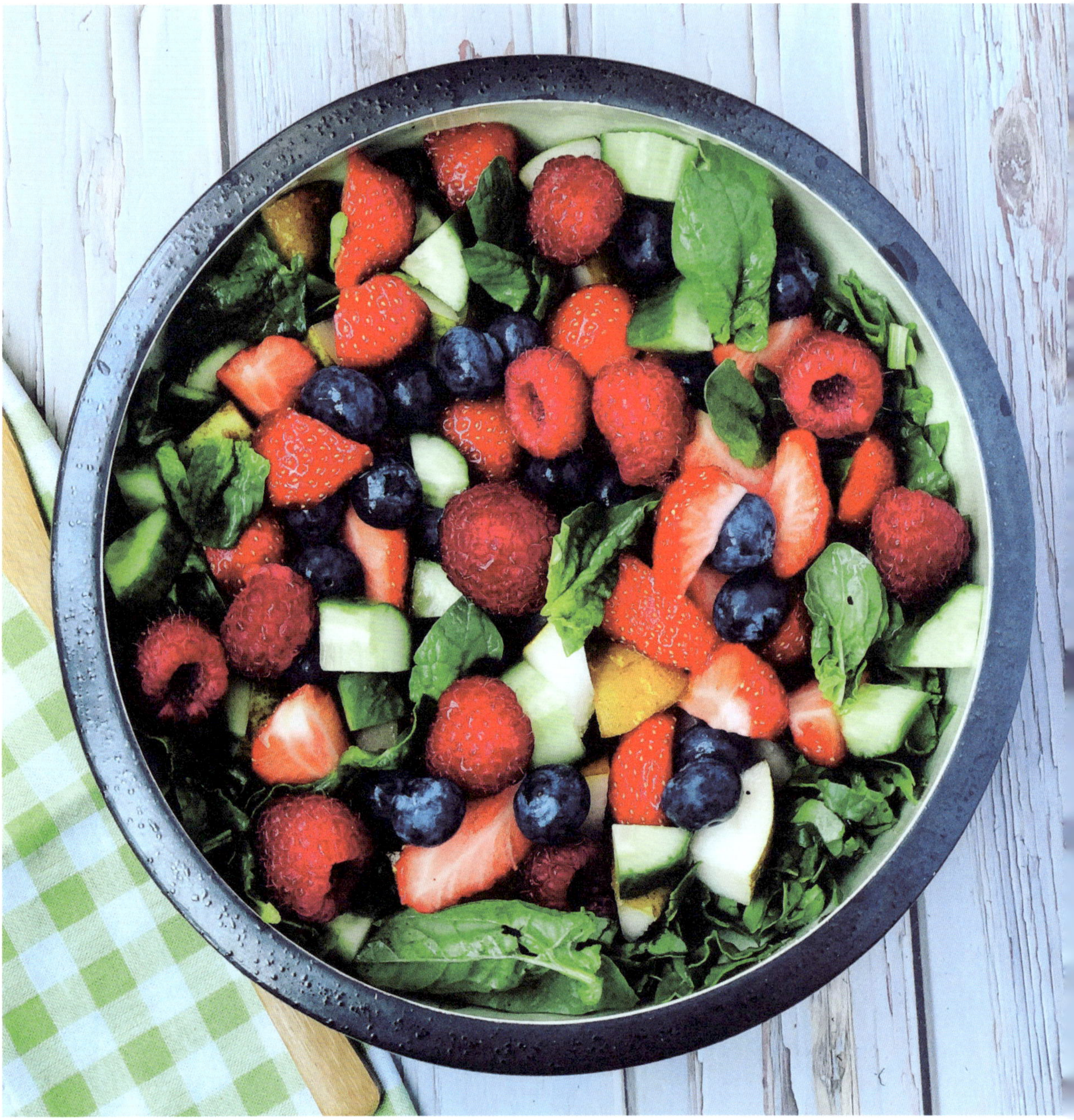

Probier mal

***Alle Arten von** roten und grünen Blattsalaten, Spinat, Grünkohl, Radieschenblätter ... Birne, Papaya, Banane, Trauben, Äpfel, Mandarinen ... Himbeeren, Heidelbeeren, Brombeeren, Stachelbeeren, Erdbeeren, Feigen, Rosinen ...*

***Dressing:** Granatapfel-, Birnen- oder Mandarinensaft oder ½ Tasse Heidelbeeren, gemixt mit Apfelsaft*

OBST-SALAT

OBST · BLATTSALATE · ORANGENSAFT

für 2 Portionen

- 100 g gemischte Blattsalate
- 1 Mango oder 2 Pfirsiche oder 4 Marillen
- 1 Tasse Beeren

Dressing

- 1 Orange ausgepresst

1 Blattsalate waschen und trocken schleudern

2 Obst waschen und wenn nötig schälen, in Würfel schneiden

3 Alle Zutaten schön anrichten und mit dem Orangensaft marinieren

Nährstoff-Tipp

Obst zu essen ist wirklich wichtig, damit wir uns fit und vital fühlen! Die Polyphenole und Phytonährstoffe in Obst sind so gesundheitsförderlich, antioxidativ und immunstärkend, dass man damit ein Buch füllen könnte, hier nur so viel: Abwechslung ist entscheidend, da jede Sorte andere Vorzüge und wirksame Eigenschaften hat. Iss sooft es geht bunt – noch besser dunkelbunt!

Ich wasche immer gleich mehr grünen Salat und anderes Blattgrün und bewahre alles in Glasschüsseln im Kühlschrank auf, so bleiben die Blätter mindestens 5 Tage frisch und knackig und sind bei Bedarf rasch zur Hand.

Ein grüner Salat mit Obst ist für mich die beste Kombination aus verschiedenen Konsistenzen und Geschmacksstoffen und versorgt mich morgens mit allem, was mein Körper nach dem Aufstehen braucht.

Zugegeben hält ein fett- und getreidefreies Frühstück nicht den ganzen Vormittag satt, aber ich bereite nebenbei zwei, drei weitere Obst-Gemüse-Snacks für den Vormittag zu, die ich, wenn der Hunger sich meldet, zwischendurch naschen kann.

Wenn du keine Zeit hast, am Vormittag so oft zu essen, kannst du mit sättigenden Zutaten wie Haferflocken, gekochter Hirse oder Avocado ein länger satt machendes Frühstück zubereiten.

Nebennieren stärken: Iss regelmäßig einen Snack mit einer ausgewogenen Mischung aus Natrium, Kalium und Glukose, bestehend z. B. aus Obst, Blattgrün und Datteln. So sorgst du dafür, dass deine Nebennieren stabil bleiben und kein Adrenalin bereitstellen müssen, um dich über Blutzuckerschwankungen und Nährstoffversorgungslücken zu bringen.

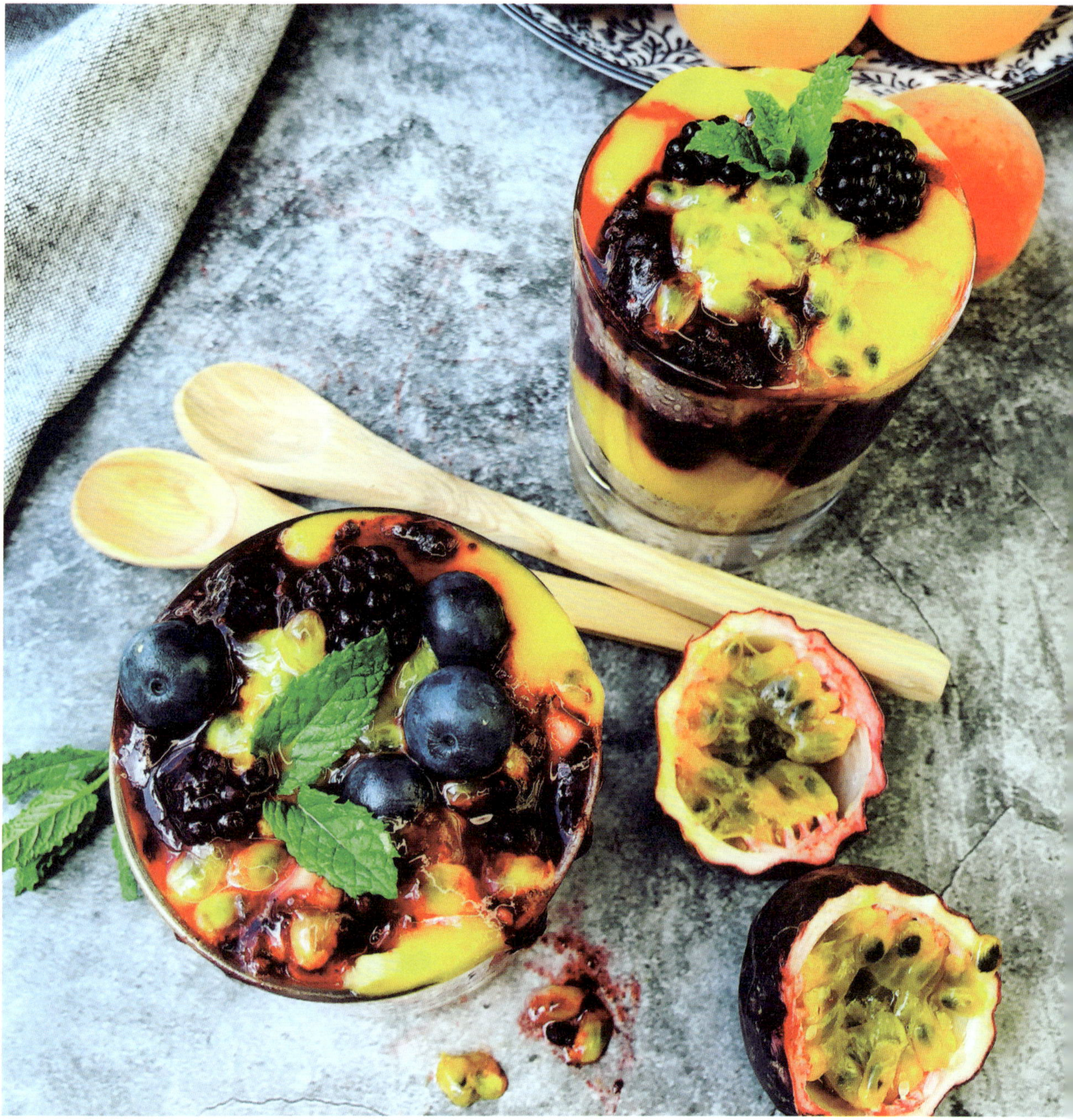

Probier mal

Natürlich kannst du die Chiasamen auch in Apfel- oder Birnenmilch rühren oder in eine Pflanzenmilch, die dir schmeckt.

Statt Mango passt auch Papaya und statt der dunklen Beeren nehme ich je nach Saison auch gerne gewürfelte Kiwi oder Kaki.

CHIA-FRUCHTSCHALE

BROMBEEREN · MANGO · CHIASAMEN

für 2 Portionen

- 1 Mango
- 1 Tasse Brombeeren
- 1 Tasse Heidelbeeren
- 1 EL Ahornsirup oder Honig
- 6 EL Chiasamen
- frische Zitronenmelisse oder Minze

- 200 ml Wasser
- 1 Banane
- 1 TL Zitronensaft oder
  300 ml pflanzliche Milch

1 Wasser mit der Banane und dem Zitronensaft zu einer Milch vermixen und die Chiasamen einrühren, mindestens 15 Minuten ziehen lassen (oder die Chiasamen mit der Banane und dem Wasser mitmixen, um an die Omega-3-Fettsäuren zu gelangen)

2 In der Zwischenzeit die Mango klein würfeln oder pürieren

3 Brombeeren, Heidelbeeren und Ahornsirup mit dem Pürierstab vermixen

4 Die drei Cremen schichtweise in Dessertgläser füllen und mit Minze oder Zitronenmelisse dekorieren

Nährstoff-Tipp

***Chiasamen** enthalten die Vitamine A, B und E und tragen damit zu einer Stärkung des Immunsystems und der Augenfunktion bei. Sie sind reich an hochwertigem Eiweiß und Omega-3-Fettsäuren. Die Ballaststoffe in Chiasamen können Giftstoffe und Säuren binden und damit helfen, den Säure-Basen-Haushalt im Gleichgewicht zu halten.*

***Omega-3-Fettsäuren** sind essenziell für unser Gehirn, die Herzgesundheit und unsere Sehkraft. Sie wirken entzündungshemmend, blutdruck- und cholesterinsenkend. Pflanzliche Omega-3-Fettsäuren kommen vor allem in Leinsamen, Walnüssen, Hanfsamen und Chiasamen vor. Um daran zu gelangen, müssen Leinsamen und Chiasamen aufgebrochen sein (am besten frisch verwenden, da sie sehr empfindlich sind).*

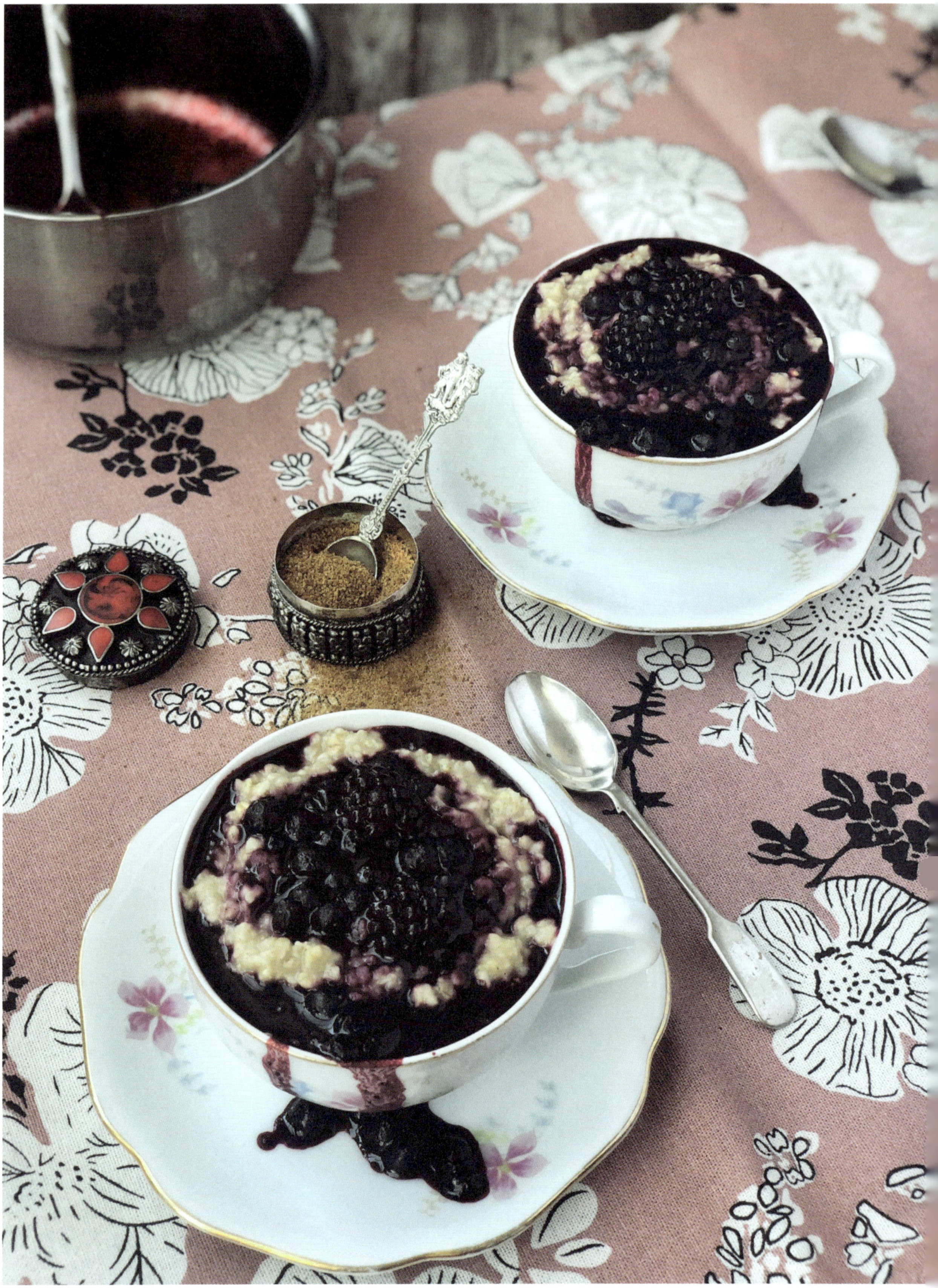

HAFERPORRIDGE

HAFERFLOCKEN · HEIDELBEEREN · APFELMILCH

für 2 Portionen

- › 100 g Haferflocken
- › 1 Apfel entkernt
- › 300 ml Wasser
- › 2 Datteln oder 2 EL Dattelsirup
- › 1 TL Spicy oder Zimt

- › 1 Tasse Heidelbeeren
- › 2 EL Ahornsirup oder Dattelsirup

Ein Haferbrei hat viele Namen ... Oats, Porridge, Oatmill, Overnight-Oats, Hafermüsli, Habermus und weitere ... Es schmeckt aber auch zu gut, um nur einen Namen zu haben, finde ich! Du kannst die Haferflocken auch in eine Pflanzenmilch deiner Wahl rühren.

Oder du bereitest dir am Vorabend Overnight-Oats mit 1 Tasse feinen Haferflocken, 1 Tasse pflanzlicher Milch, 1 Tasse pflanzliche Sahne (z. B. Hanfsahne von Seite 24) oder pflanzliches Joghurt mit 1 EL Ahornsirup oder Honig sowie 1 EL Chiasamen vor.

Verrühre die Zutaten am Vorabend und verfeinere nach Lust und Laune mit Nussmus, Nüssen und Früchten.

1 Wasser mit dem Apfel, den Datteln und dem Gewürz mixen und darin die Haferflocken 5 Minuten köcheln lassen

2 Heidelbeeren mit dem Ahornsirup 1 Minute aufkochen und dann etwas abkühlen lassen (gerne schon am Vorabend)

3 Haferbrei und Heidelbeeren in Schichten in Tassen oder Gläser füllen und mit etwas Ahornsirup beträufelt servieren

Probier mal

Nimm statt Haferflocken mal Hirse-, Buchweizen-, Quinoa- oder Reisflocken.

Natürlich passen alle möglichen anderen Beeren, aber auch Birnen, Kaki oder Zwetschken (Pflaumen) machen sich gut in einem Porridge.

Nährstoff-Tipp

Hafer ist ein glutenfreies Getreide und besonders reich an B-Vitaminen, Eisen und Zink. Die enthaltenen Ballast- und Schleimstoffe beruhigen Magen und Darm. Sie helfen außerdem, den Blutzucker zu regulieren und den Cholesterinspiegel zu senken.

HIRSE-BIRNENBREI

HIRSE · BIRNEN · FEIGEN

für 2 Portionen

- 100 g Hirseflocken
- 4 getrocknete Feigen
- 1 Birne
- 300 ml Wasser oder pflanzliche Milch
- 1 EL Ahornsirup
- etwas Spicy oder Zimt

Zum Servieren

- 1 Birne
- etwas Spicy oder Zimt
- optional Mandel- oder Erdnussmus

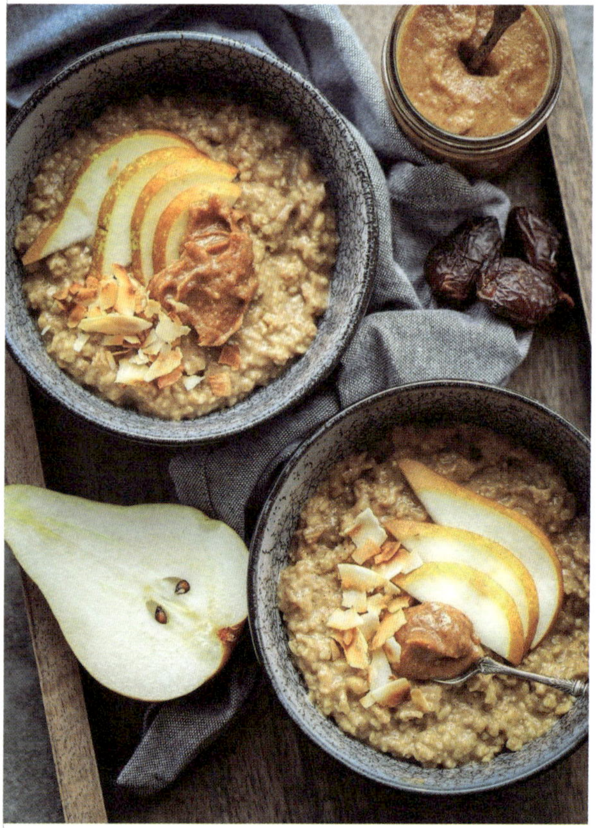

1 Birne und Feigen klein würfeln

2 Alle Zutaten 10 Minuten auf niedriger Stufe zugedeckt quellen lassen

3 Hirsebrei mit Birnenscheiben und Spicy oder Zimt anrichten

4 Für eine Extraportion Eiweiß etwas Nussmus daraufgeben

Zimt, Kardamom, Nelken und Ingwer sorgen nicht nur für herrliche Aromen, sondern regen die Verdauung an, wirken entkrampfend, beruhigend und stärken dein Immunsystem.

Probier mal

Nimm statt Hirse Quinoa- oder Haferflocken oder Couscous (gibt's auch aus Kichererbsen). Tausche Feigen gegen Datteln, Rosinen, Zwetschken (Pflaumen) oder andere Trockenfrüchte.

Nährstoff-Tipp

*Vitamine A, B und C sowie Folsäure stecken in **Birnen**. Kalium, Kalzium und andere Mineralstoffe machen sie zu einem gesunden Snack. Die Ballaststoffe sorgen für Bindung von Schadstoffen im Darm und sind verdauungsfördernd. Sie wirken antioxidativ und fördern den Fettstoffwechsel.*

NUSS-MÜSLI

GETREIDEFLOCKEN · ÄPFEL · NÜSSE

für 2 Portionen

- 40 g Hirseflocken
- 40 g Haferflocken
- 20 g Leinsamen (im Mixer kurz geschrotet)
- 50 g Rosinen
- 2 TL Spicy oder Zimt
- 250 ml Wasser oder pflanzliche Milch
- 2 EL Zitronensaft
- 2 Äpfel gerieben
- 1 EL gehackte Nüsse
- 1 zerdrückte Banane
- 1 EL Ahornsirup

1 Alle Zutaten außer Banane und Ahornsirup am Vorabend miteinander verrühren

2 Morgens vor dem Essen die Banane zerdrücken und unter den Brei mischen

3 Das Müsli in schöne Gläser füllen und mit Ahornsirup beträufelt servieren

Hier kommst du ohne Kochtopf aus und kannst dir am Vorabend ein leckeres Frühstück vorbereiten, das dazu auch noch äußerst gesund ist und durch die Nüsse lange satt macht.

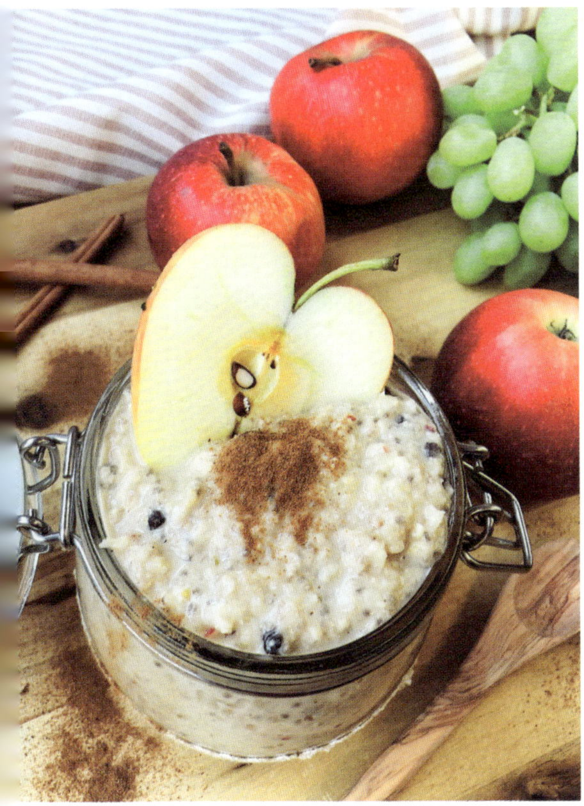

Nährstoff-Tipp

Leinsamen sind sehr ballaststoffreich und haben dadurch eine verdauungsfördernde Wirkung. Die enthaltenen Schleimstoffe bilden eine schützende Schicht im Magen und sorgen dafür, dass Krankheitserreger und andere schädliche Stoffe leichter durch den Darm abtransportiert werden können. Zudem sind Leinsamen reich an Omega-3-Fettsäuren, die entzündungshemmend wirken und wichtig für den Stoffwechsel und ein gesundes Immunsystem sind.

KARTOFFELWAFFELN

KARTOFFELN · KARFIOL (BLUMENKOHL) · ZWIEBELN

für 2 Portionen

- 150 g Kartoffeln
- 100 g Karfiol (Blumenkohl)
- ½ Zwiebel
- 1 TL Sonnengelb oder ¼ TL Kurkuma
- Salz und Pfeffer
- 70 g Kichererbsenmehl (¾ Tasse)
- 2 EL Kartoffelmehl
- 1 TL Backpulver
- 150 ml Wasser
- etwas hitzebeständiges Öl

1 Gemüse waschen, Kartoffeln und Zwiebel schälen, alles klein schneiden und 20 Minuten weich dämpfen (gerne schon am Vortag)

2 Gemüse zerdrücken oder pürieren, mit den restlichen Zutaten rasch verrühren

3 Ein Waffeleisen erhitzen und mit etwas hitzebeständigem Öl bestreichen

4 Den Waffelteig portionsweise einfüllen und backen (nicht zu früh aufmachen, sonst klebt die Masse noch am Waffeleisen und die Waffel reißt ein)

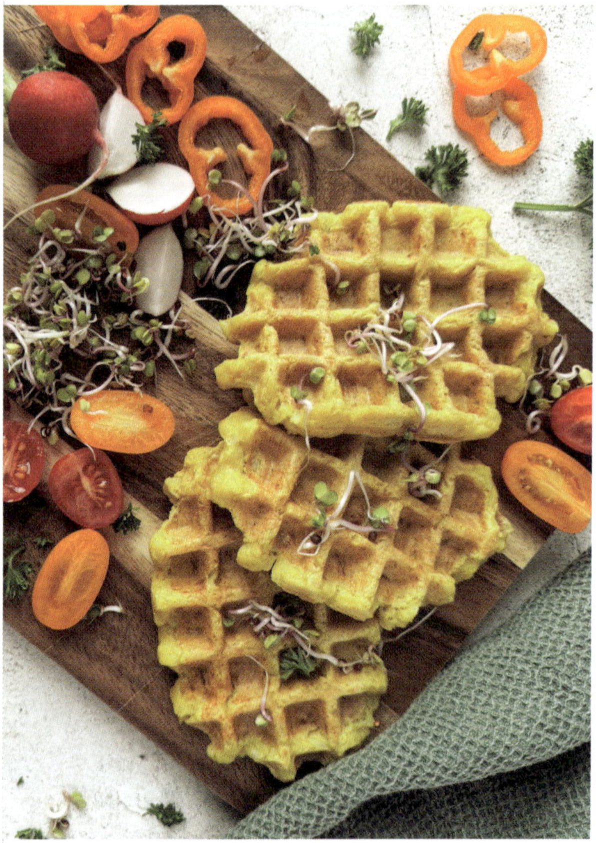

Wenn es ein pikantes Frühstück sein darf, bieten sich diese Waffeln an. Dazu passt ein Aufstrich aus dem Buch oder das Apfelmus von Seite 25. Aber auch als Snack für unterwegs oder mit einem großen Salat als leichtes Abendessen passen sie ganz wunderbar!

Alternativ kannst du auch kleine Pfannkuchen in der Pfanne backen.

Probier mal

Statt Karfiol (Blumenkohl) Süßkartoffeln, Brokkoli, Erbsen oder Gemüsereste vom Vortag verwenden.

GEMÜSE-PANCAKES

SAISONALES GEMÜSE · KICHERERBSENMEHL · PETERSILIE

für 2 Portionen
- 2 Tassen saisonales Gemüse
- 1 Tasse Kichererbsenmehl
- 2 EL Reismehl (oder anderes Mehl)
- 1 EL Grasgrün oder
  je 1 TL Knoblauchpulver und Thymian
- ½ Bund Petersilie
- Salz und Pfeffer
- 1 TL Backpulver
- 1 Tasse Wasser
- etwas hitzebeständiges Öl

1 Gemüse waschen, wenn nötig schälen und raspeln oder klein schneiden

2 Mehle, Gewürze und Backpulver verrühren und mit dem Wasser zu einem glatten, dicken Teig anrühren

3 Gemüse unterheben

4 Eine Pfanne erhitzen und ganz dünn mit hitzebeständigem Öl einfetten, Teig portionsweise zu Pancakes backen

Alternativ kannst du aus dem Teig auch Waffeln backen.

SÜSSE PANCAKES

- 2 Tassen Hafermehl
- 1 EL Leinsamenmehl
- 1 ¾ Tassen Kokosmilch
- 1–2 EL Ahornsirup
- 1 TL Backpulver
- 1 Prise Zimt
- 1 Prise Salz

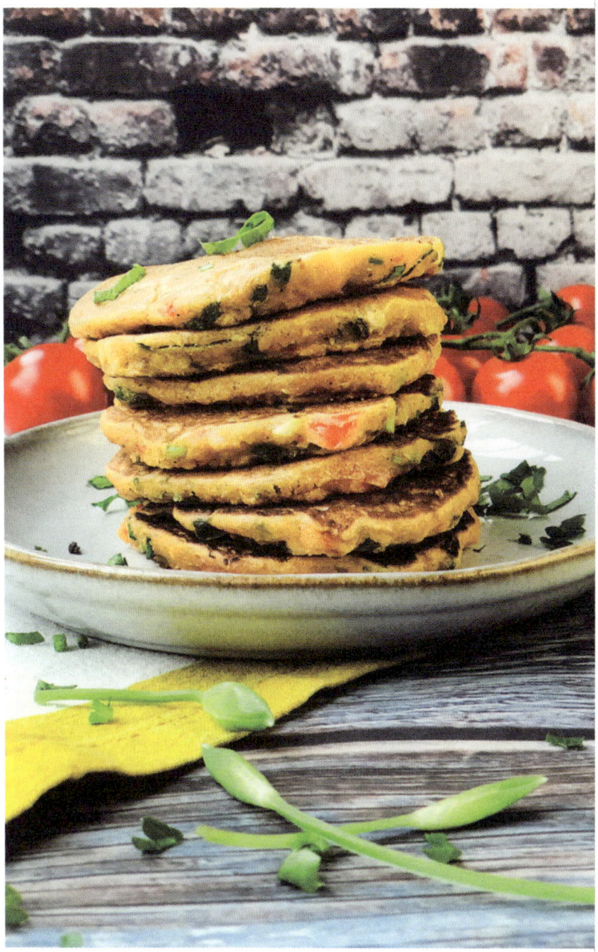

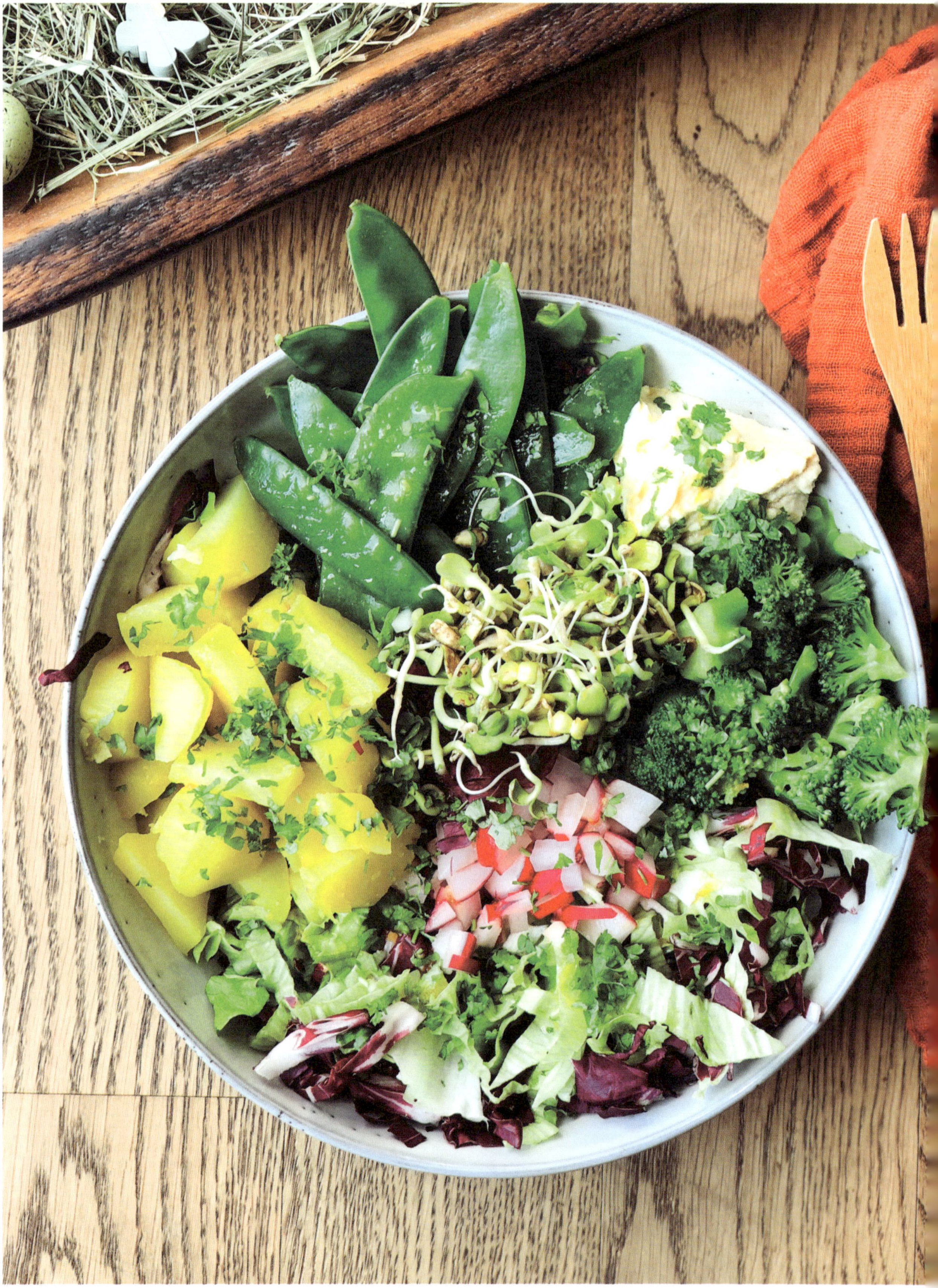

KALTE SALATE

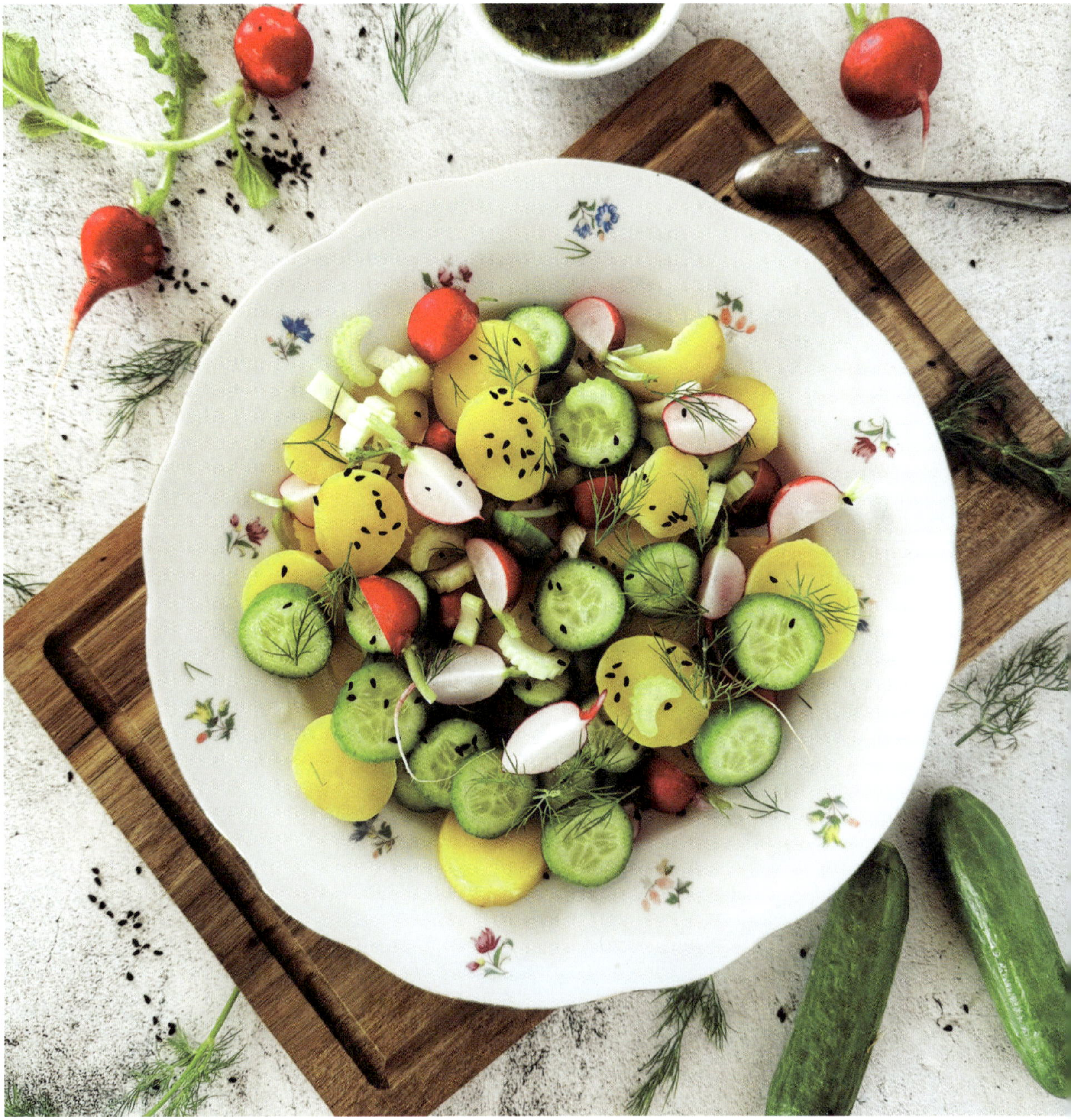

Probier mal

Rote, orange oder gelbe Paprikastücke (grüner Paprika ist nicht ausgereift und wird deshalb meist schlechter vertragen), gekochte Bohnschoten (Fisolen), Erbsen, Spargel, rohe oder gedämpfte Zucchini, Jungzwiebel oder Tomaten sorgen für Abwechslung.

KARTOFFEL-GURKEN-SALAT

KARTOFFELN · GURKEN · RADIESCHEN

für 4 kleine oder 2 große Portionen

- 4 Kartoffeln
- 1 Salatgurke
- 1 Selleriestange
- 1 Bund Radieschen
- 1 Bund Dill

Dressing

- 1 Zitrone ausgepresst
- 1 EL Schwarzkümmelsamen
- 50 ml Gemüsebouillon
- Salz und Pfeffer
- kalt gepresstes Leinöl oder Olivenöl
- optional etwas Apfelessig

1 Kartoffeln waschen und im Dämpftopf weich garen oder weich kochen, dann schälen und würfeln

2 Gurke optional mit einem Zestenschäler etwas von der grünen Haut befreien, der Länge nach halbieren und die Hälften nochmals der Länge nach teilen, falls grobe Kerne enthalten sind, diese herauskratzen, die Gurke dann in Scheiben oder Würfel schneiden

3 Radieschen waschen und in Scheiben hobeln (das Grün für Pesto oder Smoothie aufheben)

4 Selleriestange ebenfalls waschen und in ½ cm große Stücke schneiden

5 Dill fein hacken und mit dem Gemüse in einer Schüssel vermengen

6 Salat mit dem Dressing marinieren und etwas durchziehen lassen

Manchmal ist das Einfachste am besten. Zum Beispiel dieser gesunde Salat: Gurken sorgen auf tiefer Zellebene für die Befeuchtung unserer Organe, Sellerie enthält sehr wertvolle Mineralsalze und Radieschen stärken mit ihren Senfölen unser Immunsystem.

Nährstoff-Tipp

***Kartoffeln** stabilisieren den Blutzucker und sind sehr gesund – außer sie kommen mit einer Riesenladung Fett daher. Sie enthalten reichlich Mineralstoffe, Spurenelemente und Aminosäuren, besonders in der Schale stecken viele Nährstoffe. Kartoffeln beruhigen Nerven und Verdauungstrakt. Ihre wertvollen Kohlehydrate sind eine ausgezeichnete Gehirnnahrung.*

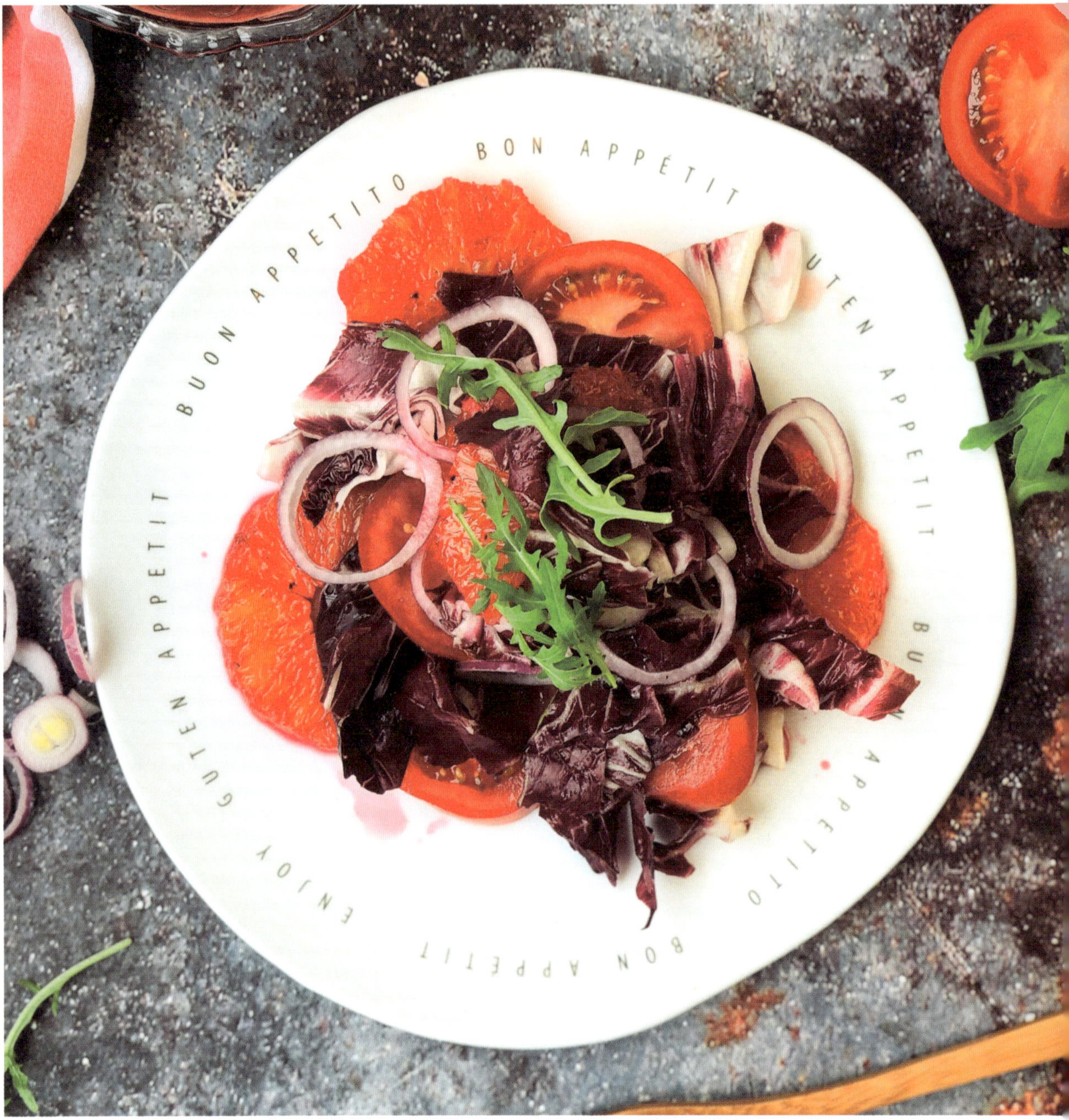

Nährstoff-Tipp

__Anthocyane__ kommen in schwarzen, blauen, violetten oder dunkelroten Gemüsearten, Früchten, Getreiden und Hülsenfrüchten vor. Die sekundären Pflanzenstoffe (Bioflavonoide) gehören zu den kraftvollsten Antioxidantien der Natur und helfen, unsere Zellen vor freien Radikalen zu schützen, die die Zellen angreifen und schädigen können. Anthocyane wirken außerdem antiviral, antibakteriell und entzündungshemmend.

TOMATEN-RADICCHIO-SALAT

TOMATEN · RADICCHIO · BLUTORANGEN

für 4 kleine oder 2 große Portionen

› 4 Tomaten
› 2 Blutorangen
› 1 kleiner Kopf Radicchio
› 1 rote Zwiebel
› 1 Handvoll Rucola

Dressing

› 1 Zitrone ausgepresst
› 1 TL Senf oder ½ TL gemahlene Senfkörner
› 1 EL Ahornsirup oder Honig
› 1 TL Knoblauchpulver
› kalt gepresstes Lein-, Walnuss- oder Hanföl
› Salz und Pfeffer

Zum Servieren

› Hanfsamen oder Pinienkerne

1 Orangen mit einem Messer schälen, dabei auch die weiße Haut entfernen, Zwiebel schälen und in dünne Ringe hobeln

2 Tomaten und Orangen in Scheiben schneiden und auf Teller auflegen

3 Radicchio und Rucola waschen, trocken schleudern, Radicchio grob zerzupfen oder in Streifen schneiden, Salate und Zwiebeln auf den Tomaten und Orangen verteilen

4 Dressing mixen und über den Salat träufeln, mit Hanfsamen oder Pinienkernen bestreut servieren

Das süßsaure Dressing gleicht die bitteren und leicht scharfen Noten der Salate herrlich aus.

Bitterstoffe essen wir alle viel zu wenig, zum einen sind wir es einfach nicht mehr gewohnt und zum anderen ist es oft schon schwierig geworden, im Supermarkt Gemüse mit bitterer Note zu bekommen, weil Bitterstoffe (ebenso wie natürliche Schärfe und Kerne) systematisch herausgezüchtet werden.

Dabei sind gerade diese ein Segen für unsere Gesundheit, sie regen unsere Verdauung an, indem sie Speichel- und Magensaftproduktion fördern, und haben eine kräftigende Wirkung auf den Körper, vor allem auf die Leber. Und sie begünstigen die Aufnahme von Nährstoffen im Darm.

Dazu passt ein selbst gemachtes

BASILIKUM-ÖL

1 Dafür 1 Bund Basilikum waschen, gut trocken schleudern und grob hacken. Dann in eine saubere ½-Liter-Flasche geben und mit kalt gepresstem Olivenöl auffüllen

2 Das Basilikum soll gut mit Öl bedeckt sein, damit es nicht zu schimmeln beginnt

3 2 bis 3 Wochen kühl und dunkel stellen, dabei 1 Mal täglich schütteln, danach abseihen und das herrliche Aroma genießen

Öl innerhalb von 1 bis 2 Wochen verbrauchen

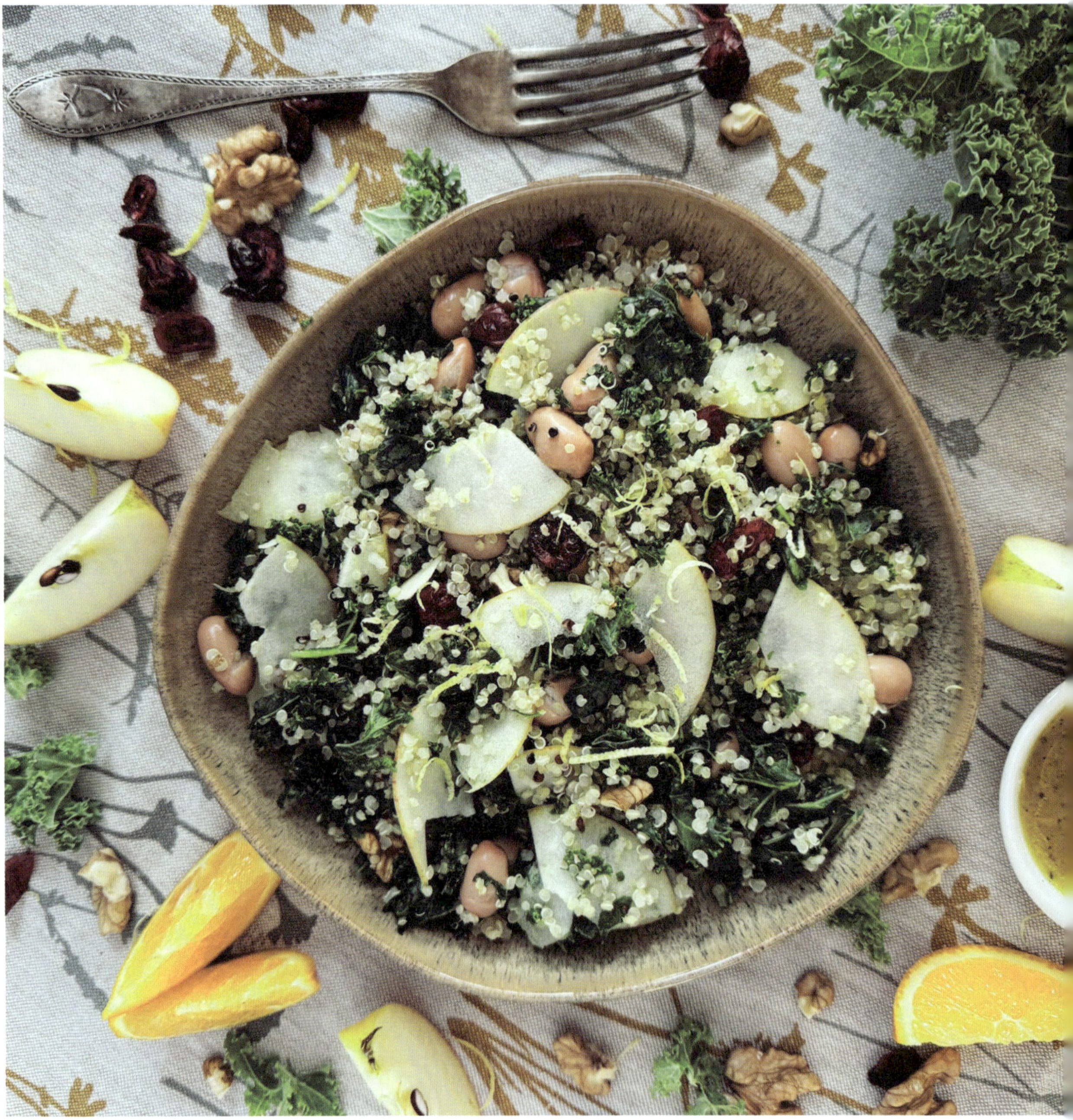

Probier mal

Ersetze Quinoa durch Couscous (gibt's auch aus Reis oder Kichererbsen) oder weich gegarte Hirse.

Statt Wachtelbohnen passen Linsen ebenso gut in den Salat.

Preiselbeeren tausche ich hin und wieder gegen Rosinen oder köstlich saure Berberitzen.

GRÜNKOHL-SALAT

GRÜNKOHL · APFEL · QUINOA

für 4 kleine oder 2 große Portionen

- 5–6 Stiele Grünkohl
- 1 säuerlicher Apfel
- 1 Tasse Wachtelbohnen vorgegart
- 2 EL getrocknete Preiselbeeren
- 1 kleine Handvoll Pekan- oder Walnüsse
- Zitronenschale
- 100 g Quinoa
- 200 ml Gemüsebouillon
- optional 1 Bio-Orange

Dressing

- 5 EL kalt gepresstes Olivenöl
- 1 Zitrone ausgepresst
- 1 TL Senf
- 1 TL Ahornsirup oder Honig
- Salz und Pfeffer

1 Grünkohl waschen, trocken schütteln und von der Mittelrippe befreien, dann in Streifen schneiden und mit einer Prise Salz ordentlich verkneten, bis er dunkel und weich ist

2 Quinoa kalt abspülen, dann mit der Bouillon auf niedrigster Stufe rund 20 Minuten zugedeckt weich dämpfen, Deckel nicht abnehmen, nicht umrühren

3 Pekannüsse oder Walnüsse grob hacken

4 Den Apfel waschen, achteln, Kerngehäuse entfernen und in dünne Spalten oder Scheiben schneiden

5 Dressing verrühren, alle Zutaten für den Grünkohlsalat vermengen und mit dem Dressing marinieren

6 Salat in Schalen anrichten, mit Preiselbeeren und Zitronenzesten bestreut servieren

7 Optional Orange mit einem Messer schälen, dabei auch die weiße Haut entfernen, in Spalten oder Scheiben schneiden und auf dem Salat verteilen

Nährstoff-Tipp

Grünkohl ist so wie alle Kohlarten und Kreuzblütler ein ganz besonders gesundes und proteinreiches Gemüse (mehr dazu auf Seite 71).

Er enthält viel Eisen und kaum Oxalsäure, dafür Chlorophyll und viele Vitamine und Mineralstoffe.

Grünkohl stärkt das Bindegewebe, hat entzündungshemmende und antivirale Wirkstoffe und regt das Zellwachstum an.

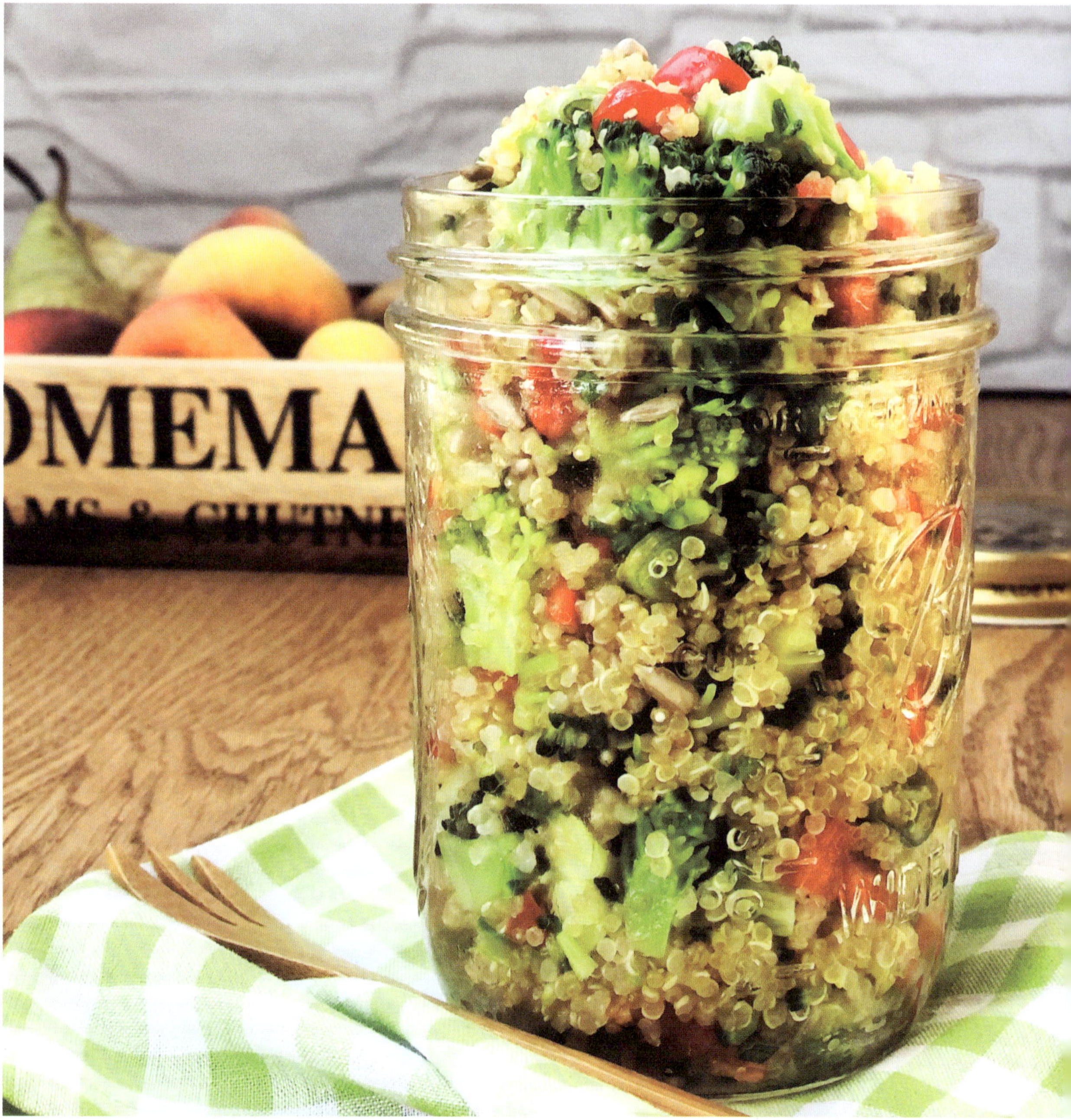

Probier mal

Statt Quinoa passen Hirse, Buchweizen, Amaranth oder gehäckselter Karfiol (Blumenkohl-„Reis"). Bohnschoten (Fisolen), Tomaten, Jungzwiebel, Erbsen oder Zucchini sorgen für Abwechslung.

QUINOA-SALAT

QUINOA · BROKKOLI · PAPRIKA

für 4 kleine oder 2 große Portionen

› 1 Tasse Quinoa
› 2 Tassen Gemüsebouillon
› ¼ Brokkoli
› 1 roter Paprika oder 1 Tasse Cocktailtomaten
› 2 Jungzwiebeln
› 3 EL Sonnenblumenkerne
› optional 1 Tasse Belugalinsen vorgegart

Dressing

› 1–2 Zitronen ausgepresst
› 1 Bund Schnittlauch in feinen Röllchen
› Salz und Pfeffer
› 2 EL kalt gepresstes Leinöl oder Olivenöl
› optional 1 TL Tahini (Sesammus)

Mein Salat to go … ich mache ihn zum Mitnehmen für unterwegs, wenn ich ein Picknick herrichte, die Familie einen Wanderausflug unternimmt oder ich ein Buffet für Gäste vorbereite (in kleine Gläser portioniert kann er auch gut im Stehen gegessen werden). Er ist einfach vorzubereiten und schmeckt durchgezogen fast noch besser. Durch Abwechslung bei den Zutaten ist er extrem wandelbar und ich habe immer wieder ein neues Gericht bei einem einfachen Grundrezept. Gekochte Quinoa und Hirse kann man genauso wie Hülsenfrüchte sehr gut einige Tage im Kühlschrank aufbewahren und auch einfrieren. Damit kannst du dir unter der Arbeitswoche superschnell feine Salate und leckere Snacks für die Mittagspause zubereiten.

1 Brokkoli waschen und klein hacken (unteren Strunk vorher schälen), 30 Minuten stehen lassen (siehe Seite 71)

2 Quinoa kalt abspülen, dann mit der Gemüsebouillon auf niedrigster Stufe rund 20 Minuten zugedeckt weich dämpfen, Deckel nicht abnehmen, nicht umrühren

3 Paprika waschen, Kerngehäuse entfernen und ebenfalls in kleine Würfel schneiden, bzw. Tomaten waschen und halbieren

4 Jungzwiebeln waschen und in Ringe schneiden

5 Brokkoli in Salzwasser 1 bis 2 Minuten bissfest kochen

6 Alle Zutaten miteinander vermengen

7 Dressing verrühren, Salat damit marinieren, etwas durchziehen lassen und nochmals mit Zitronensaft und Salz abschmecken

Nährstoff-Tipp

In Samen und Nüssen sind gesunde ungesättigte Fettsäuren enthalten. Wenn du diese für Salate oder Pestos anröstest, kann dabei ein Teil der antioxidativ wirkenden Stoffe zerstört werden. Vor allem die Omega-3-Fettsäuren sind sehr hitzeempfindlich. Deshalb röste ich nur ab und zu und esse die Nüsse und Samen meist lieber roh.

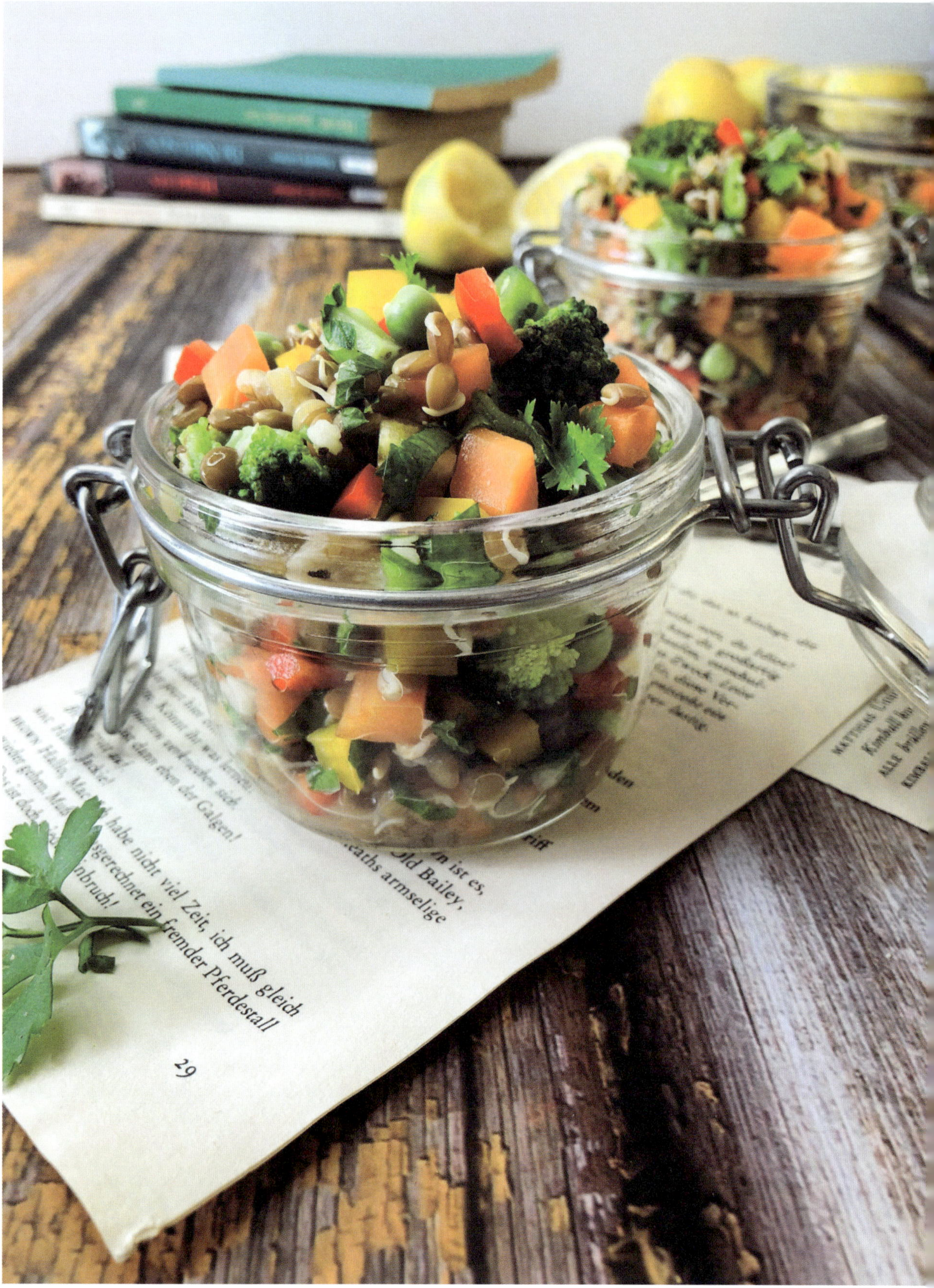
dann eben der Galgen!
habe nicht viel Zeit, ich muß gleich
gerechnet ein fremder Pferdestall
Old Bailey,
eaths armselige
29

LINSEN-GEMÜSE-SALAT

LINSEN · SAISONALES GEMÜSE · WALNÜSSE

für 4 kleine oder 2 große Portionen

- 200 g braune oder grüne Linsen
- 1 Karotte
- 1/4 Brokkoli
- 1 Handvoll Erbsen
- 1/2 gelber und 1/2 roter Paprika
- 1/4 Tasse gehackte Walnüsse

Dressing

- 1–2 Zitronen ausgepresst
- 1 Knoblauchzehe
- 1 TL Senf oder 1/2 TL gemahlene Senfkörner
- 1 TL Ahornsirup oder Honig
- Salz und Pfeffer
- 1/4 Bund Petersilie fein gehackt
- 3 EL kalt gepresstes Olivenöl

*Diesen Salat mache ich gerne mit **gekeimten Linsen*** – dafür 2 Tage vorher 1 Tasse Linsen mit Wasser abspülen und in ein 1 Liter großes Glas geben, mit Wasser bedecken und für einige Stunden oder über Nacht stehen lassen.*

Danach das Wasser abgießen, die Linsen mit Wasser abspülen und ohne Wasserzugabe im Glas stehen lassen, aber mehrmals täglich mit Wasser abspülen. Die kleinen Keimspitzen sind etwas behaart, das ist kein Schimmel!

Die Kochzeit bei gekeimten Hülsenfrüchten ist viel kürzer. Der Nährstoffgehalt vervielfacht sich! Gekeimt werden Bohnen und Linsen auch von Personen mit empfindlicher Verdauung sehr gut vertragen.

1 Brokkoli waschen und klein hacken (unteren Strunk vorher schälen), 30 Minuten stehen lassen (siehe Seite 71)

2 Linsen kalt abspülen und bei niedriger Temperatur 20 Minuten in ungesalzenem Wasser gar kochen (gekeimte Linsen* nur 2 Minuten kochen), abseihen und salzen

3 Karotte waschen und in kleine Würfel schneiden

4 Karottenwürfel 2 Minuten in Salzwasser bissfest garen, Brokkoli zufügen und eine weitere Minute mitkochen, am Schluss die Erbsen dazugeben und 30 Sekunden mitblanchieren, alles abseihen und kalt spülen

5 Paprika waschen und würfeln, Dressing verrühren

6 Alle Zutaten vermengen und mit dem Dressing marinieren, etwas durchziehen lassen und nochmals mit Zitronensaft und Salz abschmecken

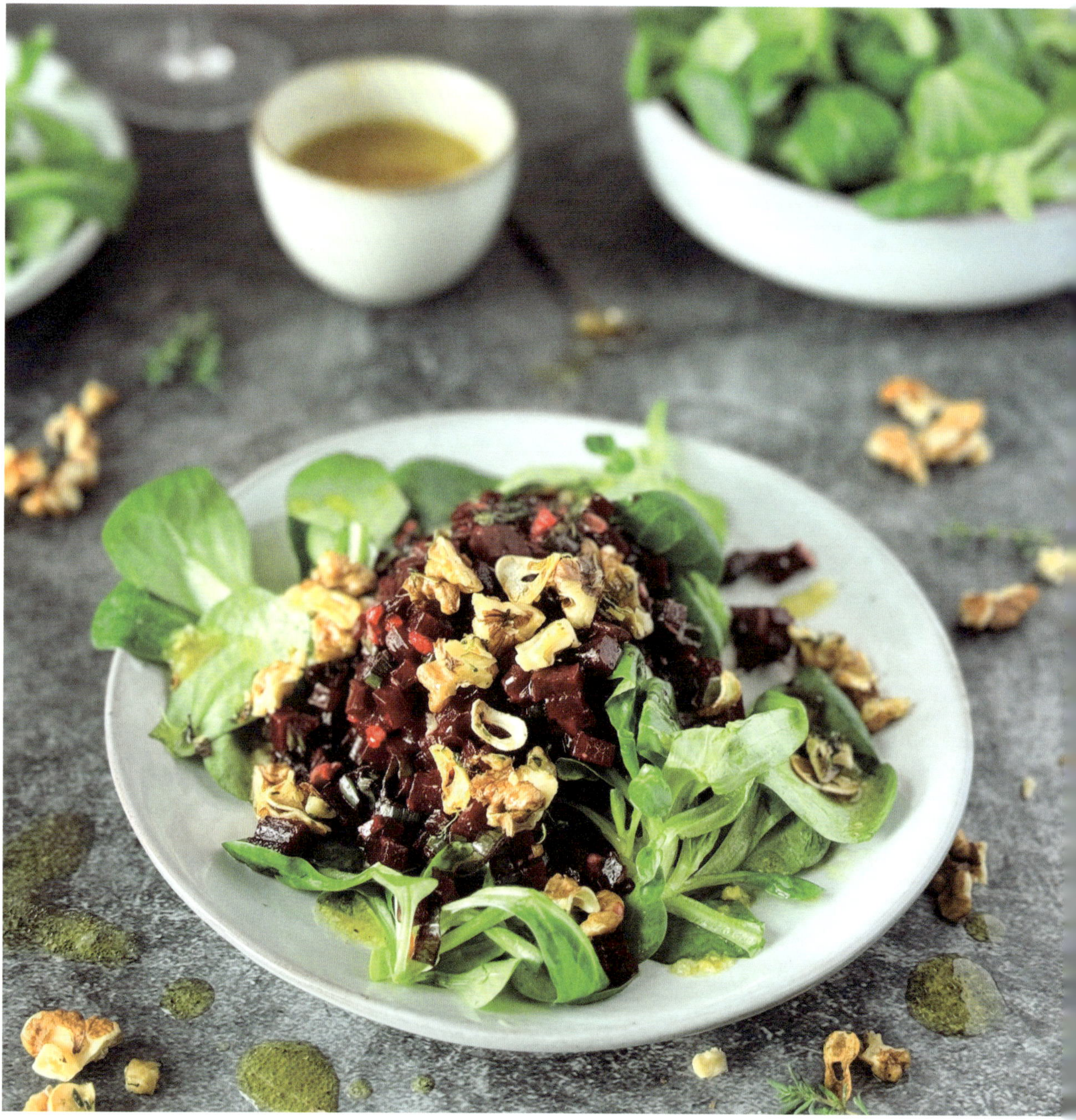

Probier mal

Du kannst statt Feldsalat auch Rucola, Blattsalate oder Babyspinat nehmen. Tausche Walnüsse gegen Kürbiskerne oder gehobelte Haselnüsse.

ROTE-RÜBEN-TATAR

ROTE RÜBEN · JUNGZWIEBELN · FELDSALAT

für 4 kleine oder 2 große Portionen

- 4 Rote Rüben vorgegart
- 2–3 Jungzwiebeln
- 2 EL Sonnenblumenkerne
- 100 g Feldsalat (Vogerlsalat)
- Zitronensaft
- 1 Prise Salz

Thymian-Walnüsse

- 40 g Walnüsse
- 1 Knoblauchzehe
- 3–4 Zweige frischer Thymian
- 1 TL Ahornsirup oder Apfeldicksaft
- 1 Prise Salz
- 1 TL Olivenöl

Dressing

- 4 EL kalt gepresstes Olivenöl oder Kernöl
- 6 EL Zitronensaft
- 1 TL Dattelcreme (Seite 25), Honig oder Ahornsirup
- 1 TL Senf
- 1 Knoblauchzehe
- Salz und Pfeffer
- optional etwas Apfelessig

1 Rüben in ganz kleine Würfel schneiden, Jungzwiebeln waschen und in dünne Röllchen schneiden

2 Dressing verquirlen

3 Rüben, Jungzwiebeln und Sonnenblumenkerne vermengen und mit gut zwei Drittel des Dressings marinieren

4 Für die Thymian-Walnüsse den Knoblauch schälen und in dünne Scheiben hobeln, Thymianblättchen von den Stängeln zupfen, beides in einer beschichteten Pfanne mit dem Öl wärmen, Herd ausschalten, Nüsse und Sirup unterrühren, mit einer Prise Salz abschmecken

5 Feldsalat waschen und trocken schleudern, unmittelbar vor dem Servieren mit etwas Salz und Zitronensaft marinieren, auf Teller verteilen

6 Rüben-Tatar auf dem Salat anrichten und mit den Thymian-Walnüssen bestreuen, restliches Dressing darüberträufeln

*Für ein **rohes Rüben-Carpaccio** die Rüben schälen und mit der Brotschneidemaschine in sehr dünne Scheiben hobeln. Diese auf Teller ordnen, mit Rucola und Walnüssen bestreuen und darüber das Dressing träufeln. Für die rohe Variante genügen zwei Rüben.*

Der erdige Geschmack der Rüben harmoniert perfekt mit dem süßsauren Dressing, dem knackigen Salat und den herb-aromatischen Nüssen. Darüber hinaus macht das Tatar aber auch optisch einiges her, ist schnell fertig und lässt sich sehr gut vorbereiten!

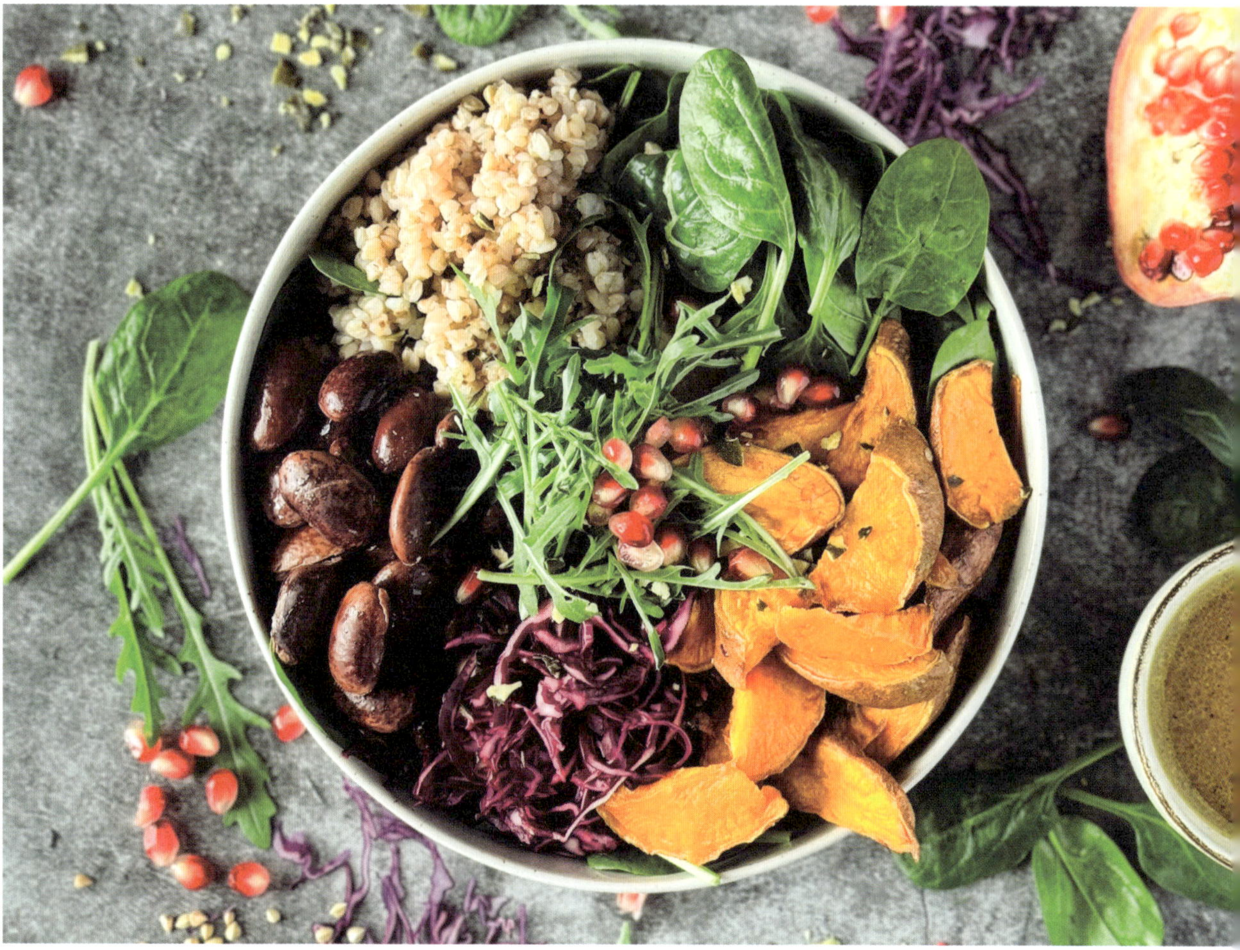

BUDDHA-BOWL

Basics: Grünes Blattgemüse: Salate, Spinat, Mangold, Grünkohl, Rucola, Brunnenkresse …

Kohlehydrate: Getreide oder Pseudogetreide wie Quinoa, Hirse, Buchweizen, Couscous, Bulgur, Amaranth, Reis, Mais, Kartoffeln, Süßkartoffeln, Vollkornnudeln oder Nudeln aus Hülsenfrüchten …

Gemüse und Obst: Karotten, Tomaten, Paprika, Gurke, Zucchini, Brokkoli, Karfiol (Blumenkohl), Rote Rüben, Pilze, Kohlrabi, Kohlsprossen, Fenchel, Melanzani, Rotkraut, Kohl, Pastinaken … Trauben, Äpfel, Birnen, Mango, Beeren, getrocknete Früchte …

Proteine: Bohnen, Linsen, Erbsen, Tofu, Tempeh, Kichererbsen, Edamame, Nüsse, Hanfsamen, grünes Gemüse und Blattgemüse …

Gesunde Fette: Nüsse, Samen, Kerne, Avocado, Oliven …

Topping: Hummus, Dips, Sprossen, Kräuter, Kresse, Zwiebel, Knoblauch, Chili, Trockenfrüchte …

Dressing: nach Lust und Laune

WINTER-BOWL

SÜSSKARTOFFELN · ROTKOHL · BUCHWEIZEN

für 2 Portionen

- 150 g Babyspinat
- 100 g Buchweizen
- 200 ml Gemüsebouillon
- 1–2 Süßkartoffeln
- 200 g Käferbohnen oder Wachtelbohnen vorgegart
- ¼ kleiner Rotkohl
- ½ Tasse Granatapfelkerne oder Cranberries
- 1–2 Handvoll Rucola
- 1 EL grob gehackte Kürbiskerne
- Salz
- Zitronensaft

Dressing

- 4 EL kalt gepresstes Lein-, Walnuss- oder Hanföl
- 1–2 Zitronen ausgepresst
- 1 TL Senf oder ½ TL Senfkörner gemahlen
- 1 TL Ahornsirup
- Salz und Pfeffer

1 Rotkohl sehr fein hobeln, mit einer Prise Salz und etwas Zitronensaft verkneten und 30 Minuten stehen lassen (siehe Seite 71)

2 Buchweizen kalt abspülen, mit der Gemüsebouillon aufkochen und dann bei niedrigster Stufe 15 Minuten zugedeckt quellen lassen, Deckel nicht abnehmen

3 Süßkartoffel in Würfel schneiden, etwas salzen und 15 Minuten weich dämpfen oder im Ofen (mit oder ohne Fettzugabe) backen

4 Spinat und Rucola waschen und trocken schleudern

5 Alle Zutaten für das Dressing verrühren

6 Spinat in Schalen verteilen, mit Zitronensaft und Salz marinieren, darauf nebeneinander Süßkartoffeln, Rotkohlsalat, Käferbohnen und Buchweizen platzieren

7 Bowls mit Rucola, Granatapfelkernen und Kürbiskernen toppen und das Dressing darüberträufeln

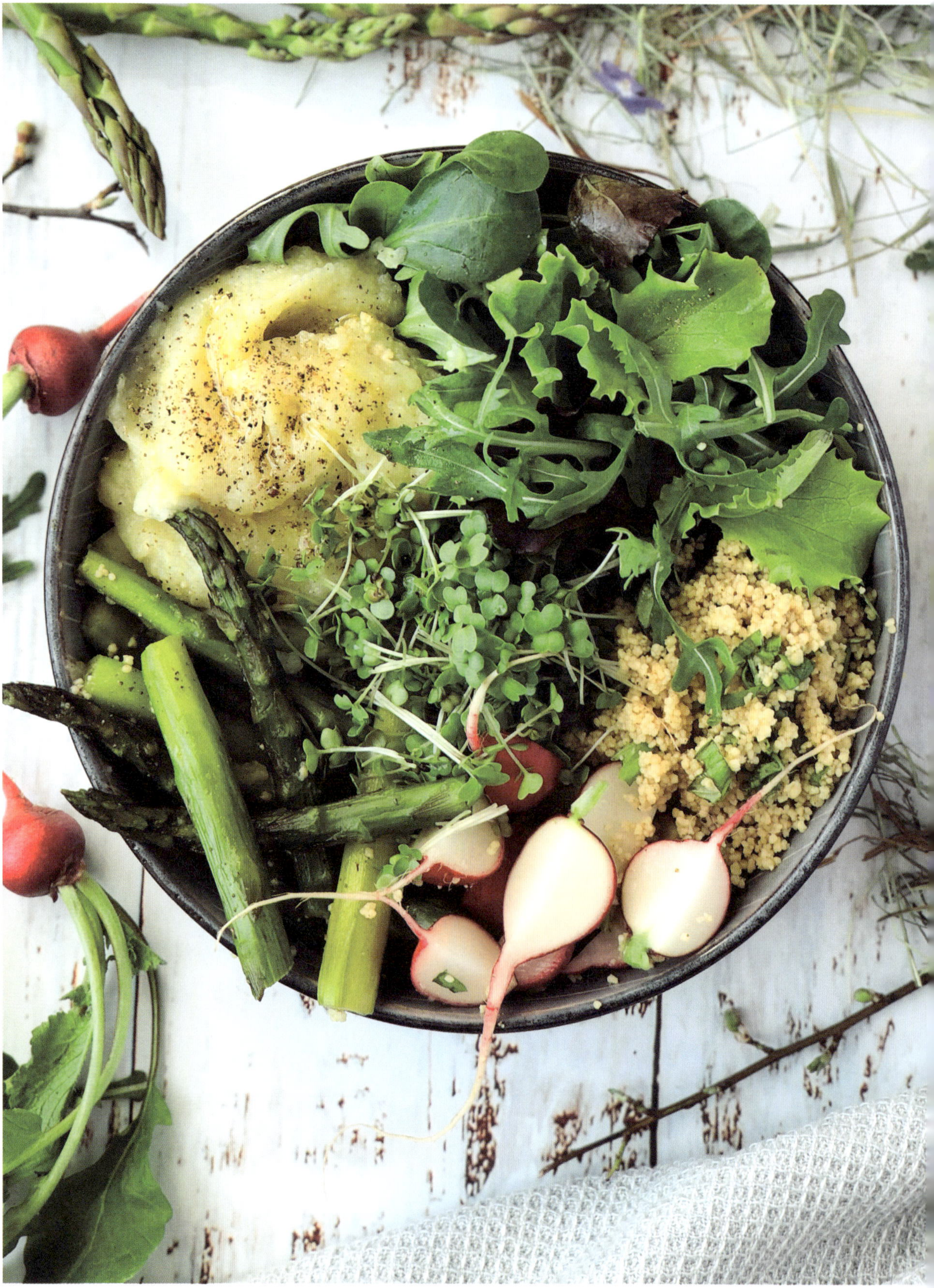

FRÜHLINGS-BOWL

SPARGEL · RADIESCHEN · COUSCOUS

für 2 Portionen

- 150 g saisonale Blattsalate
- 100 g Couscous aus Vollkornreis oder Kichererbsen
- 100 ml Gemüsebouillon
- ½ Bund Bärlauch oder Radieschengrün
- 1 Kartoffel
- ¼ Karfiol (Blumenkohl)
- 100 g junge Erbsen tiefgekühlt
- 1 Bund grüner oder weißer Spargel
- 1 Bund Radieschen
- ½ Tasse Sprossen
- 1 EL Hanfsamen

Dressing

- 1–2 Zitronen ausgepresst
- 1 EL Leinöl
- 1 EL Mandelmus oder Sesammus
- ½ Bund Schnittlauch
- Salz und Pfeffer
- etwas Wasser

Das englische Wort Bowl heißt Schale, zum Namen ***Buddha Bowl*** *gibt es mehrere Theorien: Buddhistische Mönche haben mit vegetarischen Zutaten eine meditative, ritualisierte Form des Essens aus verschiedenen Schüsseln kreiert (Ōriōki – bewusster maßvoller Genuss). Zudem erinnert die gefüllte Schale an einen „dicken Buddha-Bauch". Auch soll einer Legende nach Buddha auf seinen Reisen Essen erbettelt haben und dieses ergab dann eine bunt gemischte Schale mit verschiedenen Speisen.*

1 Gemüsebouillon aufkochen und über den Couscous gießen, zugedeckt 10 Minuten stehen lassen, Kräuter klein schneiden und unter den fertigen Couscous rühren

2 Kartoffel schälen und klein würfeln, Karfiol in Röschen zerteilen, beides rund 15 Minuten weich dämpfen, dann mit einem Stampfer zu einem groben Püree stampfen, mit Salz, Pfeffer und Muskat abschmecken

3 Spargel waschen, im unteren Drittel schälen (weißen Spargel gründlicher schälen), Stangen in 3 Teile schneiden

4 Spargel 5 bis 10 Minuten weich dämpfen oder mit etwas Bouillon oder Wasser in einer Pfanne rund 10 Minuten dünsten bzw. im Ofen 15 Minuten backen, mit einer Prise Salz würzen

5 Radieschen achteln, Erbsen mit kochendem Wasser übergießen und abtropfen lassen

6 Blattsalate waschen und trocken schleudern

7 Salate und Erbsen in Schalen verteilen, mit Zitronensaft und Salz marinieren, darauf die restlichen Zutaten nebeneinander platzieren

8 Dressing verrühren und über die Bowl träufeln, mit Sprossen und Hanfsamen toppen

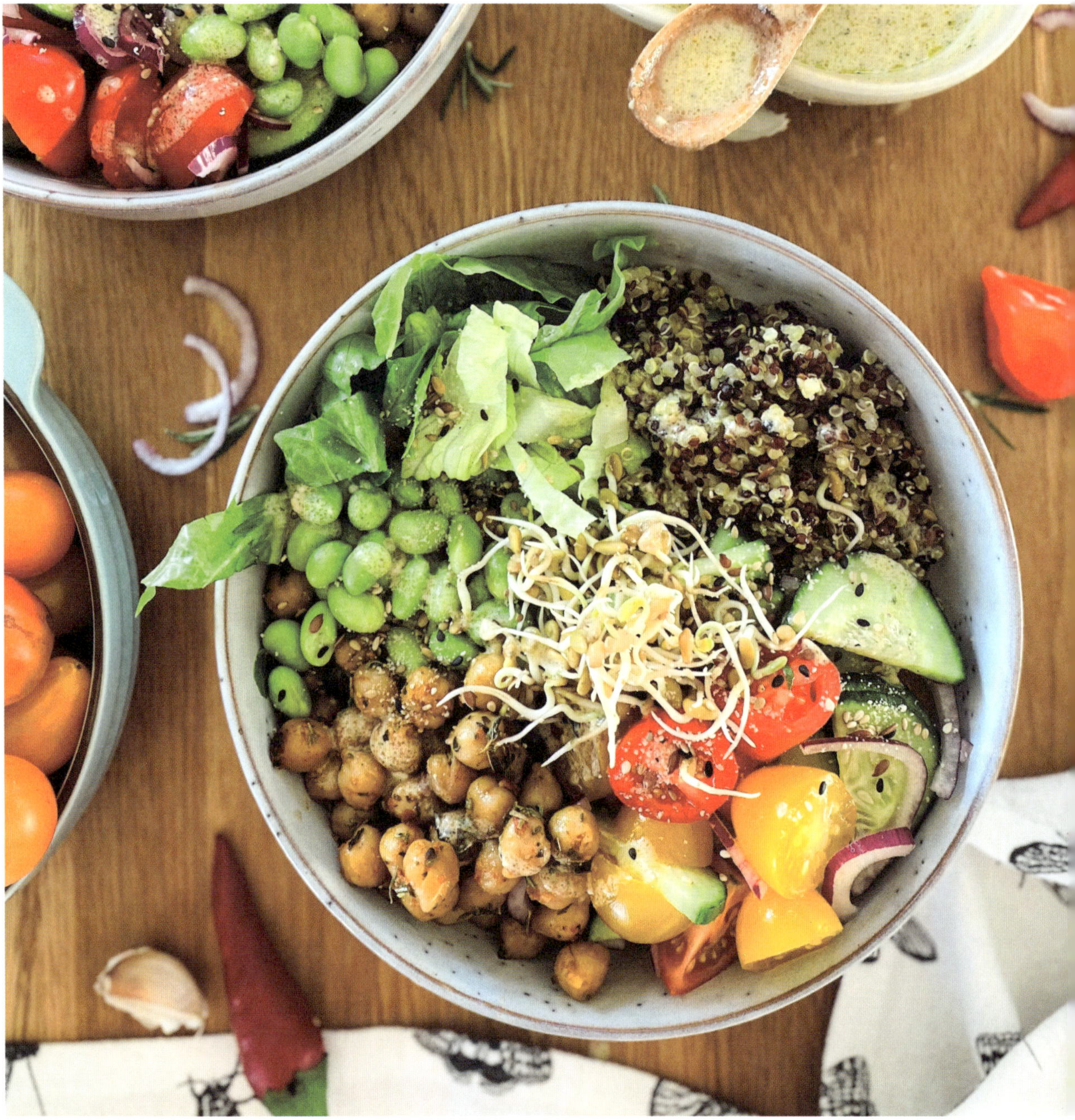

Probier mal

Die Auswahl im Sommer ist groß: Melanzani, Bohnschoten (Fisolen), Mais, roter Paprika oder Brokkoli – kurz gekocht oder in der Pfanne geschmort – passen zur Bowl.

Bestreue mit Pinienkernen, gehobelten Paranüssen oder Oliven.

SOMMER-BOWL

TOMATEN · KICHERERBSEN · QUINOA

für 2 Portionen

- 150 g saisonale Blattsalate
- 100 g Quinoa
- 200 ml Gemüsebouillon

- 200 g Kichererbsen vorgegart
- 1 TL hitzebeständiges Öl oder Mineralwasser
- 1 TL Paprikapulver
- 1–2 EL Feuerrot oder Kräuter der Provence
- ½ TL Salz

- 1 Tasse Cocktailtomaten
- ¼ Salatgurke
- ½ kleine rote Zwiebel
- ¼ Tasse Edamame
- 1 EL Sonnenblumenkerne
- 1 EL schwarzer Sesam
- ½ Tasse Sprossen

Dressing

- 1–2 Zitronen ausgepresst
- 2 EL Tahini (Sesammus)
- 1 TL Senf oder ½ TL gemahlene Senfkörner
- 1 TL Ahornsirup oder Honig
- Salz und Pfeffer
- Wasser bis zur gewünschten Konsistenz

1 Quinoa kalt abspülen, dann mit der Bouillon auf niedrigster Stufe rund 20 Minuten zugedeckt weich dämpfen, Deckel dabei nicht abnehmen

2 Kichererbsen kurz in einer Pfanne mit den Gewürzen und dem Öl durchschwenken

3 Tomaten und Gurke waschen, Tomaten halbieren, Gurke hobeln oder würfeln, Zwiebel schälen und dünn hobeln

4 Blattsalate waschen und trocken schleudern

5 Salate und Edamame in Schalen verteilen, mit Zitronensaft und Salz marinieren, daneben die restlichen Zutaten platzieren

6 Für das Dressing alle Zutaten verrühren

7 Bowls mit Sprossen, Sesam und Sonnenblumenkernen toppen und das Dressing darüberträufeln

Eine Bowl ist auch ein tolles Essen für unterwegs, in der Arbeit, Schule oder für ein Picknick ...

Dafür das Dressing in schöne Gläser verteilen, dann schichtweise die restlichen Zutaten darauf, mit den Blattsalaten abschließen, kurz vor dem Essen alles vermengen und genießen.

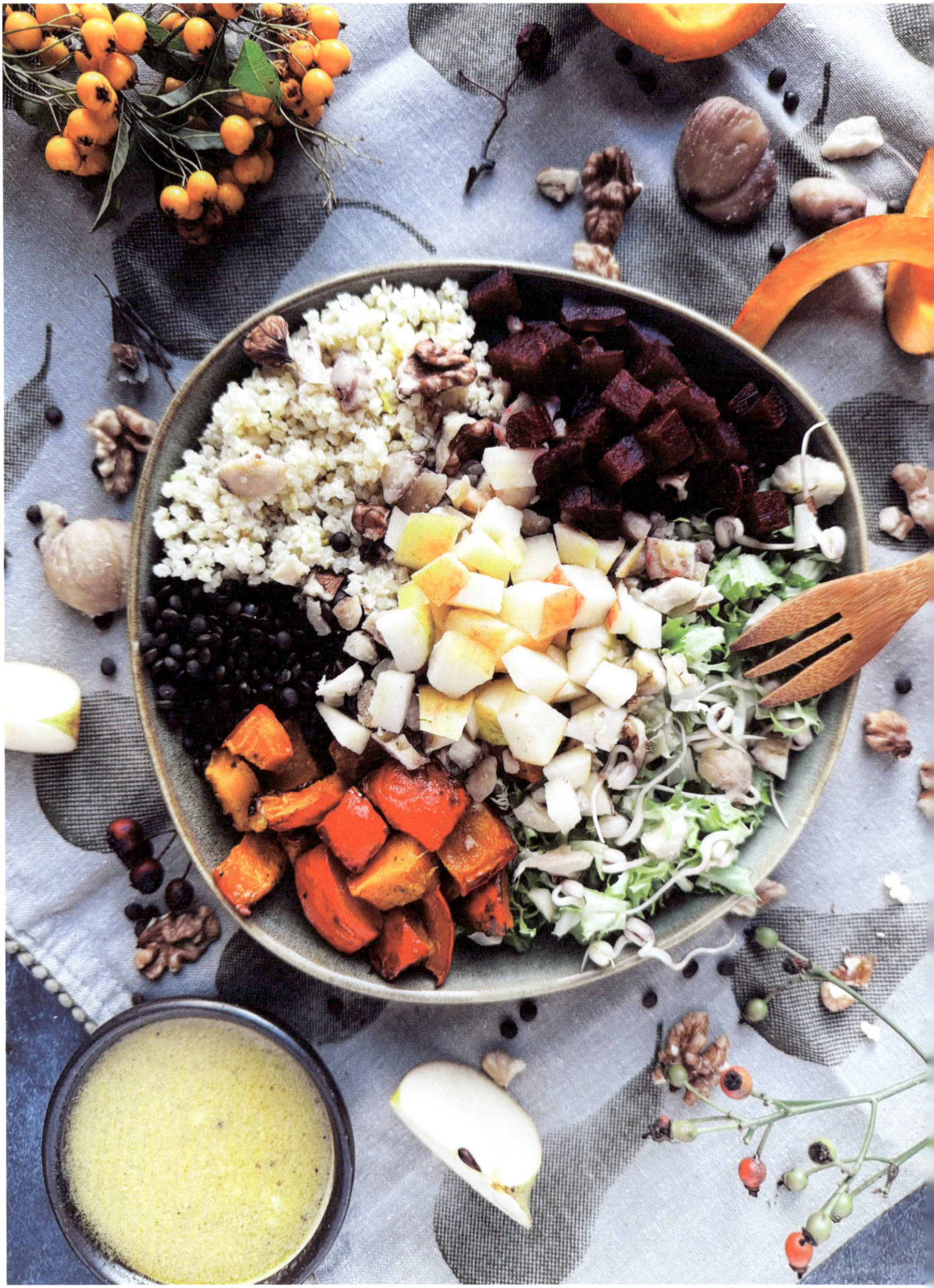

HERBST-BOWL

KÜRBIS · ROTE RÜBEN · MARONI

für 2 Bowls
- 150 g saisonale Blattsalate
- 100 g Hirse
- 220 ml Gemüsebouillon
- ½ kleiner Hokkaido- oder Butternusskürbis
- 100 g Belugalinsen
- 3 Rote Rüben vorgegart
- 100 g Maroni vorgegart
- 1 Apfel oder 1 Kaki
- ½ Tasse Sprossen
- 3 EL gehackte Walnüsse

Dressing
- 4 EL kalt gepresstes Lein-, Walnuss- oder Hanföl
- 1–2 Zitronen ausgepresst
- 2–3 EL Tahini (Sesammus)
- 1 TL Ahornsirup oder Honig
- 1 Knoblauchzehe gepresst
- Salz und Pfeffer
- etwas Wasser

1 Hirse kalt abspülen, dann mit der Gemüsebouillon bei niedrigster Hitze zugedeckt rund 30 Minuten weich dämpfen, Deckel dabei nicht abnehmen

2 Linsen kalt abspülen und in ungesalzenem Wasser 20 Minuten weich kochen, abseihen und etwas salzen

3 Kürbis (Butternuss vorher schälen) in Würfel schneiden, etwas salzen und 15 Minuten weich dämpfen oder 20 Minuten im Ofen backen

4 Rüben schälen und würfeln, Maroni halbieren, Apfel waschen, entkernen und ebenfalls würfeln, alle Zutaten für das Dressing verrühren

5 Blattsalate waschen und trocken schleudern

6 Salate in Schalen verteilen, mit Zitronensaft und Salz marinieren, darauf die restlichen Zutaten nebeneinander platzieren

7 Bowls mit Sprossen und Walnüssen toppen und das Dressing darüberträufeln

Wenn du Grünkohl, Palm- oder Federkohl bekommen kannst: Dieser eignet sich hervorragend als Salatbasis und ist besonders gesund. Knete ihn aber vorher mit etwas Salz ordentlich durch, bis er dunkel ist und schön glänzt, dann schmeckt er zart und fein.

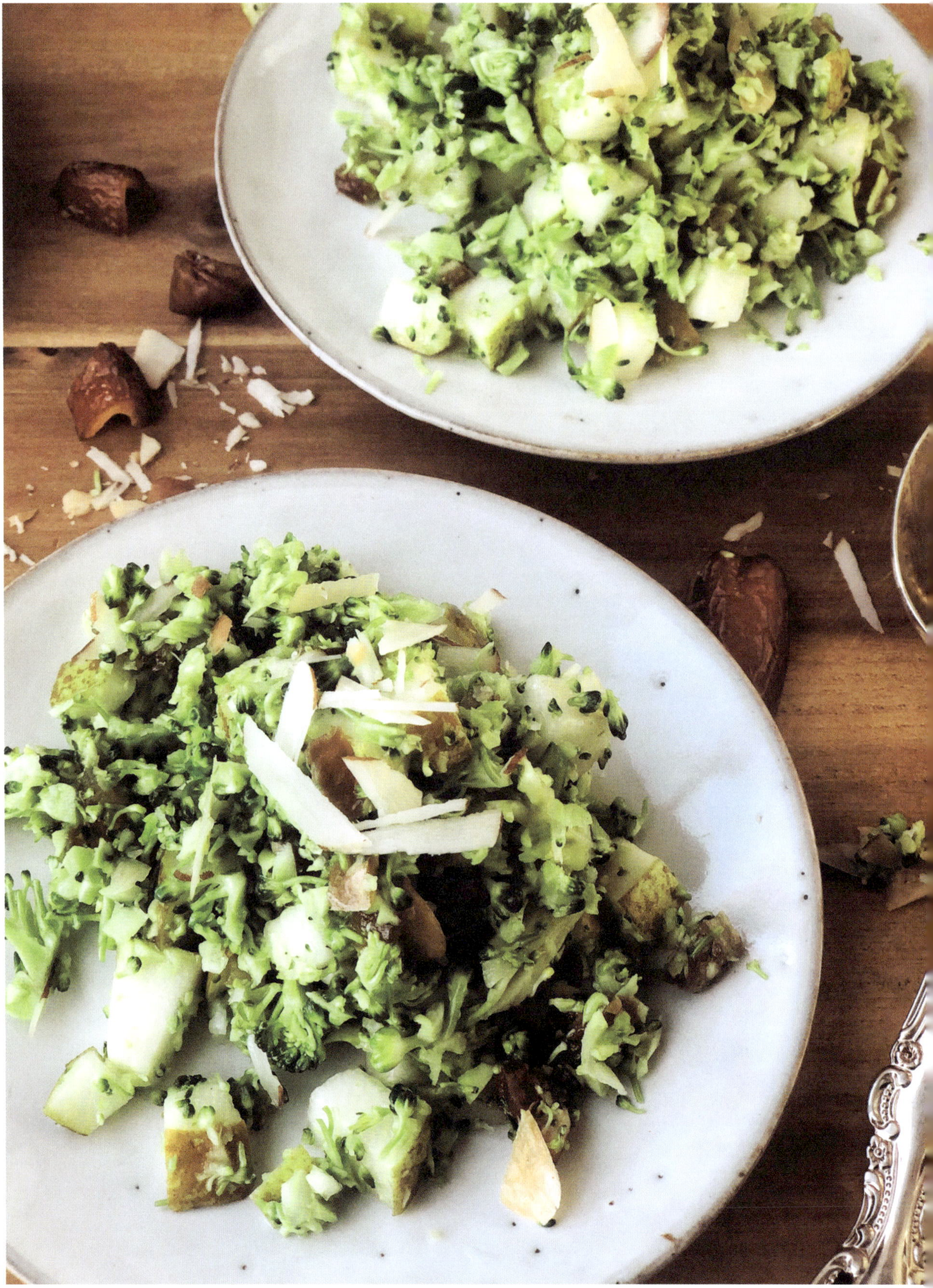

BROKKOLI-BIRNEN-SALAT

BROKKOLI · BIRNEN · DATTELN

für 2–3 Portionen
- 1/4 Brokkoli
- 3–4 Datteln (am besten Medjool-Datteln)
- 1 Birne
- 6 Paranüsse
- Zitronensaft und -schale

Dressing
- 1 Zitrone ausgepresst
- 1 Orange ausgepresst
- 1 Knoblauchzehe gepresst oder fein gehackt
- Salz und Pfeffer
- 1 EL kalt gepresstes Walnuss- oder Hanföl

1 Brokkoli waschen und klein hacken (unteren Strunk vorher schälen), 30 Minuten stehen lassen

2 Paranüsse mit einer Hobel in Blättchen hobeln, alternativ mit dem Messer hacken

3 Birne waschen, in Würfel schneiden und mit dem Saft einer halben Zitrone vermengen

4 Datteln entkernen und in Würfel schneiden

5 Alle Zutaten vermengen und mit dem Dressing marinieren, etwas durchziehen lassen, nochmals mit Zitronensaft und Salz abschmecken

Dazu passt ein feines Chili-Öl

CHILI-ÖL

Nimm eine frische Chilischote, halbiere sie und entferne die Kerne, dann leg sie über Nacht (oder einige Tage) in Olivenöl ein und serviere dieses Öl zum Salat.

Probier mal

Tausche die Birne gegen einen Apfel und Datteln gegen Rosinen.

Die Paranüsse lassen sich durch Kürbiskerne oder Walnüsse ersetzen.

Nährstoff-Tipp

*Roher **Brokkoli** ist wie alle Kreuzblütler (alle Kohlsorten, Rettich, Radieschen, Rucola, Asiasalate, Kresse ...) eine großartige Quelle für **Sulforaphan**, das immunstärkende, antioxidative und vor allem krebsvorbeugende und tumorhemmende Eigenschaften besitzt.*

*Sulforaphan wird aber **erst rund 30 Minuten** nach dem Zerkleinern des Gemüses aus einem Vorgängerstoff gebildet. Wenn es dann einmal da ist, bleibt es auch beim Kochen aktiv. Nutze diesen gesundheitlichen Vorteil und versuche, sooft als möglich, Gemüse aus der Kreuzblütler-Familie zu essen und immer dieses Zeitfenster einzubauen.*

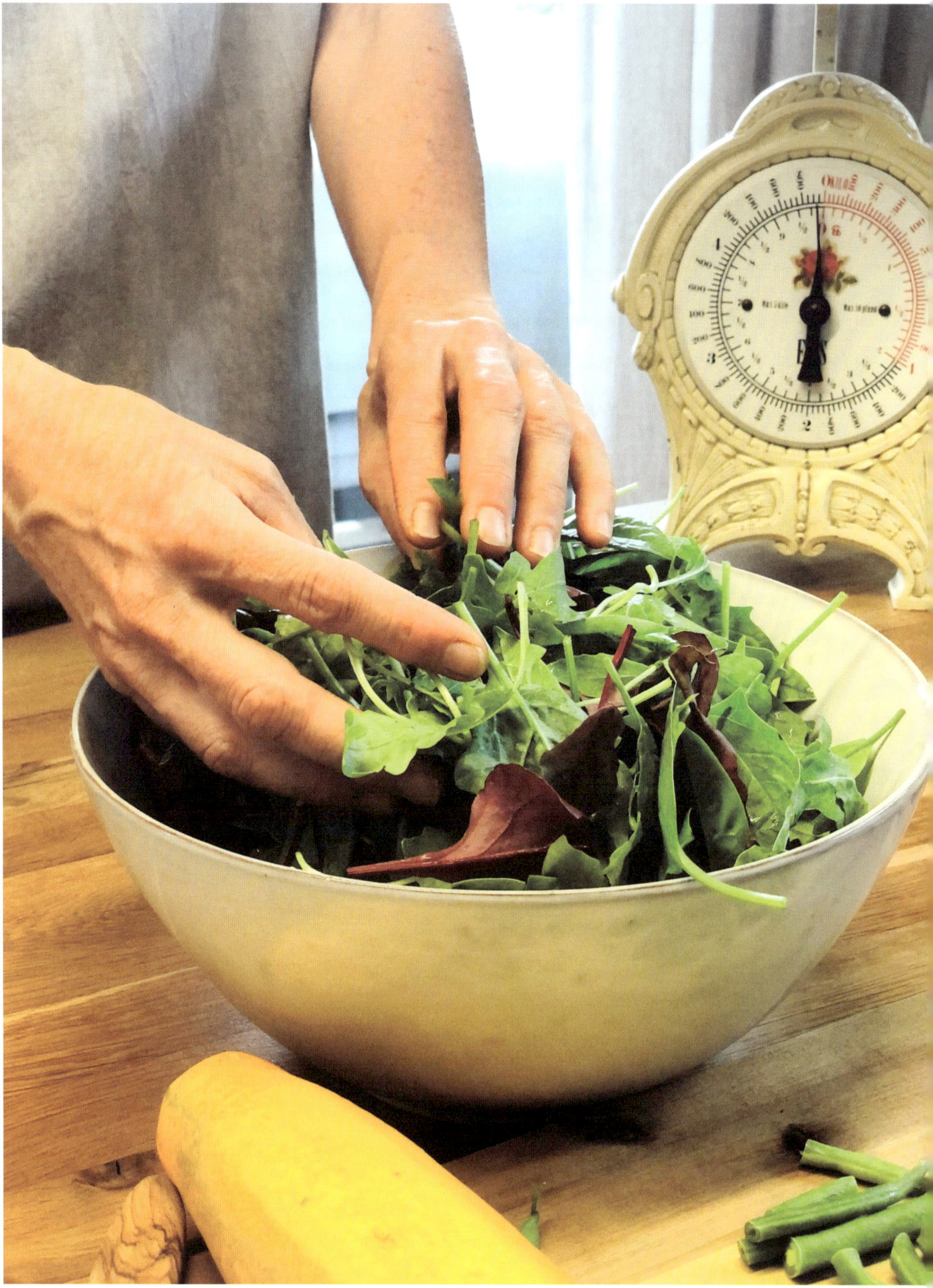

WARME SALATE UND BEILAGEN

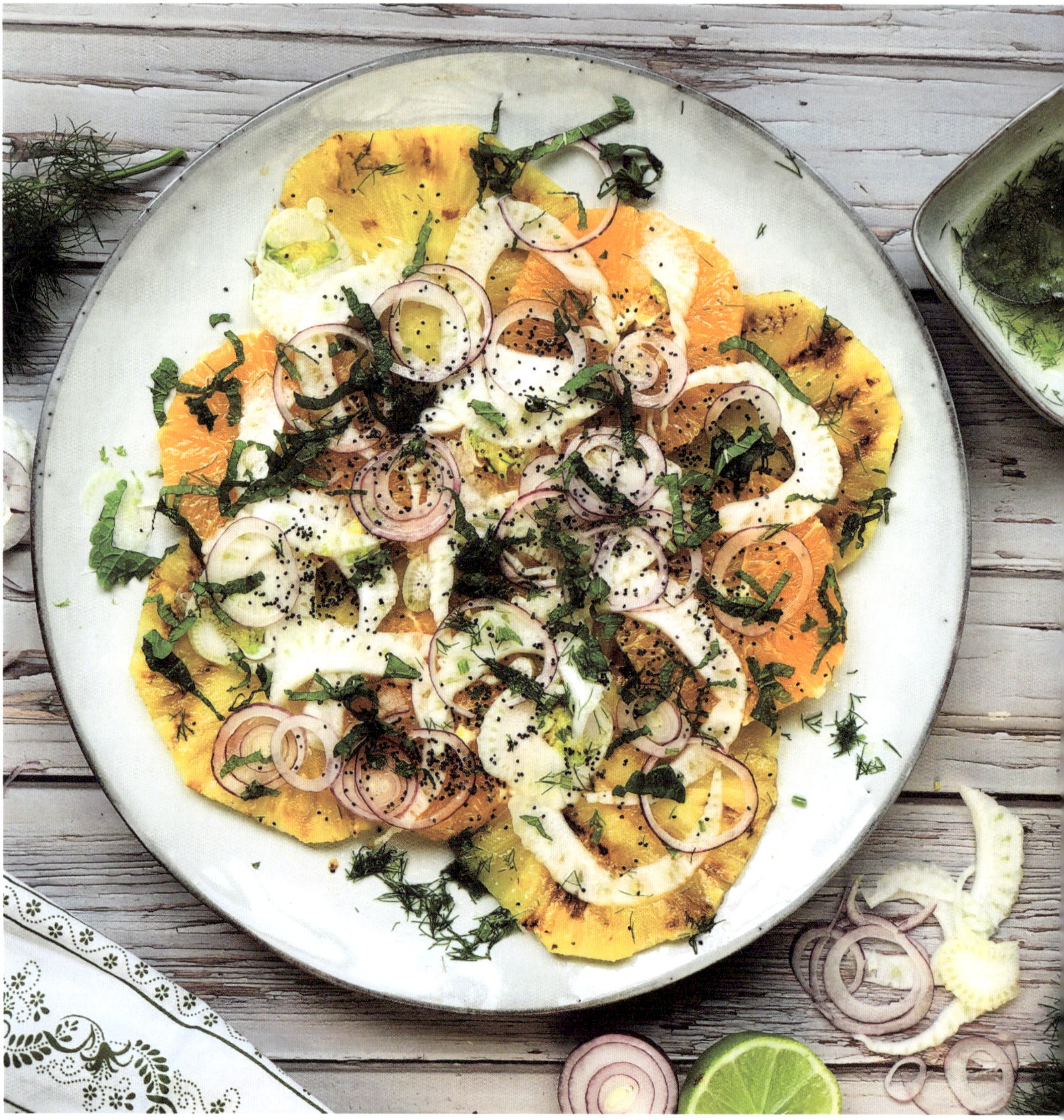

Probier mal

Je nach Saison kannst du statt Ananas Nektarinen oder Pfirsiche achteln und braten. Diese müssen aber schön reif, weich und süß sein, um hier der Ananas den Rang ablaufen zu können!

Statt Mohn passt auch schwarzer Sesam oder Schwarzkümmelsamen.

GEGRILLTER ANANAS-SALAT

ANANAS · FENCHEL · BLUTORANGEN

für 2 Portionen

- ½ Ananas
- 1 kleine Fenchelknolle
- 1 Blutorange
- Zitronenmelisse

Dressing

- 1 Limette ausgepresst
- 1 Blutorange ausgepresst
- Salz
- etwas Hanf-, Lein- oder Olivenöl

Zum Anrichten

- Fenchelgrün
- Zitronenmelissenblättchen
- 1 EL Mohnsamen

Aroma-Tipp

Brate die Ananas in etwas Kokosöl für extra Aromen und toppe den Salat mit gerösteten Kokos-Flakes.

Nährstoff-Tipp

***Fenchel** ist reich an Folsäure, Vitaminen, Mineralstoffen und ätherischen Ölen, die ihn antibiotisch und antimykotisch machen. Er kann bei Verdauungsstörungen helfen und besitzt entzündungshemmende Stoffe.*

1 Ananas schälen und in dünne Scheiben schneiden, in einer beschichteten Grillpfanne mit oder ohne Fettzugabe bei mittlerer Hitze auf jeder Seite golden karamellisieren

2 Fenchel waschen und mit einer Hobel oder der Brotschneidemaschine in sehr dünne Scheiben hobeln (man soll fast durchschauen können)

3 Blutorange mit dem Messer schälen, auch die weiße Haut entfernen, in dünne Scheiben schneiden, Kerne herauslösen

4 Ananas, Fenchel und Orangenscheiben auf Teller verteilen, mit dem Dressing und etwas kalt gepresstem Öl beträufeln

5 Mit Zitronenmelissenblättchen, Fenchelgrün und Mohnsamen dekoriert servieren

Ein eleganter, frischer und sommerlicher Salat. Ich finde, die Kombi aus weicher karamellisierter Ananas-Süße und knackigem, herbem Fenchel entwickelt einen wunderschönen Kontrast an Aromen.

Fenchel ist ja nicht jedermanns Sache, wenn er aber so fein gehobelt wird wie hier, schaut das nicht nur schön aus, sondern macht auch den Geschmack viel feiner. Damit konnte ich schon einige Fenchel-Skeptiker überzeugen.

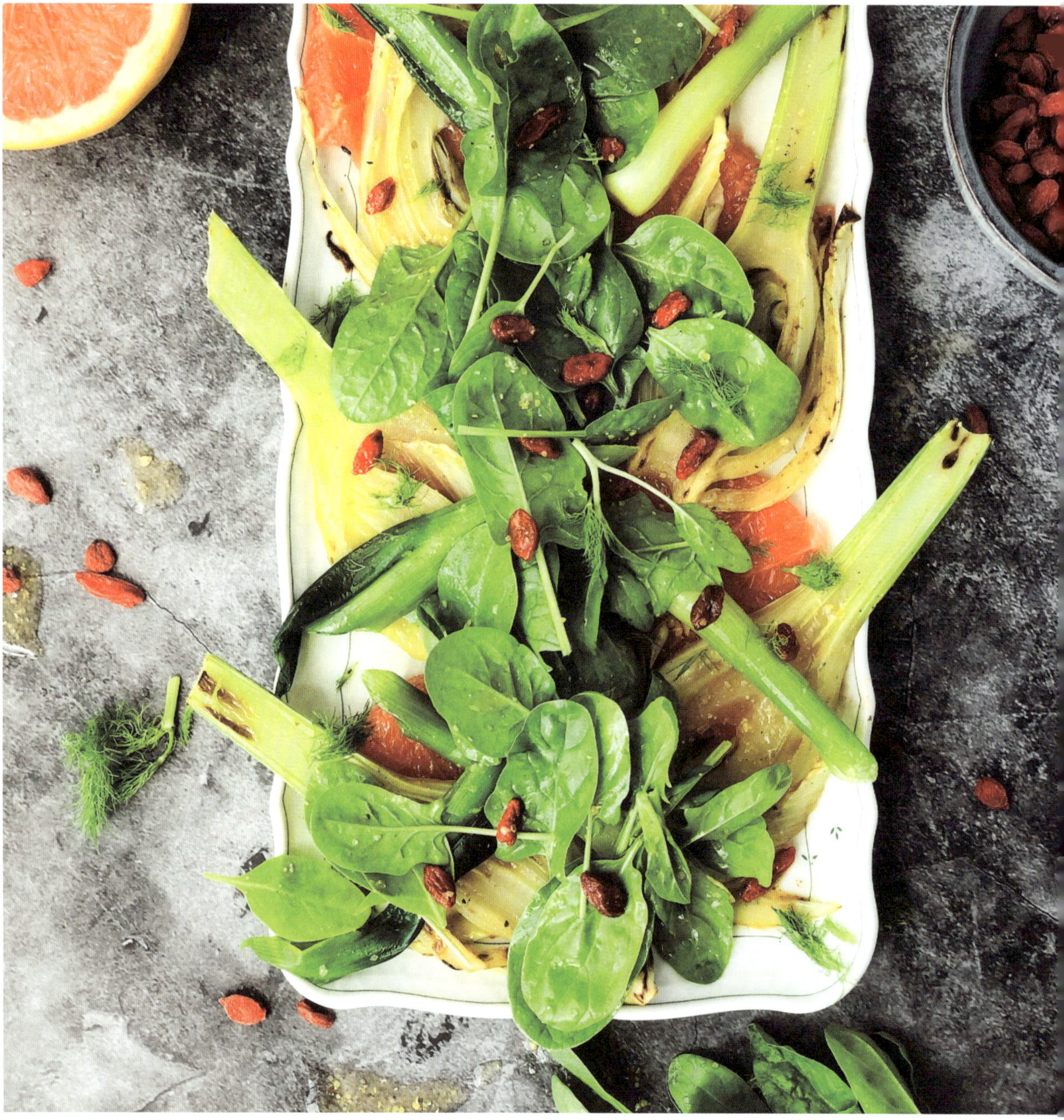

Probier mal

Wenn du keinen Fenchel magst, ersetze ihn durch fein gehobelte Kohlrabischeiben. Statt Jungzwiebel passt auch geschmorter Lauch. Gojibeeren kannst du durch getrocknete Preiselbeeren oder Berberitzen ersetzen.

Ein paar Cashews, kurz angeröstet, oder eine Handvoll Hanfsamen passen auch sehr gut dazu.

FENCHEL-GRAPEFRUIT-SALAT

FENCHEL · GRAPEFRUIT · SPINAT

für 2 Portionen

- 1 Fenchelknolle
- ½ Bund Jungzwiebeln
- etwas Gemüsebouillon
- 1 rosa Grapefruit
- Schale einer Bio-Zitrone
- 2 Handvoll Babyspinat
- optional etwas hitzebeständiges Öl

Dressing

- 1 Zitrone ausgepresst
- ½ Grapefruit ausgepresst
- 1 Limette ausgepresst
- ¼ Tasse Gojibeeren
- Salz
- etwas kalt gepresstes Olivenöl
- optional 1 Handvoll Pinienkerne

Ein Salat wie ein Gemälde, aber wichtiger noch ist, dass er gut schmeckt. So macht Essen einfach Spaß! Hier erfreuen nicht nur die Farben unsere Sinne, sondern auch die feine Kombination aus Anisaromen im Fenchel, fruchtig bitterer Grapefruit und süßherben Gojibeeren.

Nährstoff-Tipp

***Grapefruits** haben starke antivirale und antibakterielle Eigenschaften, sie stärken das Immunsystem und wirken antioxidativ und zellschützend.*

1 Für das Dressing Zitronen-, Grapefruit- und Limettensaft mit Salz und Gojibeeren vermengen und durchziehen lassen

2 Fenchel waschen und in 3 bis 4 mm dicke Scheiben schneiden. Jungzwiebeln putzen und längs halbieren

3 Fenchel und Jungzwiebeln in einer beschichteten Pfanne in etwas Bouillon 10 bis 15 Minuten weich schmoren

4 Kurz die Hitze hochdrehen, um das Gemüse etwas zu bräunen, optional etwas hitzebeständiges Öl zufügen

5 Grapefruit mit einem Messer schälen, dabei auch die weiße Haut entfernen, vierteln und in dünne Scheiben schneiden

6 Spinat waschen, trocken schleudern, Fenchelgrün fein hacken und zu dem Spinat geben, beides kurz vor dem Servieren mit der Hälfte des Dressings marinieren

7 Grapefruitscheiben auf eine Platte legen, darauf das gebratene Gemüse verteilen, mit dem restlichen Dressing beträufeln

8 Marinierten Spinat daraufgeben und mit abgeriebener Zitronenschale und optional mit Pinienkernen bestreuen

9 Etwas kalt gepresstes Olivenöl auf den Salat träufeln

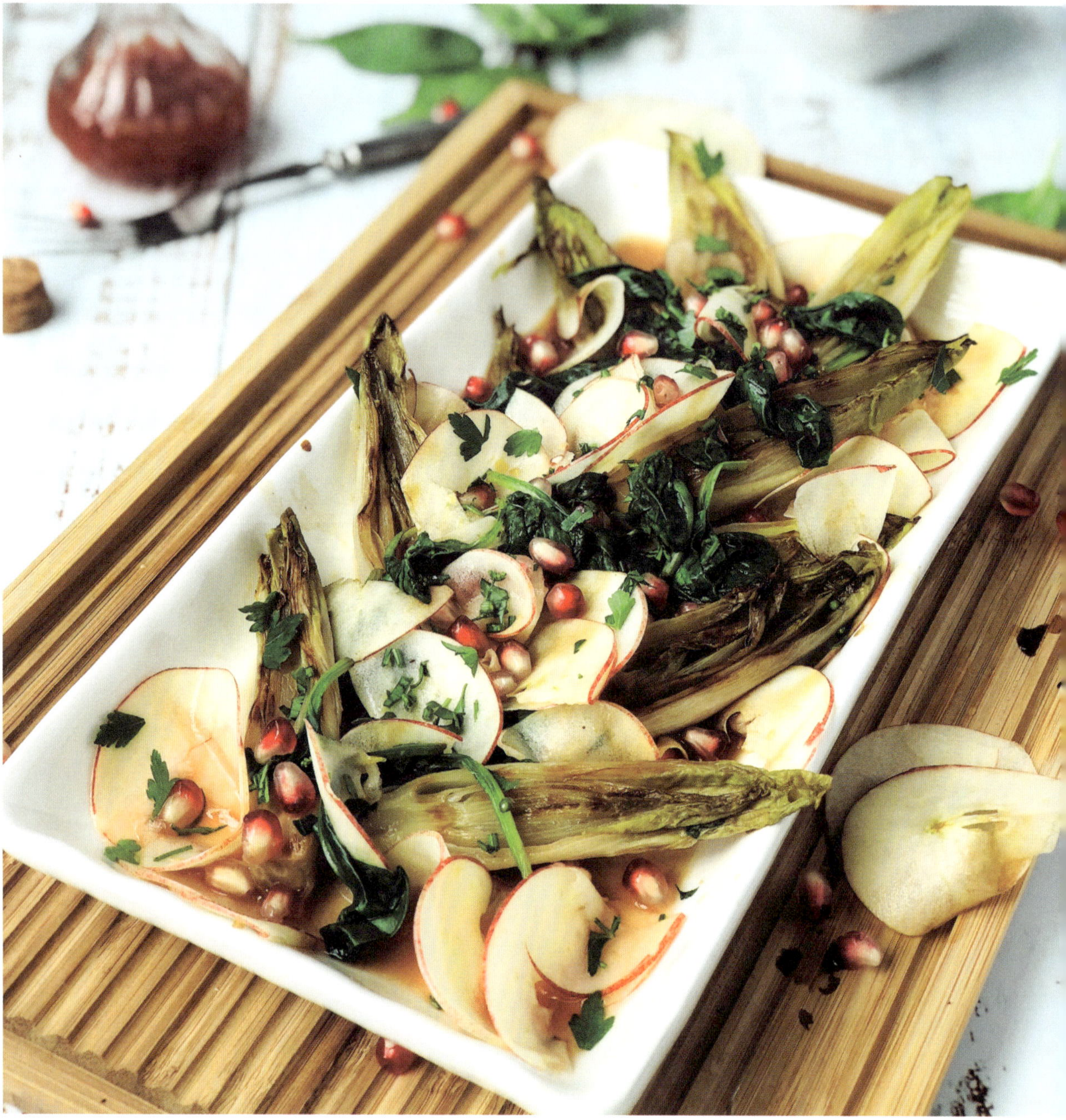

Probier mal

Tausche den Chicorée gegen Radicchiosalat und den Apfel gegen eine Birne.

Granatapfelkerne gibt es auch tiefgekühlt zu kaufen. Wenn du keine magst, ersetze sie durch Heidelbeeren oder bereite den Salat einmal mit Walnüssen zu.

CHICORÉE-APFEL-SALAT

CHICORÉE · APFEL · SPINAT

für 2 Portionen
› 4 Stück Chicorée
› etwas Gemüsebouillon
› 1 EL hitzebeständiges Öl
› 1 Apfel
› 1 Handvoll Granatapfelkerne
› ½ Zitrone
› 2 Handvoll Spinat
› optional etwas hitzebeständiges Öl

Dressing
› 1 Zitrone ausgepresst
› ¼ Tasse Granatapfelsaft oder Traubensaft
› 1 TL Senf oder ½ TL gemahlene Senfkörner
› Salz und Pfeffer
› Petersilie fein gehackt
› 1–2 EL kalt gepresstes Walnussöl

1 Apfel waschen, vom Kerngehäuse befreien, mit einer Hobel in hauchdünne Scheiben schneiden und mit Zitronensaft beträufeln

2 Spinat waschen und trocken schleudern

3 Chicorée vierteln und in Gemüsebouillon weich dünsten, am Schluss optional etwas hitzebeständiges Öl zufügen und kurz scharf anbraten

4 Chicorée aus der Pfanne nehmen und den Spinat im Bratensatz für eine Minute zusammenfallen lassen

5 Chicorée, Apfel, Spinat und Granatapfelkerne anrichten und mit dem Dressing beträufeln

Nährstoff-Tipp

__Chicorée__ ist ein tolles regionales Wintergemüse. Die enthaltenen Bitterstoffe regen die Bauchspeicheldrüse und Gallenblase an und bringen damit die Verdauung, insbesondere die Fettverdauung, in Schwung. Chicorée ist reich an Inulin, ein Präbiotikum, das die guten Darmbakterien fördert. Er wirkt cholesterin- und blutzuckerspiegelregulierend und kann helfen, koronaren Herzerkrankungen vorzubeugen.

Der warme, gebratene Chicorée hat eine leichte Bitterkeit, die von der Süße der Äpfel und Granatapfelkerne abgefangen wird.

Die Kontraste aus warm und kalt, süß und bitter, sauer und salzig gefallen mir hier ganz besonders und machen diesen Salat zu einem Highlight als Vorspeise, auf einem Buffet oder als Teil eines Brunchs.

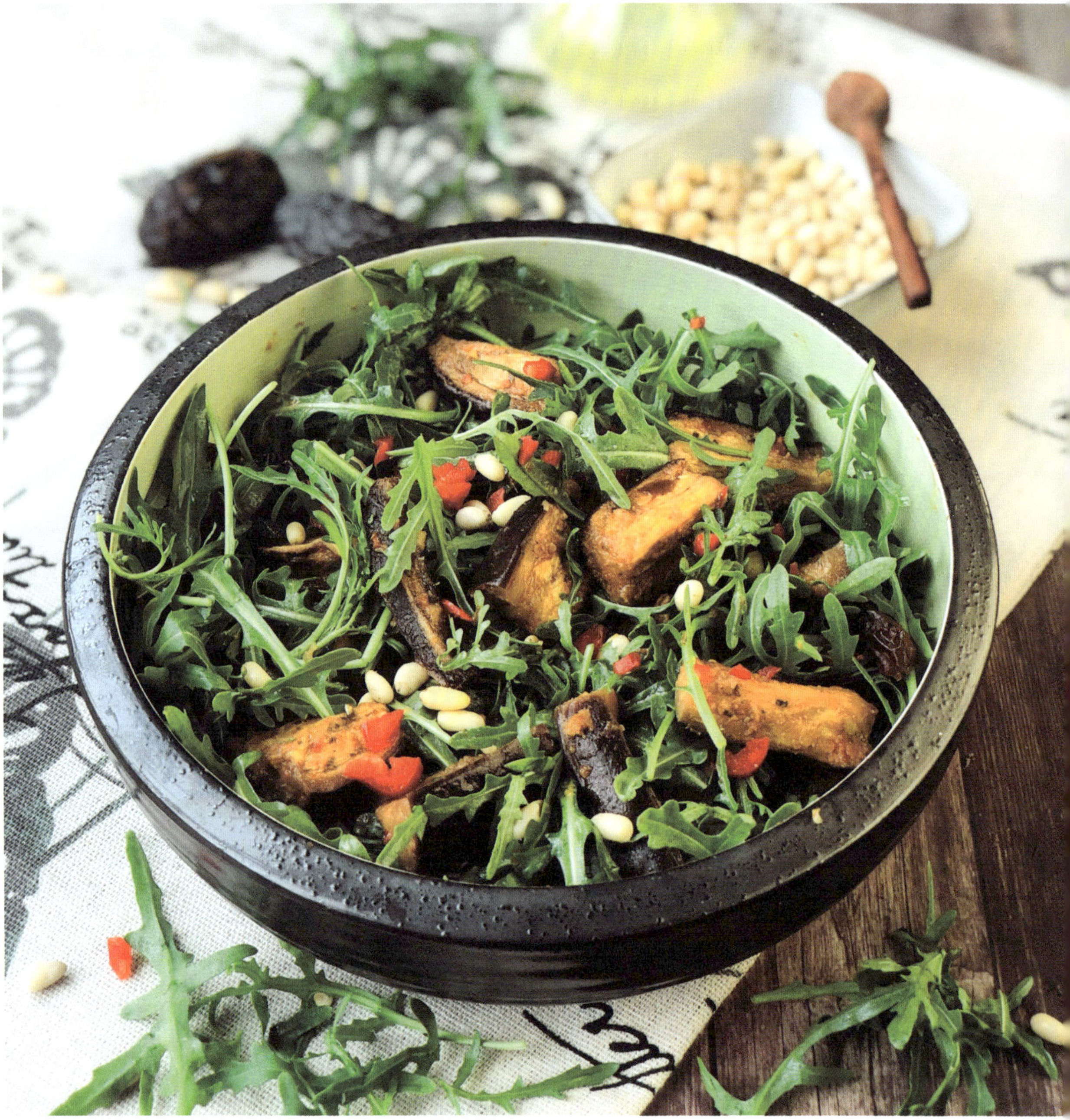

Nährstoff-Tipp

***Melanzani** verbessern die Durchblutung der Leber und optimieren die Sauerstoffversorgung, sie helfen das Blut zu verdünnen und entlasten so das Herz. Phytochemische Verbindungen sorgen dafür, dass wir Vitamin C besser aufnehmen können, damit unterstützen wir unser Immunsystem.*

MELANZANI-RUCOLA-SALAT

MELANZANI · RUCOLA · DATTELN

für 4 Portionen
- 2 Melanzani
- Salz
- Gemüsebouillon
- 2–4 Datteln (am besten Medjool-Datteln)
- 100 g Rucola oder Babyspinat
- ½ Zitrone ausgepresst
- 2 EL Pinienkerne
- ½ rote Chilischote oder ½ roter Paprika
- etwas hitzebeständiges Öl oder Wasser

Marinade
- 2 Knoblauchzehen gepresst
- 1 EL Feuerrot oder je 1 TL Oregano und Majoran
- 1 EL Ahornsirup
- 5 EL Zitronensaft
- 1 EL Tahini (Sesammus)

Aroma-Tipp

Melanzani und Öl, eine Mischung, die schnell üppig endet! Deshalb beim Anbraten immer etwas Wasser oder Suppe angießen. Melanzani wird auch mit keinem oder sehr wenig Öl lecker, braucht nur etwas länger, deshalb nicht zu früh herausnehmen, alles muss samtig und weich sein.

Ein Klecks Joghurt auf den Salat macht sich sehr gut, dadurch kommen eine erfrischende Säure und farblich ein weiterer Kontrast dazu.

1 Melanzani waschen und in Streifen oder in Würfel schneiden, mit etwas Salz bestreuen und 30 Minuten stehen lassen, danach ordentlich trocken tupfen

2 Marinade anrühren und mit den Melanzanistücken vermengen

3 Melanzani in einer Pfanne rund 10 Minuten weich schmoren, dabei immer wieder etwas Gemüsebouillon angießen

4 Datteln hacken und unterrühren, die Hitze hochdrehen und die Melanzani mit den Datteln braten, bis sie etwas Farbe bekommen, optional etwas hitzebeständiges Öl dazugeben

5 Rucola waschen und trocken schleudern, unmittelbar vor dem Anrichten mit Zitronensaft und einer Prise Salz marinieren

6 Rucola in Schalen verteilen, darauf die Melanzanistücke anrichten, mit Pinienkernen und etwas gehackter Chili bestreut servieren

Hier vereinen sich eine Menge verschiedener Texturen zu einer wohlschmeckenden Einheit ... Die samtigen Melanzani treffen auf cremiges Tahini. Wir haben knackigen Rucola und weiche Datteln. Dazu kommen herrliche süße, würzige und scharfe Aromen ... Der Salat ist eine Geschmacksexplosion und mit seinen Farbkontrasten auch eine Augenweide in Grün- und Violetttönen!

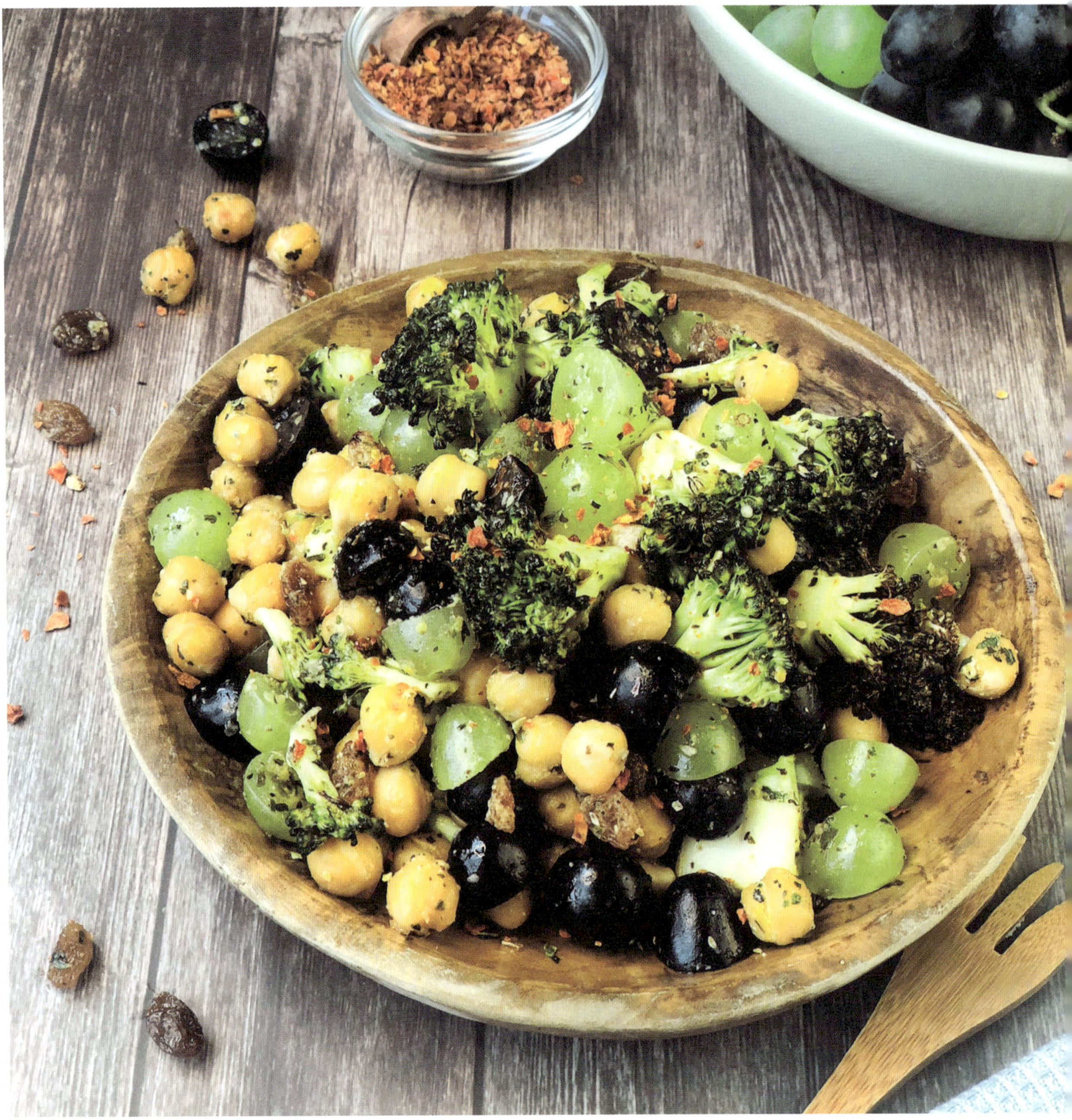

Probier mal

Ersetze Kichererbsen durch braune Linsen.

Du könntest hier mit orientalischen Gewürzen wie Kreuzkümmel, Koriander oder Currygewürz für Abwechslung sorgen.

Brokkoli schmeckt auch mit frischen Feigen sehr gut. Statt Rosinen kannst du Datteln nehmen.

BROKKOLI-TRAUBEN-SALAT

BROKKOLI · WEINTRAUBEN · KICHERERBSEN

für 4 kleine oder 2 große Portionen

- ½ Brokkoli
- 250 g Kichererbsen vorgegart
- 1 EL Grasgrün oder Basilikum
- 1 Knoblauchzehe gehackt
- ¼ Tasse Rosinen
- ½ Tasse Weintrauben
- optional Chiliflocken

Dressing

- 1 Zitrone ausgepresst
- 1 TL Senf oder ½ TL gemahlene Senfkörner
- 1 EL Dattelcreme (siehe Seite 25) oder 1 TL Dattelsirup
- Salz und Pfeffer
- 50 ml Gemüsebouillon
- etwas kalt gepresstes Lein- oder Olivenöl

1 Brokkoli waschen und in kleine Röschen zerteilen (30 Minuten stehen lassen, siehe Seite 71)

2 Dressing verquirlen

3 Brokkoli mit wenig Wasser 5 Minuten in einer beschichteten Pfanne bissfest schmoren, Kichererbsen, Knoblauch (gehackt), Kräuter und Rosinen zufügen und weitere 5 Minuten schmoren

4 Weintrauben waschen, abtropfen lassen und größere Exemplare halbieren, kurz in der Pfanne mitschwenken

5 Dressing dazugeben und vorsichtig nochmals alles durchrühren

6 Auf Teller oder in Gläser portionieren, optional mit Chiliflocken bestreut servieren

Nährstoff-Tipp

***Weintrauben** sind Leberreiniger, ihre sekundären Pflanzenstoffe lösen Schlacken und Abfallstoffe.*
In der Schale (vor allem blauer Trauben) befinden sich Antioxidantien und Anthocyane, die unser Immunsystem stärken und uns gegen Erreger aller Art wappnen. Nebenbei sind Trauben auch eine großartige Energienahrung für den Körper.

Viele meiner Salate enthalten süßes Obst. Der Vorteil, mal abgesehen vom Geschmack, liegt auch darin, dass man dabei Öl und Salz deutlich reduzieren kann, denn die Geschmacksknospen treffen auf die verschiedensten Nuancen von süß bis salzig. Mit milden Marinaden lassen sich dabei die einzelnen Aromen viel besser erschmecken.

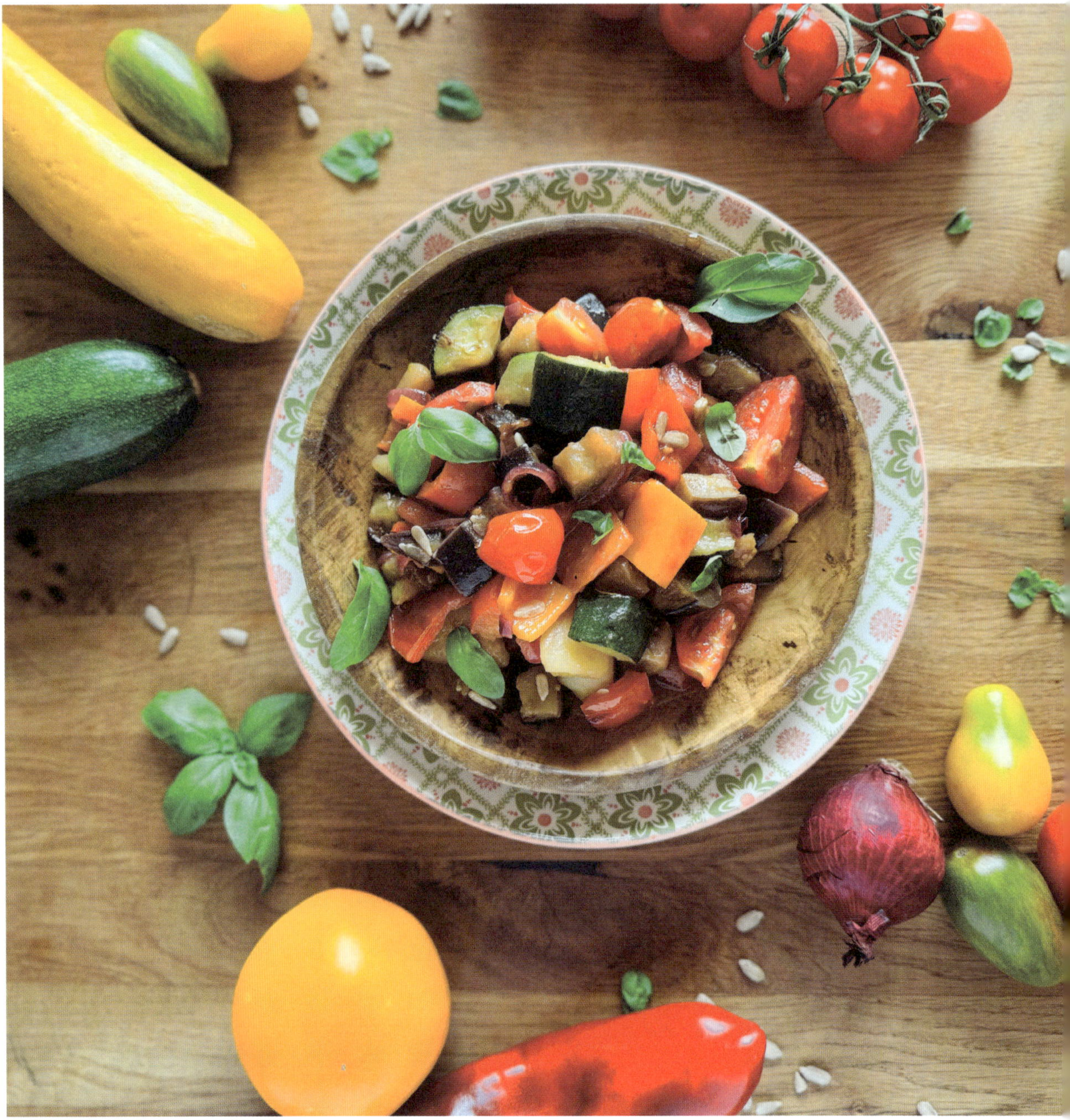

Nährstoff-Tipp

***Paprika**, besonders die ausgereiften, die in vielen Farben von Gelb über Rot bis zu Lilatönen vorkommen, sind sehr reich an Vitamin C (mehr als Zitrusfrüchte), Vitamin E, Beta-Carotinoiden und Kalium. Damit wirken sie antioxidativ, zellschützend, immunstärkend und können helfen Herz und Kreislauf zu stärken und den Blutdruck zu regulieren.*

LAUWARMER RATATOUILLE-SALAT

MELANZANI · ZUCCHINI · TOMATEN

für 4 kleine oder 2 große Portionen

- 1 Melanzani
- 1 rote Zwiebel
- 1 EL hitzebeständiges Öl
- etwas Gemüsebouillon
- 1 roter und 1 oranger Paprika
- 1 kleine grüne Zucchini
- 1 kleine gelbe Zucchini
- 200 g Cocktailtomaten
- Oregano oder Thymian
- 2 EL Sonnenblumenkerne

Dressing

- 8 EL Zitronensaft oder Balsamicoessig
- 4 EL Walnuss- oder Olivenöl
- 1 TL Honig oder Ahornsirup
- 1 TL Senf
- Salz und Pfeffer

Zum Anrichten

- frisches Basilikum

Probier mal

Im Frühling bereite ich den Salat gerne mit Spargel, Radieschen, Brokkoli und Erbsen zu.

1 Melanzani in 1 Zentimeter breite Streifen oder Würfel schneiden, salzen und 20 Minuten ziehen lassen

2 Zwiebel schälen und würfeln, Cocktailtomaten waschen und halbieren, restliches Gemüse in Würfel schneiden

3 Melanzani trocken reiben, dann in etwas Öl rundherum anbraten, Zwiebel, Kräuter und restliches Gemüse bis auf die Tomaten zufügen und ca. 10 Minuten weich schmoren, bei Bedarf etwas Bouillon angießen

4 Tomaten und Sonnenblumenkerne unterrühren und 2 Minuten mitschmoren

5 Dressing verquirlen, mit dem etwas abgekühlten Gemüse verrühren, mit frischem Basilikum anrichten

Wenn ich gekochte Kartoffeln zur Hand habe, mische ich diese gerne in diesen herrlichen Salat, der bei uns auf keinem Gartenfest fehlen darf.

Dazu passt besonders gut der Hummus von Seite 33 oder der Mandel-Feta von Seite 34.

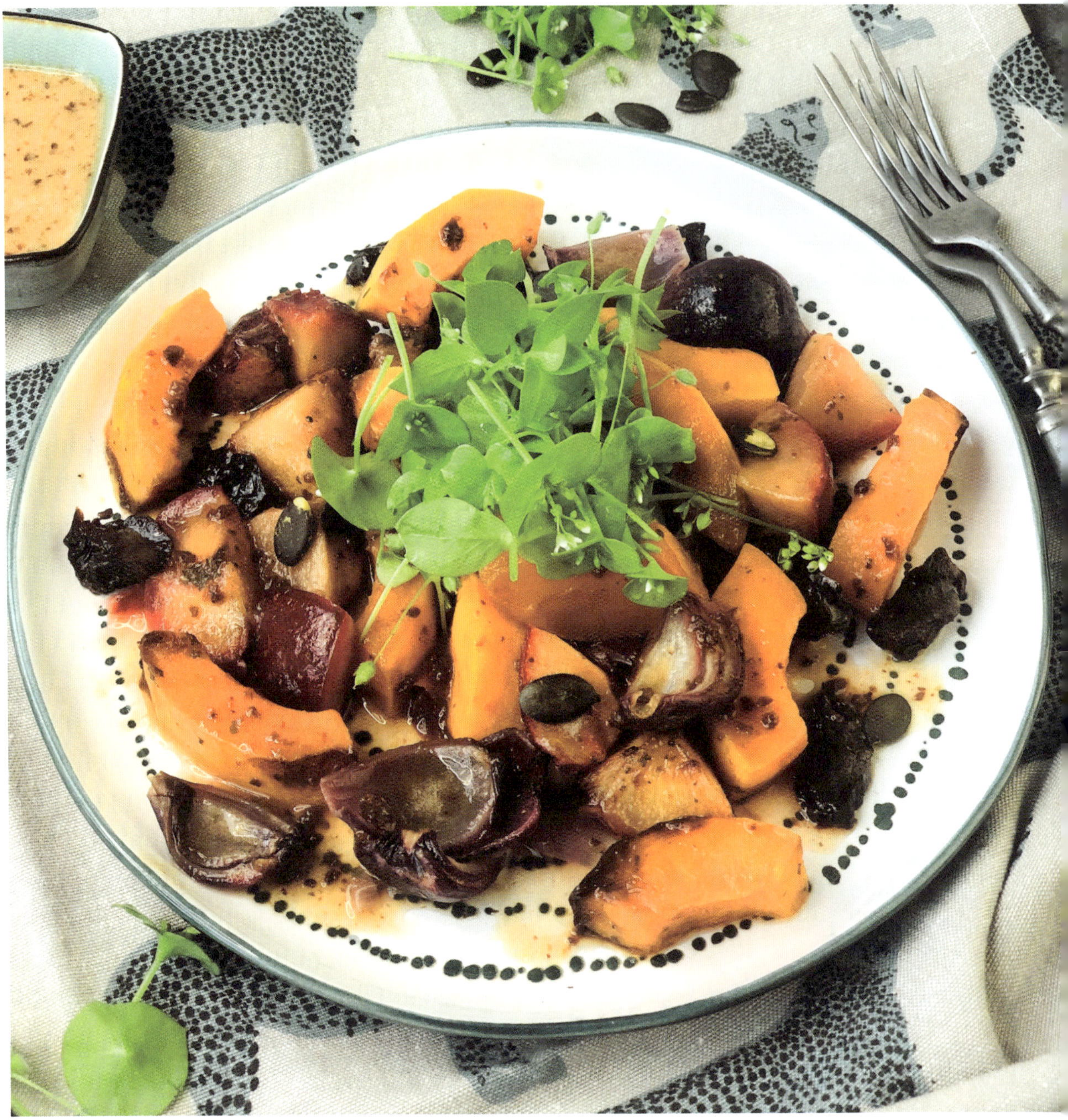

Probier mal

Der Kürbis lässt sich durch Süßkartoffeln ersetzen – lass die Schale dran, das sorgt für zusätzliches Aroma und mehr Nährstoffe und du hast weniger Arbeit. Statt Pflaumen passen je nach Saison auch Pfirsiche oder Nektarinen.

KÜRBIS-PFLAUMEN

KÜRBIS · PFLAUMEN · QUINOA

für 4 kleine oder 2 große Portionen

- ½ Hokkaidokürbis
- 2–3 kleine rote Zwiebeln
- 1 Handvoll Pflaumen oder Zwetschken
- 100 ml Gemüsebouillon
- Salz
- 1 Prise Zimt
- 1–2 EL hitzebeständiges Öl
- 200 ml Gemüsebouillon

Dressing

- 1 Zitrone ausgepresst
- 1–2 getrocknete Pflaumen
- 1 TL Senf
- Salz und Pfeffer
- kalt gepresstes Olivenöl

Zum Anrichten

- 100 g Quinoa oder Hirse
- Kürbiskerne
- Portulak oder Sprossen

Ein Wintersalat wie dieser vereint süße Pflaumen mit wärmendem Zimt und herrlich weichem Kürbis. Das mag auf den ersten Blick vielleicht eine etwas ungewohnte Kombination sein, besticht aber nicht nur mit sehr leckerem, erdigem und aromatischem Geschmack, sondern auch mit schönen Farben!

1 Kürbis waschen und in Spalten schneiden, Zwiebeln schälen und achteln, Pflaumen waschen, halbieren und entkernen

2 Kürbis, Zwiebeln und Pflaumen mit 100 ml Gemüsebouillon, Zimt, etwas Salz und Öl marinieren

3 Gemüse und Pflaumen bei 200 Grad für 30 Minuten im Ofen backen, nach der Hälfte der Backzeit einmal wenden

4 Hirse oder Quinoa kalt abspülen, mit 200 ml Gemüsebouillon bei niedrigster Hitze zugedeckt 20 bis 30 Minuten weich dämpfen, Deckel nicht abnehmen, nicht umrühren

5 Für das Dressing die getrockneten Pflaumen klein schneiden und mit den restlichen Zutaten verrühren

6 Kürbis, Zwiebeln und Pflaumen mit dem Dressing vermengen, abschmecken und auf Tellern anrichten

7 Kürbiskerne grob hacken und mit den Sprossen auf dem Salat verteilen

8 Quinoa dazureichen

Wenn du Gemüse im Ofen bäckst, verwende raffiniertes Öl – dieses entwickelt bei großer Hitze nicht so leicht gesundheitsschädliche Stoffe. Wenn du ohne Öl backen möchtest, rühre das Gemüse mehrmals um und beträufle es jedes Mal mit der Marinade, damit es schön weich wird.

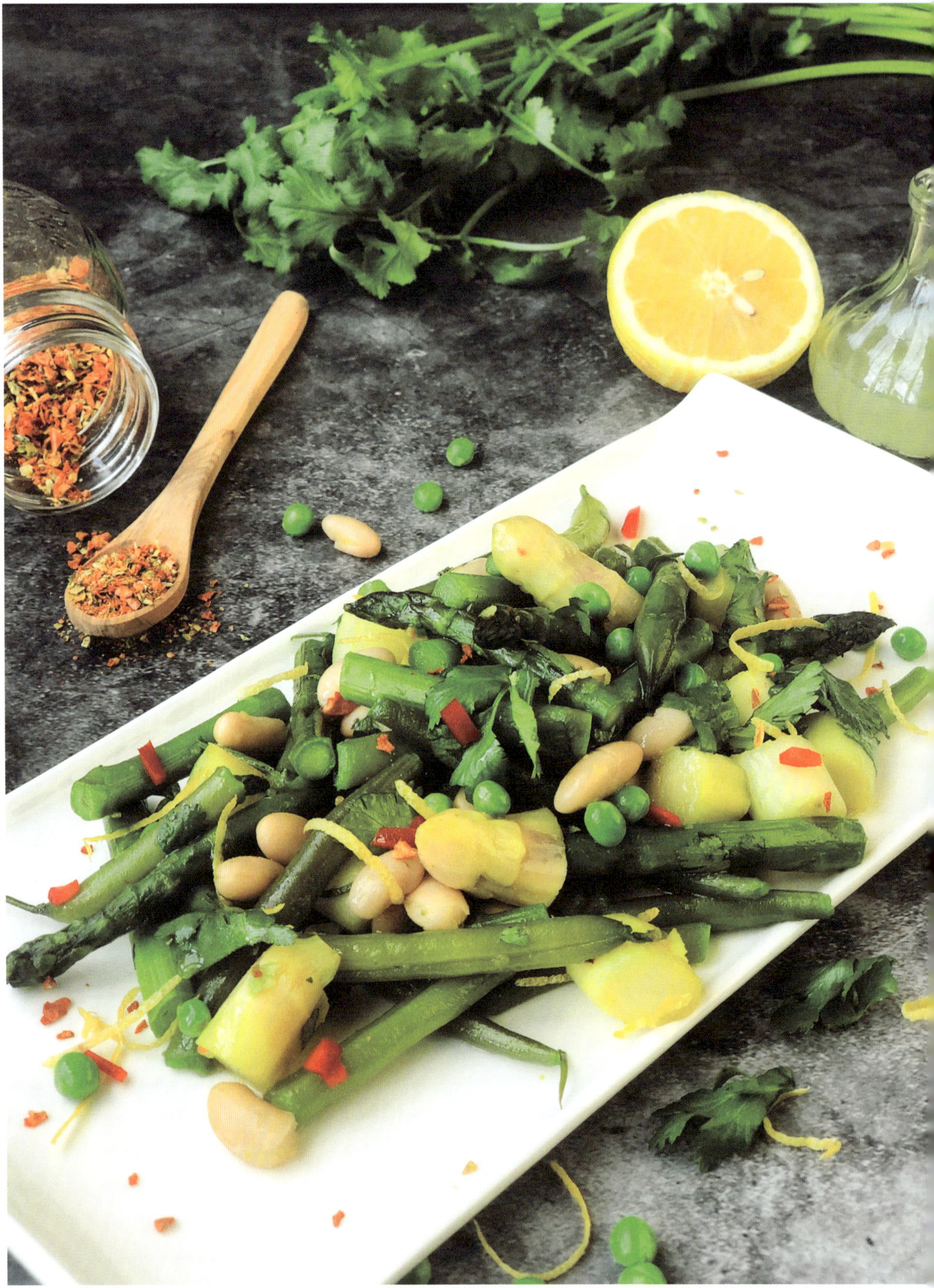

SPARGEL MIT BOHNEN

WEISSE BOHNEN · SPARGEL · FISOLEN

für 4 kleine oder 2 große Portionen
- 1 Pkg. Fisolen (Bohnschoten)
- 1/2 Bund weißer Spargel
- 1/2 Bund grüner Spargel
- 1/4 Tasse Erbsen frisch oder tiefgekühlt
- 250 g große weiße Bohnen vorgegart

Dressing
- 1/2 bis ganze Zitrone (Saft und Schale)
- 1 EL Ahornsirup
- 1/2 Bund Koriander
- Salz und Pfeffer
- kalt gepresstes Olivenöl

Zum Anrichten
- 1 EL Chili- oder Paprikaflocken
- etwas frischer Koriander

Zweierlei Spargel und dreierlei Hülsenfrüchte, eine schöne Kombination!

Für Farbe und Pep sorgen die Chiliflocken, wenn es nicht scharf werden soll, nimm einfach Tomaten- oder Paprikaflocken oder würfle ein Stück roten Paprika ganz fein.

Um die grüne Farbe zu erhalten, verrühre das Gemüse erst kurz vor dem Servieren mit dem Dressing, denn die Säure lässt die Fisolen und den grünen Spargel sonst gräulich erscheinen, das Auge isst ja mit.

Wenn du Koriander nicht magst, nimm Petersilie, die passt zu diesem Salat mindestens ebenso gut! Dazu passt der Mandel-Feta von Seite 34.

1 Fisolen waschen, putzen und dritteln, weißen Spargel sorgfältig schälen, grünen Spargel nur am unteren Ende schälen und in Stücke schneiden

2 Fisolen und weißen Spargel für 10 Minuten in leicht gesalzenem Wasser weich kochen

3 Grünen Spargel 5 Minuten vor Ende der Kochzeit zu den Fisolen geben

4 Erbsen eine Minute vor Kochende zufügen und mitblanchieren, alles abseihen und gut abtropfen lassen

5 Dressing verquirlen und mit dem Gemüse und den Bohnen vermengen, mit Zitronensaft, Salz und Pfeffer abschmecken

6 In Schalen oder auf Tellern verteilen, mit Chiliflocken und Koriander bestreuen

Nährstoff-Tipp

Chili heizt dem Stoffwechsel richtig ein. Er kurbelt die Durchblutung an, aktiviert den Kreislauf, bekämpft schädliche Darmbakterien und hilft schneller satt zu werden.

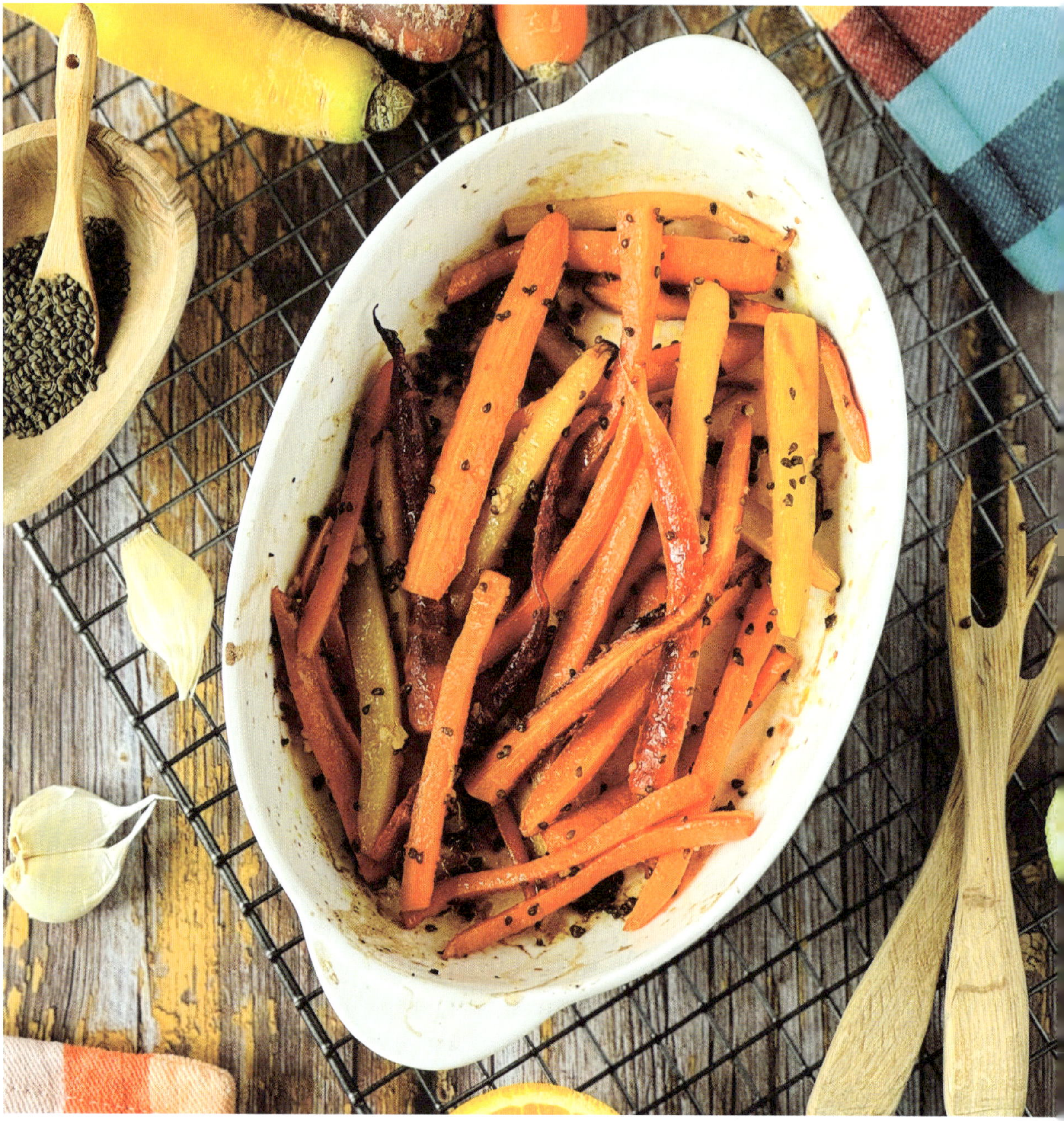

Nährstoff-Tipp

__Anis__ hat eine krampflösende und entspannende Wirkung. Er kann helfen, Völlegefühl, Blähungen und Verstopfung vorzubeugen. Auch eine schleimlösende und antibakterielle Wirkung wurde nachgewiesen. Dafür ist vor allem das ätherische Öl Anethol verantwortlich, das auch für den typischen Geschmack von Anis sorgt.

ANIS-KAROTTEN

KAROTTEN · ORANGEN · ANIS

für 4 kleine oder 2 große Portionen

- 400 g kleine Karotten, wenn möglich mit etwas Grün
- 2 EL Anis
- 2 Knoblauchzehen
- 1 EL hitzebeständiges Öl
- optional 1 EL Margarine
- optional 1 EL Lupinenwürze oder Sojasauce
- 1 Orange ausgepresst
- 2 EL Zitronensaft
- 100 ml würzige Gemüsebouillon
- Salz

Zum Servieren

- kalt gepresstes Olivenöl

Der ungewöhnliche Geschmack von geröstetem Anis in Kombination mit süßsauren Karotten sorgt hier für das gewisse Etwas.

Karottengrün ist nicht nur schmackhaft, sondern auch sehr gesund, gib die Blättchen (ohne die harten Stängel) auf Salate, in Aufstriche, Suppen oder mixe sie in Smoothies mit.

Die Beilage ist einfach zu machen und sehr gut vorzubereiten, passt auch zu einem Grillfest und kommt bei Gästen immer super an! Falls mal etwas übrig bleibt: Einfach am nächsten Tag auf den Salat geben.

1 Karotten waschen und der Länge nach halbieren oder vierteln, dabei etwas Grün dranlassen

2 Knoblauch schälen, Backofen auf 200 Grad vorheizen

3 Anis in einer Pfanne ohne Fett bei mittlerer Hitze ½ Minute anrösten, bis er zu duften beginnt, dann herausnehmen und beiseitestellen

4 Öl und Margarine in der Pfanne erhitzen, Karotten darin einige Minuten rösten, Knoblauch dazupressen

5 Orangen- und Zitronensaft, Gemüsebouillon und Lupinenwürze dazugeben und 5 bis 10 Minuten bissfest kochen, Flüssigkeit soll weitgehend verdampft sein

6 Die Karotten mit dem Anis mischen, in eine gefettete Form geben und 20 Minuten im Ofen backen

7 Vor dem Servieren nochmals umrühren und mit Olivenöl beträufelt servieren

Probier mal

Bereite die Karotten einmal mit Fenchelsamen zu oder für eine orientalische Note mit Kreuzkümmel und Koriander.

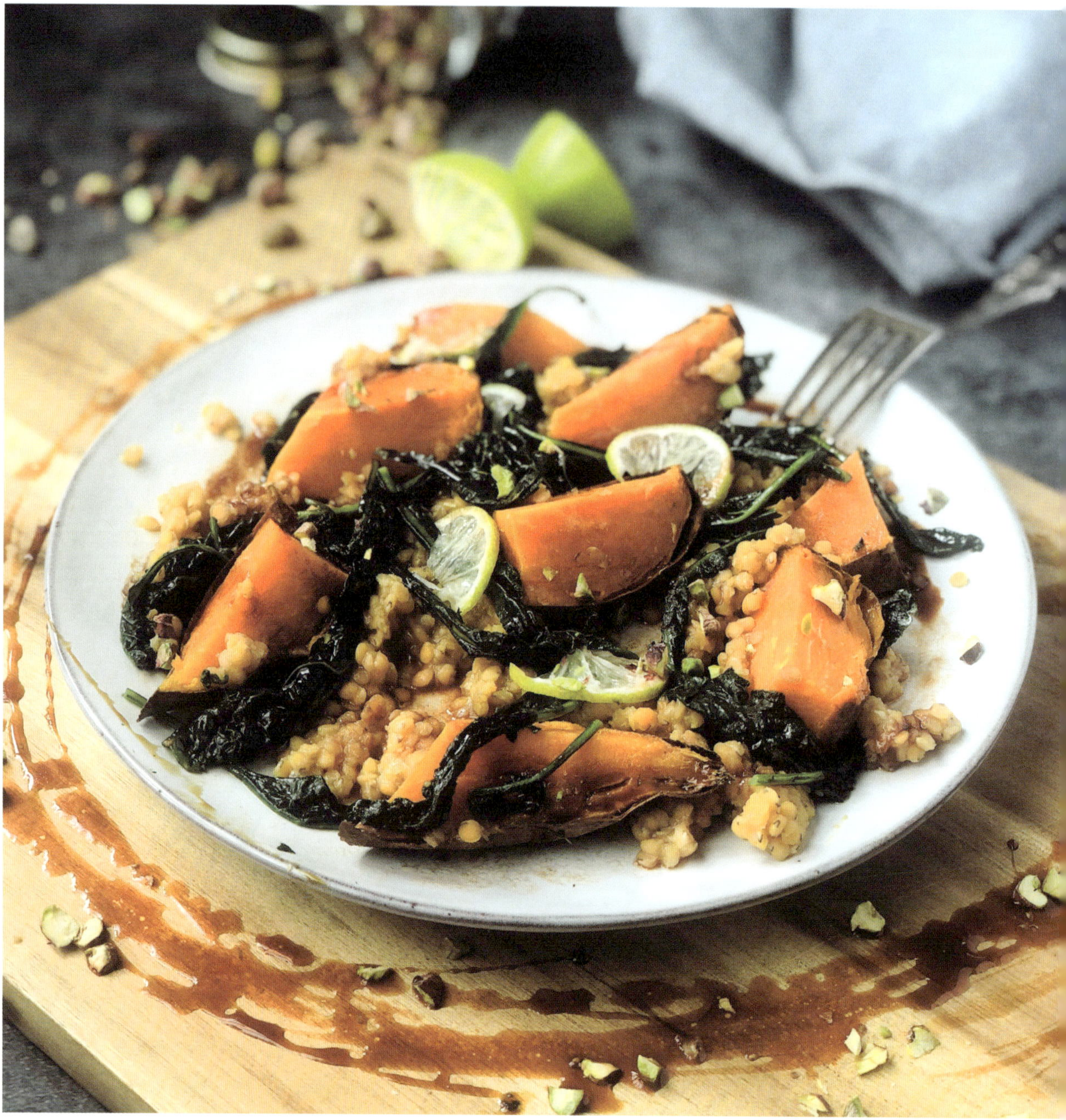

Probier mal

Blätter von Kohlrabi, Brokkoli, Blumenkohl und Wildgemüse wie Melde, Giersch oder Brennnessel (kurz blanchiert) schmecken würzig, sind sehr gesund und sorgen für Abwechslung.

Auch süßes Obst wie frische Feigen oder Weintrauben passen gut zu der aromatischen Mischung aus Mangold und Süßkartoffeln. Statt Pistazien bestreue mit Pinienkernen, Sonnenblumenkernen oder Sesam.

SÜSSKARTOFFEL-LINSEN

SÜSSKARTOFFELN · MANGOLD · PISTAZIEN

für 4 kleine oder 2 große Portionen
- 2 Süßkartoffeln
- 200 g rote Linsen
- 1 Bund Mangold
- 100 ml Gemüsebouillon
- 2 Limetten

Dressing
- 1–2 Limetten ausgepresst
- 2 EL Dattelsirup oder Dattelcreme (Seite 25)
- 1 EL gehackte Pistazien
- Salz und Pfeffer
- 50 ml Gemüsebouillon

Zum Servieren
- 1 Handvoll Pistazien
- kalt gepresstes Olivenöl

Nährstoff-Tipp

Mangold ist ein sehr gesundes Blattgemüse, das besonders reich an essenziellen Fettsäuren, Vitamin A, C und K sowie Mineralien wie Eisen, Kalzium und Magnesium ist. Es gibt ihn in herrlichen Farben, schade, dass wir meist nur grünen bekommen. Dunkelrote Mangoldblätter enthalten antioxidative Anthocyane (siehe Seite 52).

1 Süßkartoffeln waschen, mehrmals mit der Gabel einstechen und bei 200 Grad für 30 bis 35 Minuten im Rohr backen

2 Eine Limette waschen, in Achtel schneiden, dazugeben und weitere 10 Minuten backen

3 Die Linsen kalt abspülen und für 8 bis 10 Minuten in leicht gesalzenem Wasser weich garen und abseihen

4 Mangold waschen, grob hacken und in einer beschichteten Pfanne kurz anbraten, mit der Gemüsebouillon 5 Minuten weich dünsten, Saft der zweiten Limette darüberpressen

5 Dressing verrühren und die Hälfte mit den gekochten Linsen vermengen

6 Mangold auf einer Platte anrichten, Süßkartoffeln in Stücke schneiden, leicht salzen und mit den Limettenspalten auf dem Mangold verteilen

7 Linsen in Portionen auf den Salat setzen

8 Alles mit restlichem Dressing beträufeln, mit Pistazien bestreuen, Olivenöl darüberträufeln

Du kannst Mangold auch roh als Salat essen, nimm dann aber lieber die jungen Blätter, diese enthalten noch nicht so viel Oxalsäure (welche in hohen Mengen die Nieren belasten würde).

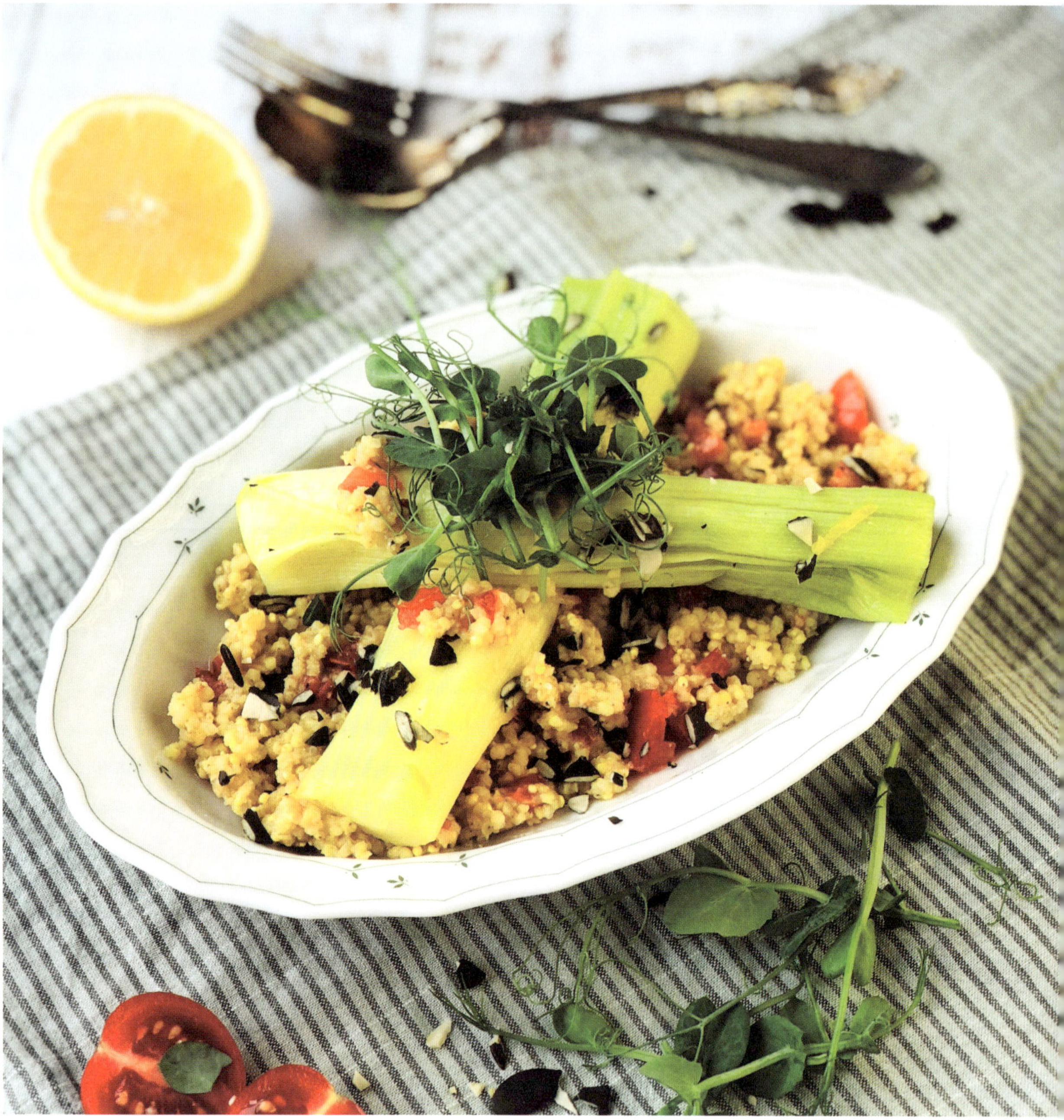

Probier mal

Statt Hirse passen Couscous (gibt's auch aus Reis oder Kichererbsen), Quinoa oder Bulgur (gibt's auch aus Buchweizen) ebenso gut zum Lauch.

GESCHMORTER LAUCH

LAUCH · HIRSE · TOMATEN

für 4 kleine oder 2 große Portionen

- 2 Stangen Lauch (Porree)
- Gemüsebouillon
- 1 Zitrone
- 100 g Hirse
- 1 Tomate
- 1 Tasse Sprossen
- 1 EL Kürbiskerne

Dressing

- 4 EL kalt gepresstes Lein-, Walnuss- oder Hanföl
- 1 Zitrone ausgepresst
- 1 TL Senf oder ½ TL Senfkörner gemahlen
- 1 TL Ahornsirup oder Honig
- Salz und Pfeffer

Zum Anrichten

- Sprossen (z. B. aus Erbsen)
- Grober Pfeffer

1 Hirse kalt abspülen, dann mit 200 ml Bouillon bei niedrigster Hitze zugedeckt 30 Minuten weich dämpfen, nicht umrühren, Deckel nicht abnehmen

2 Lauch waschen, in Stücke schneiden und in einen großen Kochtopf geben, 2 EL Zitronensaft und Zitronenschale dazugeben und mit würziger Bouillon gerade bedecken

3 Lauch für 10 bis 15 Minuten weich kochen, dann herausnehmen, gut abtropfen lassen

4 Währenddessen Tomate waschen und in kleine Würfel schneiden, Kürbiskerne grob hacken, beides unter die Hirse mischen

5 Dressing verrühren und mit dem Hirsesalat vermengen, mit Zitronensaft und Salz abschmecken, auf Tellern portionieren, Lauch darauf anrichten, mit Sprossen und grobem Pfeffer servieren

Nährstoff-Tipp

Lauch (Porree) enthält wie alle Zwiebelgewächse antibiotische Substanzen. Diese stärken mit ihrer entzündungshemmenden Kraft unser Immunsystem, sorgen durch bessere Durchblutung für schöne Haut und sind mit Präbiotika ausgestattet, die unser Verdauungssystem und Mikrobiom unterstützen.

Ein einfaches, leckeres Gericht, bei dem ein Gemüse im Vordergrund steht, das sonst nur in Nebenrollen zu finden ist ... Eigentlich schade, denn Lauch, auf diese Weise gedünstet, schmeckt richtig gut. Allerdings muss er in wirklich würzigem Sud garen und gut abtropfen, sonst wird er wässrig und fad.

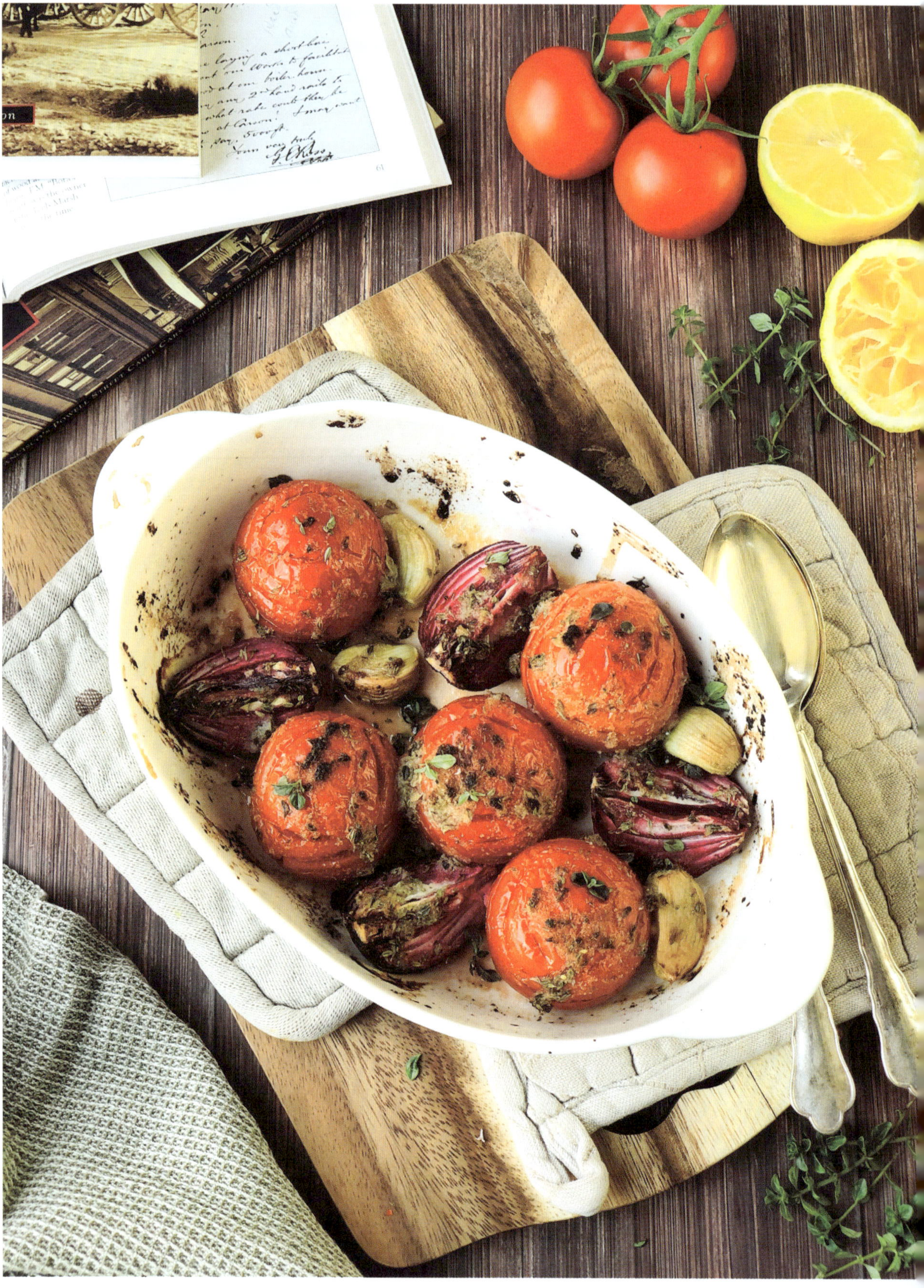

SCHMORTOMATEN

TOMATEN · ZWIEBELN · KNOBLAUCH

für 4 kleine oder 2 große Portionen

- 4–6 große Tomaten
- 1 große rote Zwiebel
- 4 Knoblauchzehen

Würzpaste

- 1 Zitrone ausgepresst
- 1 TL Knoblauchpulver
- 1 TL Zwiebelpulver
- 1 TL Thymian
- Salz und Pfeffer
- 1 EL hitzebeständiges Öl

1 Zutaten für die Würzpaste verrühren

2 Tomaten mit einem zackigen Messer rundherum mehrmals einritzen

3 Zwiebel und Knoblauch schälen, Zwiebel in Achtel oder Scheiben schneiden

4 Tomaten, Zwiebel und Knoblauch in eine Auflaufform legen und mit der Würzpaste gut bepinseln

5 Bei 200 Grad im Ofen für 20 bis 25 Minuten backen

Probier mal

Streue gehobelte gesalzene Mandeln oder getrocknete Berberitzen über die Tomaten.

Sorge für Abwechslung mit orientalischen Gewürzen wie Zimt, Kardamom und Kreuzkümmel.

Probier auch einmal Champignons oder Kräuterseitlinge statt der Zwiebel mitzugrillen.

Fettfrei-Tipp

Wenn du dieses Gericht ölfrei zubereiten möchtest, dann nimm stattdessen etwas Gemüsebouillon und Ahornsirup für die Paste. Bestreiche die Tomaten dann aber während des Backens mehrmals großzügig damit.

Die Tomaten für dieses Gericht haben noch etwas Biss. Am besten schmecken sie natürlich, wenn sie gerade Saison haben und von Haus aus süß und aromatisch sind!

Sie eignen sich besonders gut für ein Buffet oder einen Brunch, wo es die verschiedensten Speisen gibt, weil sie mit vielen Geschmacksrichtungen harmonieren. Serviere sie am besten lauwarm oder kalt!

Dazu passt Mandel-Feta von Seite 34 oder Hummus von Seite 33.

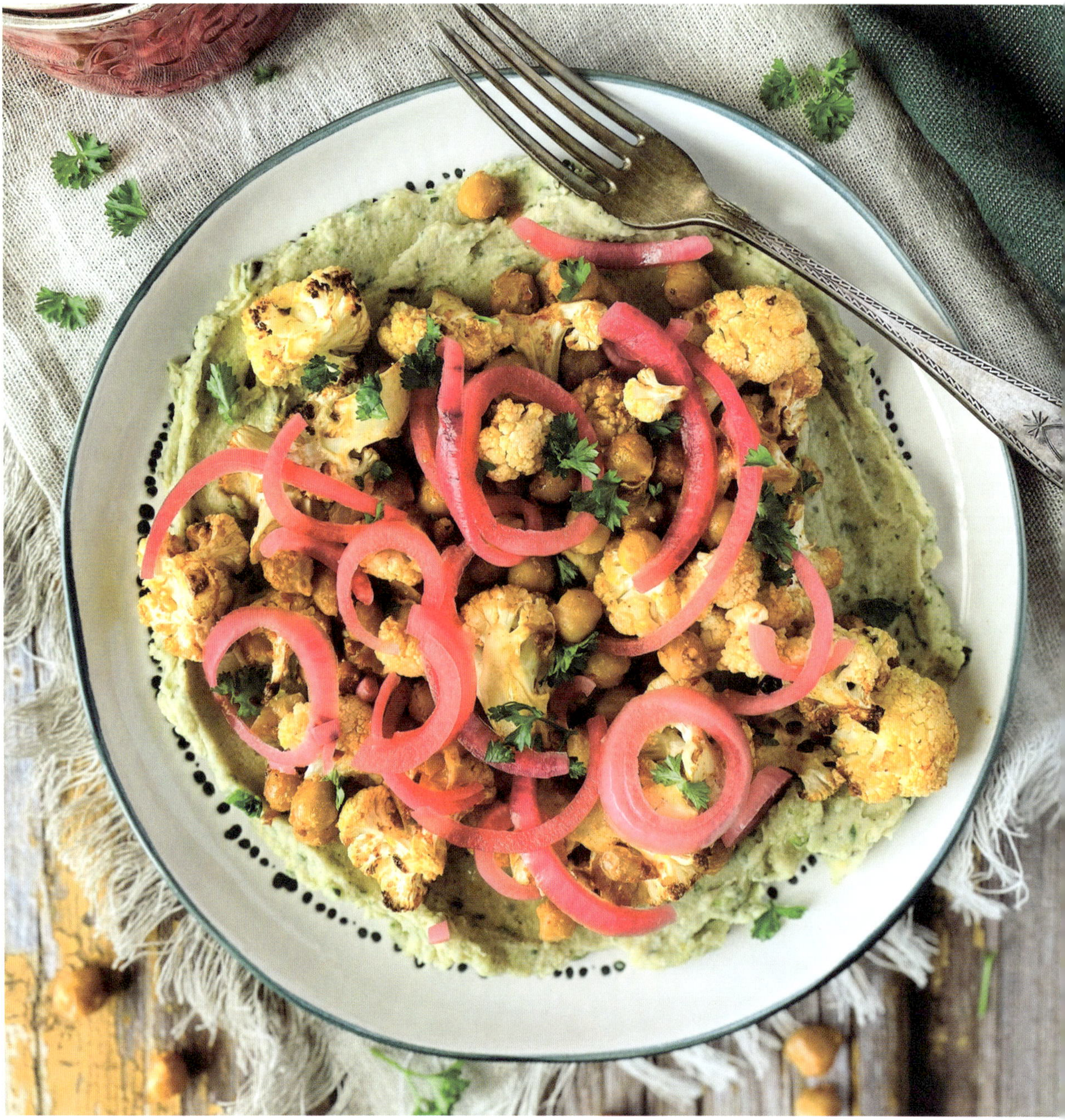

Nährstoff-Tipp

Karfiol (Blumenkohl) ist besonders reich an Vitamin C und Folsäure und den Mineralstoffen Kalium, Kalzium und Magnesium. Sein hoher Gehalt an Antioxidantien unterstützt uns beim Schutz vor zellschädigenden freien Radikalen und wirkt entzündungshemmend und nervenstärkend. Reich an Ballaststoffen fördert Karfiol unsere Verdauung und macht satt.

KARFIOL MIT PICKLED ONIONS

KARFIOL (BLUMENKOHL) · KICHERERBSEN · ROTE ZWIEBELN SAUER EINGELEGT

für 4 kleine oder 2 große Portionen

- 1 ganzer Karfiol (Blumenkohl)
- 250 g Kichererbsen vorgegart
- 1 EL Feuerrot oder
  je 1 TL Paprikapulver und Oregano
- 1 EL Knoblauchpulver
- optional 1 TL Currygewürz
- 1 TL Salz
- 1 EL hitzebeständiges Öl

Zum Servieren

- kalt gepresstes Olivenöl
- Petersilie klein gehackt
- Bohnen-Maronicreme von Seite 31
  oder Hummus von Seite 33
- Saure Zwiebeln (Pickled Onions)
- Zitronensaft

1 Backofen auf 200 Grad vorheizen

2 Karfiol in Röschen zerteilen, mit den Kichererbsen in eine ofenfeste Form geben

3 Feuerrot, Knoblauchpulver, Currygewürz, Salz und Öl über das Gemüse geben und gut vermengen

4 Karfiol und Kichererbsen 20 Minuten backen

5 Zwischenzeitlich Bohnen-Creme oder Hummus zubereiten und auf Teller verteilen

6 Darauf das Karfiolgemüse anrichten, etwas kalt gepresstes Olivenöl und Zitronensaft darüberträufeln

7 Mit Zwiebelringen belegen und etwas klein gehackte Petersilie darüberstreuen

Es zahlt sich wirklich aus, die Vorlaufzeit der sauren Zwiebeln hier einzuberechnen. Das Zusammenspiel der verschiedenen Geschmacksrichtungen und Texturen macht dieses Gericht nämlich erst so richtig raffiniert und lecker!

SAURE ZWIEBELN
PICKLED ONIONS

- 2–3 große rote Zwiebeln
- 1 Knoblauchzehe
- 1 TL Pfefferkörner
- 150 ml milder Apfelessig oder Zitronensaft
- 150 ml Wasser
- 1 EL Ahornsirup
- 1 TL Salz

1 Zwiebeln und Knoblauch schälen, hauchdünn hobeln und in ein großes Glas schichten

2 Restliche Zutaten ein Mal aufkochen und dann über die Zwiebeln gießen

3 Mindestens eine Nacht durchziehen lassen

Im Kühlschrank lagern und innerhalb von 3 Wochen verbrauchen

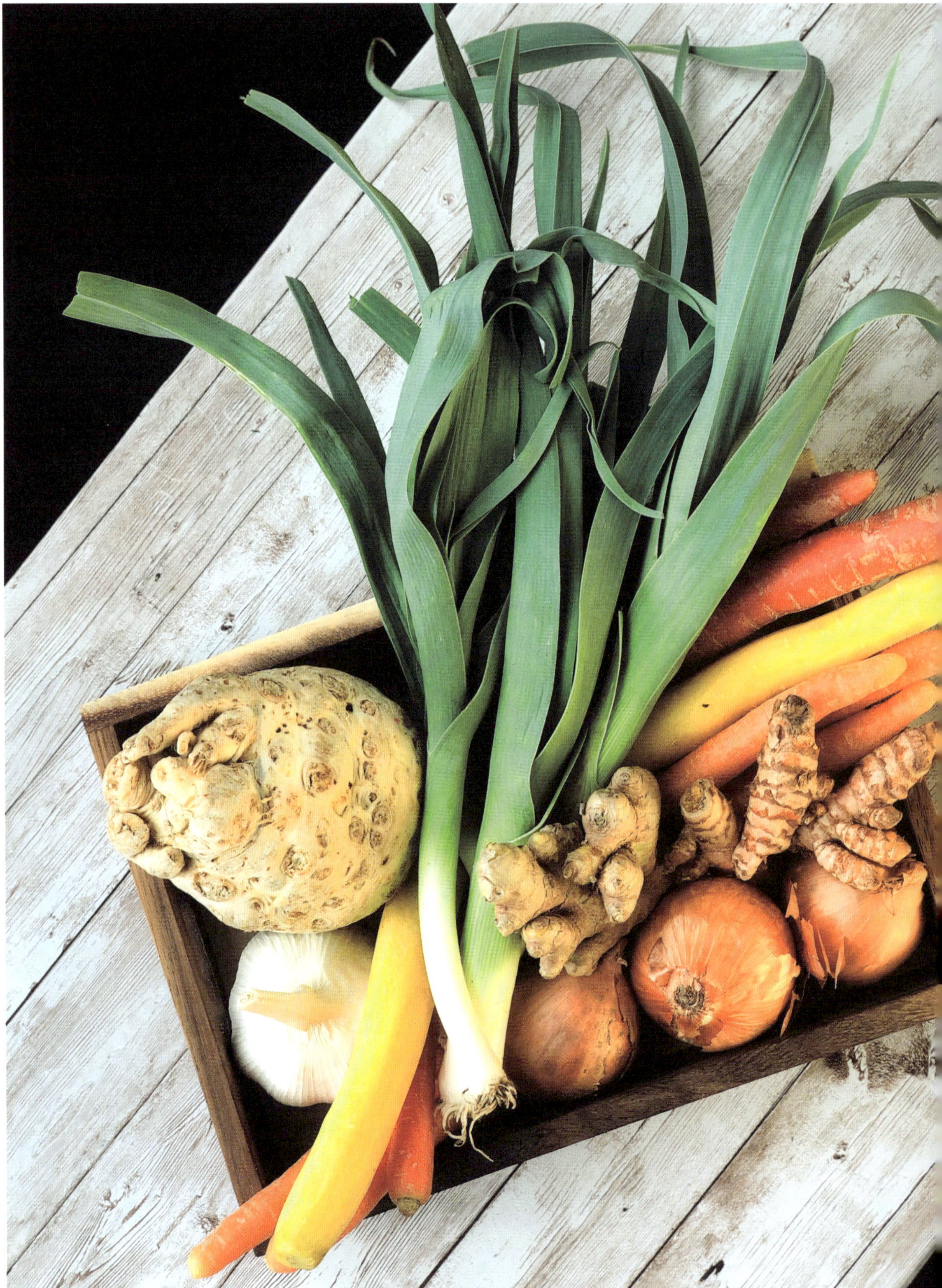

SUPPEN

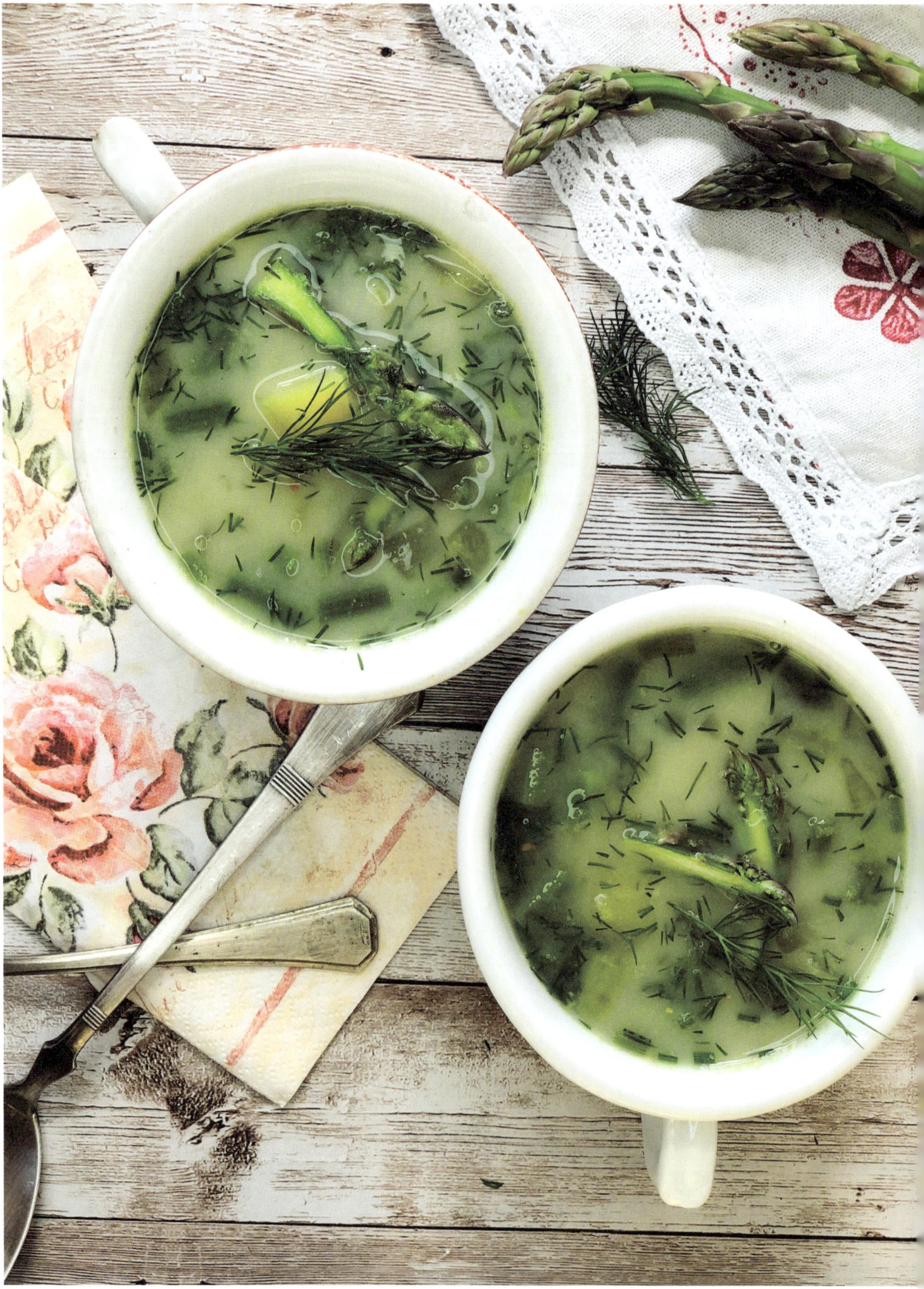

SPARGELSUPPE

SPARGEL · GURKEN · DILL

für 4 Portionen

- 350 g Kartoffeln
- 800 ml Gemüsebouillon
- 1 Jungzwiebel
- 1 Bund grüner Spargel
- 1 Salatgurke geschält und gewürfelt

Zum Servieren

- frischer Dill
- 1 Stange Spargel fein gehobelt
- optional etwas Leinöl

1 Kartoffeln schälen und würfelig schneiden, zusammen mit der Bouillon 15 Minuten köcheln lassen

2 Zwei Schöpfer herausschöpfen und mit dem Pürierstab mixen, dann wieder zurück in den Topf geben

3 Jungzwiebel in Ringe schneiden, Spargel am unteren Ende schälen und in 1 bis 2 cm lange Stücke schneiden, Gurke schälen und würfelig schneiden

4 Zwiebel, Spargel und Gurkenstücke in den Suppentopf geben und weitere 5 bis 10 Minuten weich kochen

5 Suppe auf Teller verteilen, mit fein gehacktem Dill und rohen Spargelstreifen bestreuen und mit etwas Leinöl beträufelt servieren

Probier mal

Statt Gurke passt grüne oder gelbe Zucchini gut in die Suppe.

Natürlich schmeckt sie auch lecker mit weißem statt grünem Spargel, diesen aber gründlich schälen.

Nährstoff-Tipp

***Spargel** hat ganz besonders gesunde antioxidative und entzündungshemmende Inhaltsstoffe. Er beruhigt und reinigt unsere Leber, unterstützt unser Immunsystem und unsere Nebennieren.*

Eine herrliche, einfache Suppe mit fantastischem Geschmack – und das ohne viel Aufwand beim Kochen.

Spargel und Gurke geben den cremig weichen Kartoffeln den nötigen Biss, sind erfrischend und leicht.

Um aus der Suppe eine sättigende Mahlzeit zu machen, kannst du sie mit Hülsenfrüchten, z. B. Erbsen oder großen weißen Bohnen, proteinreicher machen.

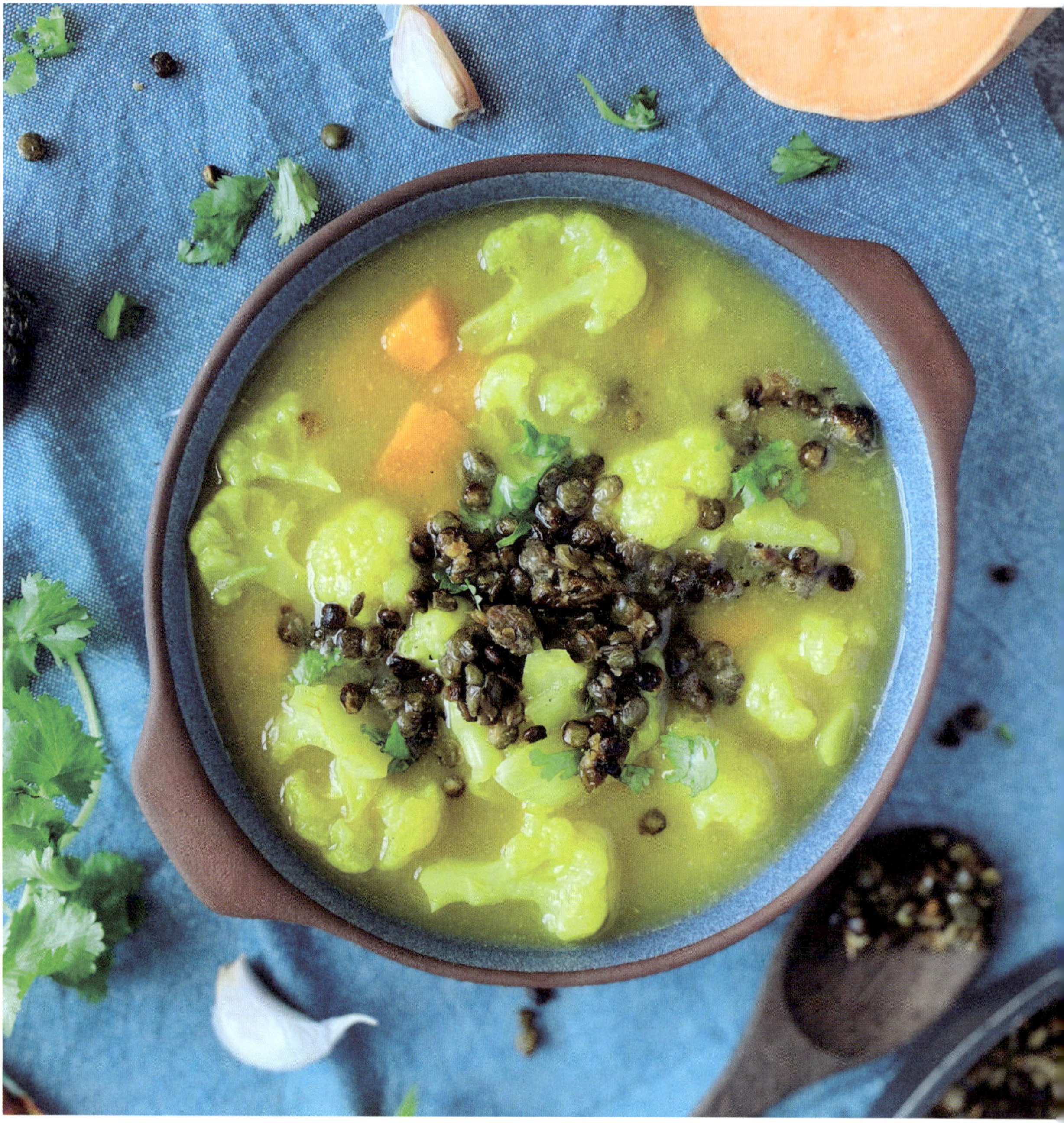

Nährstoff-Tipp

***Süßkartoffeln** sind eine Wohltat für unser Verdauungssystem, weil sie die guten Darmbakterien fördern. Sie enthalten viele Vitamine, Mineralien und wertvolle Nährstoffe wie Carotinoide. Süßkartoffeln wirken beruhigend und können helfen, unseren Hormonhaushalt auszugleichen.*

KARFIOLSUPPE MIT MISO-LINSEN

KARFIOL · SÜSSKARTOFFELN · LINSEN

für 4–6 Portionen

- 350 g Karfiol (Blumenkohl)
- 1 l Gemüsebouillon
- 1 große weiße Zwiebel oder ¼ Stange Lauch (Porree)
- 2 Knoblauchzehen
- 300 g Süßkartoffeln
- 1 daumengroßes Stück Ingwer
- 1 EL Sonnengelb oder Currygewürz
- 1 TL Kreuzkümmel
- 1 TL Koriandersamen gemahlen
- 1 TL Salz
- optional etwas Chili

Miso-Linsen

- 1 Tasse grüne oder braune Linsen vorgegart
- 1 EL Miso-Paste (ersatzweise Sojasauce oder Lupinenwürze)
- 1 EL Ahornsirup
- Salz und Pfeffer

Zum Servieren

- 1 Bund frischer Koriander
- optional etwas kalt gepresstes Olivenöl

Probier mal

Du kannst die Suppe mit Babyspinat oder Mangold aufpeppen (grob hacken und 1 bis 2 Minuten in der Suppe weich werden lassen).

1 Süßkartoffeln, Zwiebel und Knoblauch schälen und in Würfel schneiden, Ingwer schälen und fein hacken, Lauch in Ringe schneiden, alles zusammen mit der Bouillon und den Gewürzen 15 Minuten köcheln lassen

2 Karfiol in Röschen zerteilen und zur Suppe geben, weitere 5 bis 6 Minuten fertig kochen

3 Währenddessen die Linsen mit Miso, Ahornsirup und optional etwas hitzebeständigem Öl in einer beschichteten Pfanne 2 bis 3 Minuten durchschwenken, mit Salz und Pfeffer abschmecken

4 Zwei Schöpfer Gemüse aus der Suppe herausschöpfen, pürieren und wieder unterrühren

5 Suppe mit Salz und Chili abschmecken, mit Miso-Linsen und gehacktem Koriander anrichten, optional mit Olivenöl beträufelt servieren

Eine durch die Gewürze wärmende und wohltuende Suppe, die satt macht und herrlich schmeckt, obwohl ... es gibt da in meiner Familie hie und da Einwände gegen Kreuzkümmel oder Koriander ...

Wenn es bei dir auch so ist, tausche diese Zutaten gegen Oregano und Petersilie aus und schon schmeckt es wieder allen!

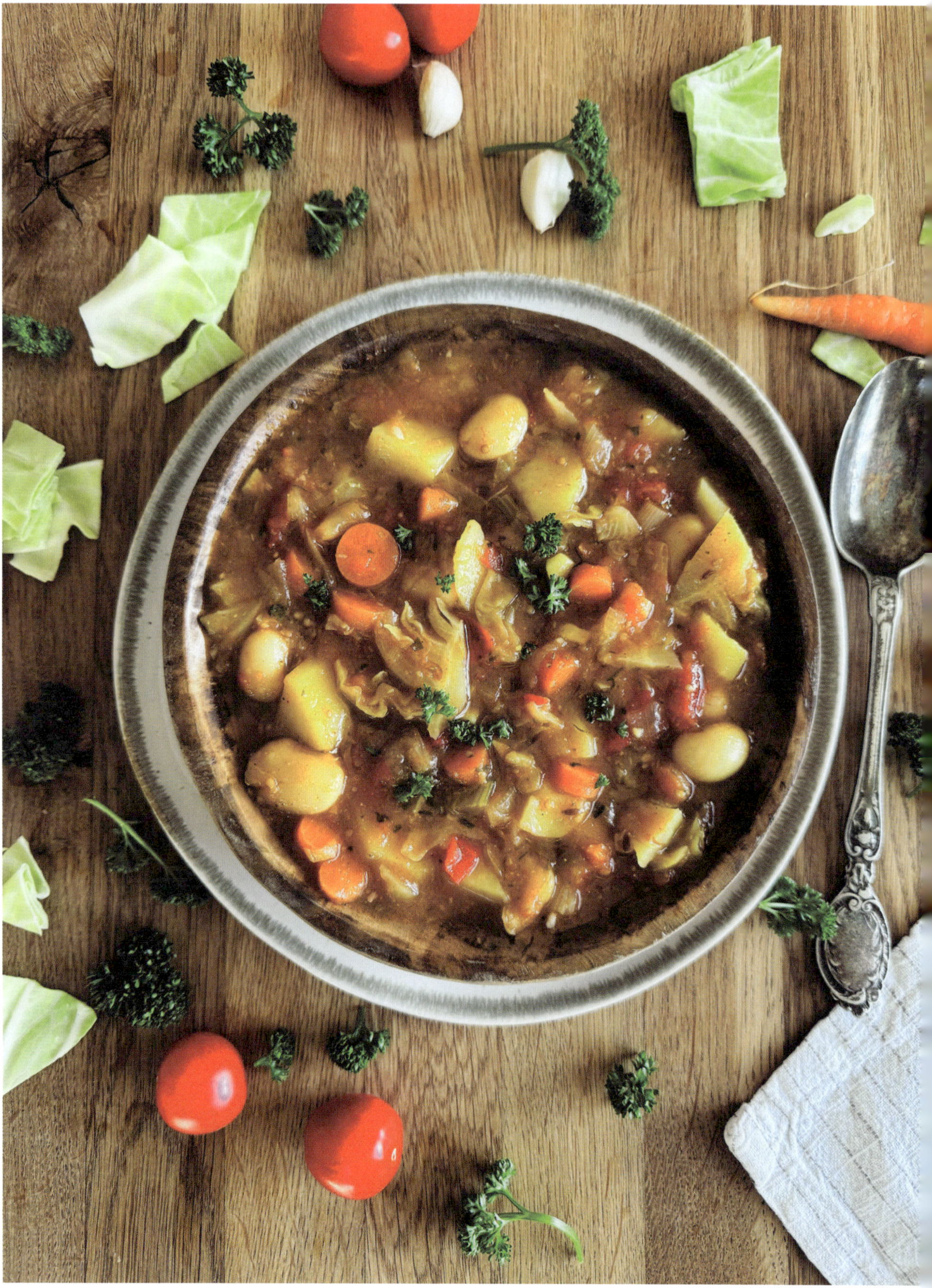

KOHLSUPPE

WEISSKOHL · TOMATEN · WEISSE BOHNEN

für 4–6 Portionen

- 200 g Spitz- oder Weißkohl
- 200 g Kartoffeln
- 200 g Karotten
- 1 Selleriestange
- 1 Zwiebel
- 2 Knoblauchzehen
- 300 g gehackte Tomaten
- 250 g weiße Bohnen vorgegart
- 2 EL Feuerrot oder
  je 1 EL Paprikapulver und Majoran
- 1 TL Kümmel
- 1 l Gemüsebouillon
- Salz und Pfeffer

Zum Servieren

- frische Petersilie
- etwas kalt gepresstes Leinöl

1 Kohl grob hacken und 30 Minuten stehen lassen (siehe Seite 71)

2 Kartoffeln, Zwiebel und Knoblauch schälen und würfeln

3 Karotten und Sellerie waschen und ebenfalls in Würfel schneiden

4 Alle Zutaten zusammen mit der Suppe und den Gewürzen für 20 bis 30 Minuten weich köcheln lassen

5 Optional 2 Schöpfer Gemüse herausschöpfen, pürieren und wieder unterrühren

6 Suppe mit Salz und Pfeffer abschmecken

7 Petersilie fein hacken und kurz vor dem Servieren über die Suppe streuen, etwas Leinöl darüberträufeln

Probier mal

Das Gemüse lässt sich beliebig austauschen, Zucchini, Fenchel oder Grünkohl machen sich hier genauso gut. Wenn du weiches Gemüse wie Brokkoli oder Karfiol (Blumenkohl) verwenden möchtest, gib dieses erst 10 Minuten vor Kochende dazu, sonst wird es zu weich.

Resteverwertung: Auch die Strünke von Brokkoli oder Karfiol lassen sich geschält und grob gewürfelt wunderbar mitkochen.

Eine deftige Suppe – perfekt wenn es einfach und schnell gehen soll. Denn ist das Gemüse einmal geschnippelt (und das lässt sich wunderbar schon am Vorabend oder in der Früh vorbereiten …), kocht sie sich von ganz allein!

Also Füße hochlegen oder mit den Gästen tratschen, während der Herd arbeitet.

Etwas abgekühlt schmeckt die Suppe noch besser. Auch lässt sie sich prima am nächsten Tag aufgewärmt genießen.

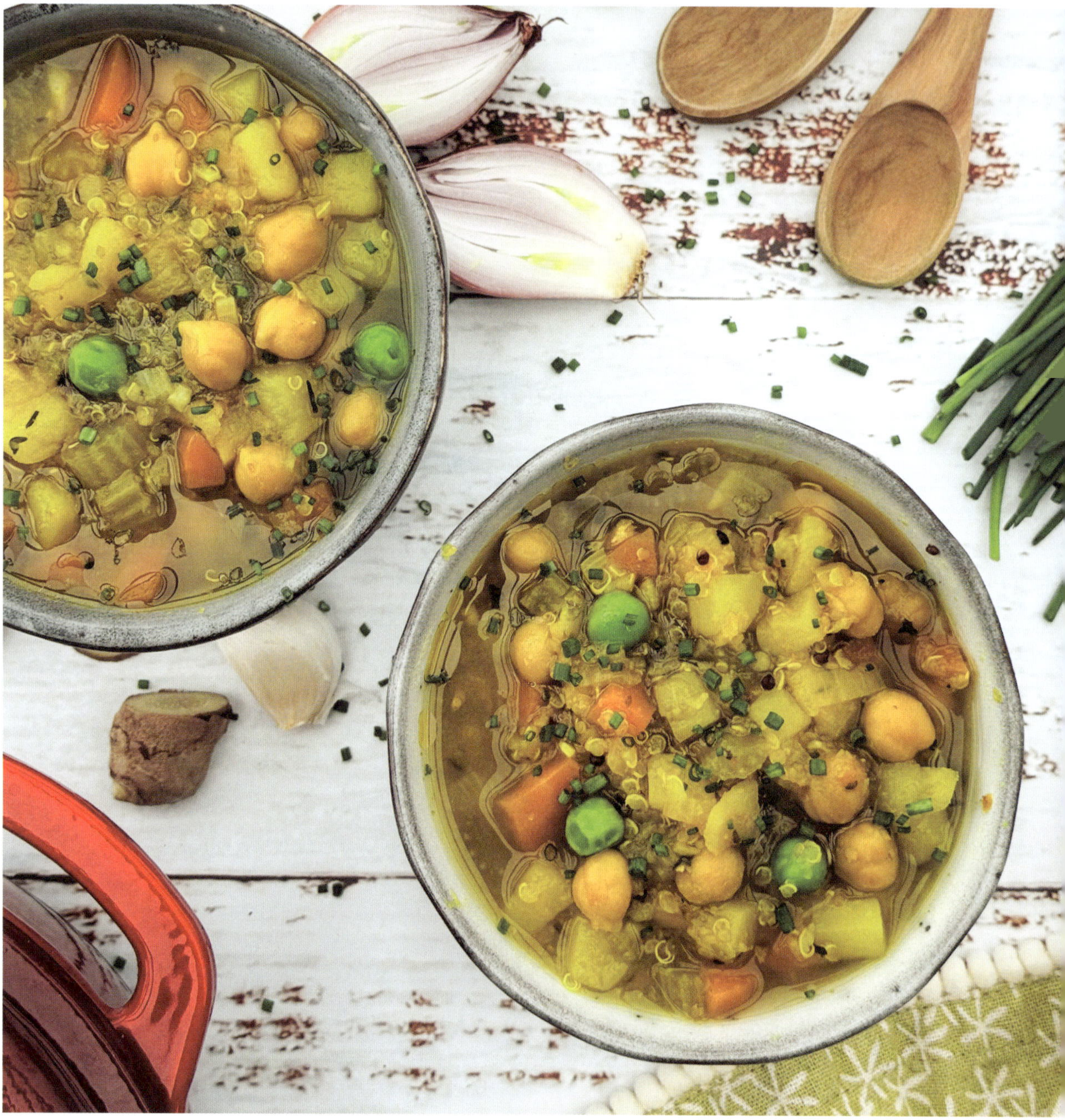

Probier mal

Gelbe Rüben, Kohlrabi, Süßkartoffeln oder Knollensellerie eignen sich je nach Saison sehr gut.

Tausche die Kichererbsen gegen braune oder grüne Linsen oder Bohnen. Wenn du die Suppe mit Spinat zubereiten möchtest, gib diesen erst zum Schluss vor dem Servieren hinzu.

Kreuzkümmel, Muskat oder Nelken sorgen mit orientalischem Aroma für Abwechslung. Oder du kochst mit Rosmarin, Majoran oder Salbei ein mediterranes Süppchen.

GEMÜSESUPPE MIT QUINOA

SAISONALES WURZELGEMÜSE · KICHERERBSEN · QUINOA

für 4–6 Portionen

- 1 Zwiebel
- 2 Knoblauchzehen
- 1 daumengroßes Stück Ingwer
- 2 Kartoffeln
- 2 Karotten
- 2 Selleriestangen oder ½ Fenchel
- 250 g Kichererbsen vorgegart
- 50 g Quinoa
- 1 l Gemüsebouillon
- Je 1 TL Thymian, Oregano und Paprikapulver
- 1 TL Sonnengelb oder ¼ TL Kurkuma
- Salz und Pfeffer
- 1 Handvoll Erbsen tiefgekühlt
- optional Chili

Topping

- etwas Leinöl
- frische Kräuter oder Sprossen

Dieses feine Süppchen ist so gesundheitsförderlich und hilfreich gegen Erkältungen wie die altbekannte „Hühnersuppe". Das in Hülsenfrüchten enthaltene Cystein (ein Eiweißbaustein) wirkt entzündungshemmend und abschwellend auf die Schleimhäute. Zink stärkt unsere Abwehrkräfte und unterstützt das Immunsystem. Außerdem sorgt die Aminosäure Histidin dafür, dass wir das Zink auch gut aufnehmen können. Ingwer, Knoblauch, Zwiebeln und Kräuter wirken antiviral und antibiotisch. Ein Immunbooster im wahrsten Sinne!

Reis oder Nudeln aus Kichererbsen, Linsen oder Erbsen machen sich auch sehr gut in der Suppe.

1 Gemüse waschen, Kartoffeln, Zwiebel, Knoblauch und Ingwer schälen und in Würfel schneiden, Knoblauch und Ingwer dabei feiner hacken, Quinoa kalt abspülen

2 Gemüse (bis auf Erbsen) mit Kichererbsen, Quinoa, den Gewürzen und der Bouillon in einen großen Topf geben und bei mittlerer Hitze 25 Minuten schmoren lassen

3 Erbsen unterrühren und einige Minuten mitkochen

4 Suppe mit Salz, Pfeffer und Chili abschmecken, falls notwendig noch etwas Bouillon angießen

5 Die Suppe in Schalen verteilen und mit etwas Leinöl beträufelt und Kräutern oder Sprossen bestreut servieren

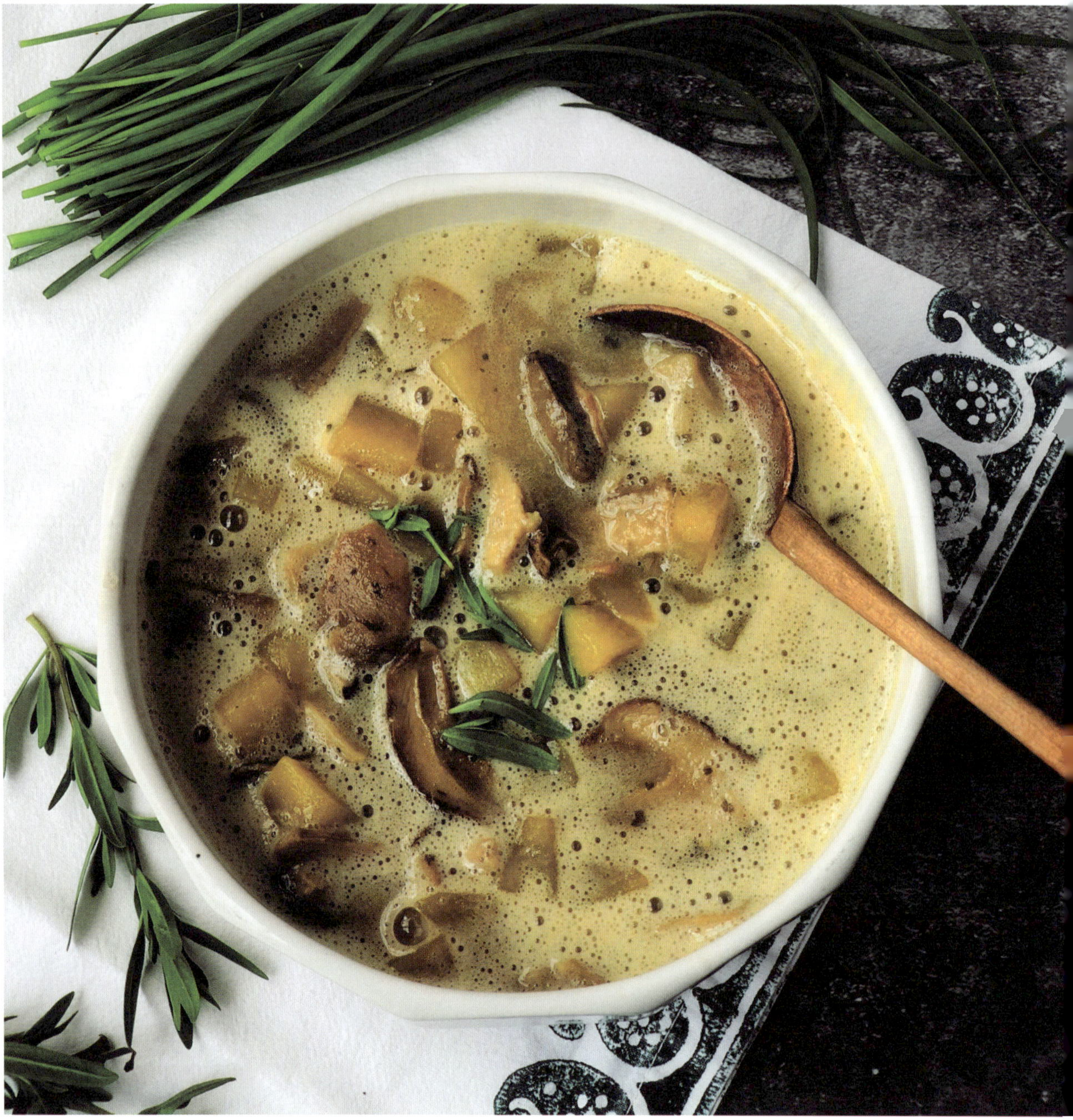

Probier mal

Wenn du welche ergattern kannst, ersetze die Kräuterseitlinge durch Steinpilze oder Eierschwammerl (Pfifferlinge). Genauso gut schmecken aber auch Austernpilze, Shiitake oder braune Champignons.

Nimm statt Sellerie Pastinaken, Petersilienwurzel oder mehr Kartoffeln.

PILZSUPPE

PILZE · KARTOFFELN · SELLERIE

für 4–6 Portionen

- 250 g Kartoffeln
- 250 g Knollensellerie
- 250 g kleine Kräuterseitlinge
- 1 EL getrocknete Pilze
- 1 TL Kümmel
- 1 TL Grasgrün oder Thymian
- 900 ml Gemüsebouillon
- 100 ml pflanzliche Sahne
- 5 Zweige frischer Ysop, Bergbohnenkraut oder Estragon

Zum Servieren

- Schnittlauch oder Wildkräuter
- etwas kalt gepresstes Hanf-, Walnuss- oder Leinöl

Nährstoff-Tipp

Wildkräuter wie Brennnessel, Löwenzahn, Giersch, Gundelrebe oder Gänseblümchen enthalten einen großen Reichtum an Mineralstoffen und Vitaminen und hochwirksamen ätherischen Ölen. Ihre vielen Pflanzenstoffe stärken unser Immunsystem, wirken krankheitsabwehrend und basisch auf den Körper.

Wenn du Wildkräuter selbst sammelst, nimm nur die, die du sicher bestimmen kannst, und beachte, dass sie viel intensiver schmecken als Kulturkräuter.

1 Kartoffeln und Sellerie waschen, schälen und in Würfel schneiden

2 Gemüsestücke mit Bouillon, Kümmel und den getrockneten Pilzen 20 Minuten bei mittlerer Hitze köcheln lassen

3 Kräuterseitlinge säubern und der Länge nach vierteln oder achteln, es sollen, wenn möglich, schöne Pilzstücke mit Kappe erkennbar sein

4 Ysop von den Stielen zupfen, grob hacken und zusammen mit den Pilzen zur Suppe geben und 10 Minuten mitkochen

5 Zwei Schöpfer Kartoffeln herausschöpfen, etwas abkühlen lassen, pürieren und wieder unter die Suppe rühren, mit Salz und Pfeffer abschmecken

6 Vor dem Servieren die Suppe noch einmal heiß machen und die Sahne unterrühren, danach nicht mehr kochen lassen, damit die Sahne nicht ausflockt

7 Suppe in Schalen verteilen, Schnittlauch in Röllchen schneiden und auf die Suppe streuen, mit etwas Öl beträufelt servieren

Eine aromatische schnelle Suppe, wenn ich etwas Wärmendes brauche.

Genauso gern bereite ich die Pilzsuppe aber auch als Vorspeise für Gäste, denn sie macht einiges her, riecht und schmeckt herrlich nach Wald und Kräutern …

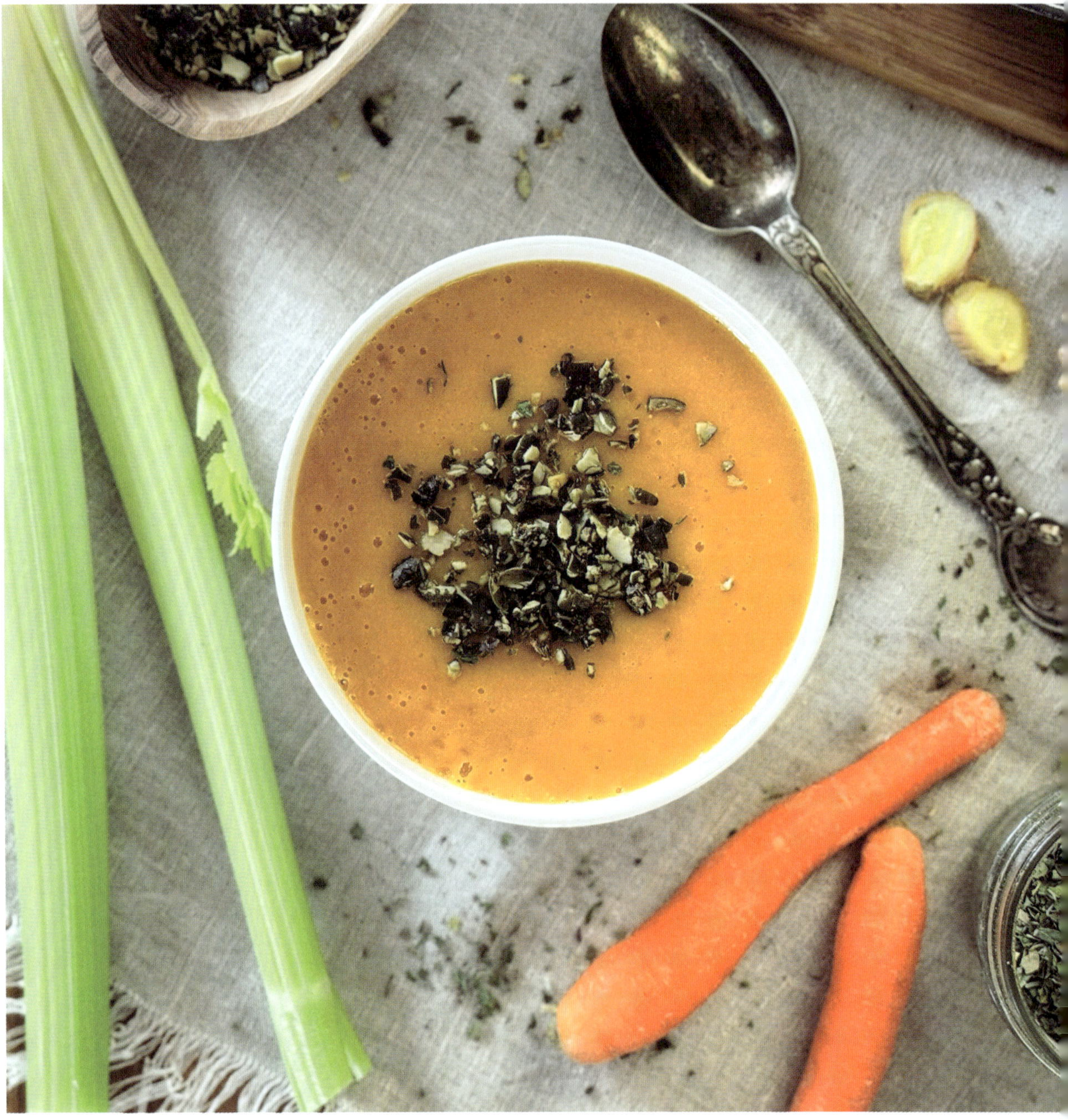

Probier mal

Ersetze die Karotten durch Kürbis, Süßkartoffeln oder normale Kartoffeln.

Statt mit Kürbiskernen könntest du das Topping mit Sonnenblumenkernen, Pinienkernen oder Hanfsamen zubereiten.

KAROTTEN-INGWER-SUPPE

KAROTTEN · LINSEN · INGWER

für 4–6 Portionen
› 300 g Karotten
› 50 g gelbe oder rote Linsen
› 1 daumengroßes Stück Ingwer
› 1 Stange Staudensellerie
› 900 ml Gemüsebouillon
› 100 ml Kokosmilch oder oder mehr Bouillon
› 1 TL Sonnengelb oder ¼ TL Kurkuma
› 1 TL Kreuzkümmel

Kürbiskerntopping
› ¼ Tasse gehackte Kürbiskerne
› 1 EL Grasgrün oder
je 1 TL Petersilie und Thymian
› 1 TL Ahornsirup
› 1 Prise Salz

Zum Servieren
› etwas Leinöl oder pflanzliche Sahne

Nährstoff-Tipp

***Karotten** enthalten reichlich Beta-Carotine (eine Vitamin-A-Vorstufe), die antioxidativ wirken, gut für die Sehkraft und unsere Haut sind, sie sind auch reich an Eisen, Kalium, Zink. Die enthaltenen Vitamine C und E stärken unser Immunsystem und schützen uns vor vorzeitiger Alterung.*
Die Ballaststoffe in Karotten wirken verdauungsfördernd und können helfen, Cholesterin und Blutzucker zu senken.

1 Karotten, Sellerie und Ingwer waschen und in Stücke schneiden

2 Linsen kalt abspülen

3 Alle Zutaten 30 Minuten bei mittlerer Hitze weich köcheln

4 Zwischenzeitlich die Kürbiskerne in einer beschichteten Pfanne (ohne Fettzugabe) rundherum leicht bräunen, Herd ausschalten, Ahornsirup, Grasgrün und Salz unterrühren

5 Suppe im Mixer cremig mixen, in Schalen verteilen, mit den Kürbiskernen bestreuen, etwas Leinöl oder Sahne darüberträufeln

Diese Suppe ist wunderbar cremig, aromatisch durch die orientalischen Gewürze und außerdem noch vollgepackt mit gesunden Nährstoffen und Vitaminen.

An heißen Sommertagen essen wir die Suppe lauwarm oder kalt, eine Wohltat mit ihrer samtigen Konsistenz!

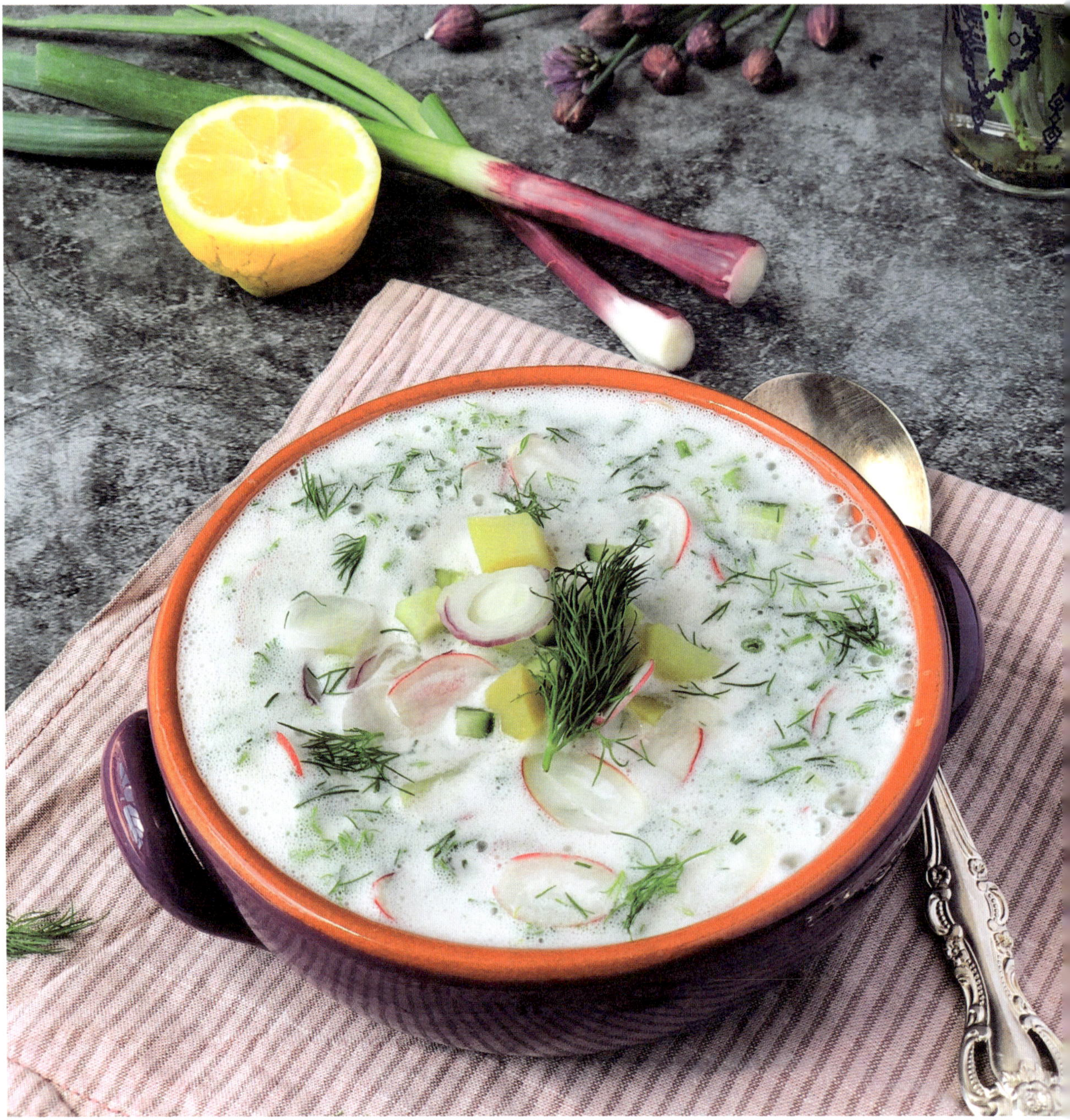

Probier mal

Für Abwechslung sorgen Zucchini (gelb oder grün) statt der Gurke und die Radieschen kannst du durch Mairübchen oder Kohlrabi ersetzen.

KALTE GURKENSUPPE

GURKEN · KARTOFFELN · RADIESCHEN

für 4-6 Portionen
- 300 g Kartoffeln
- 1 Jungzwiebel
- ½ Salatgurke
- ½ Bund Radieschen
- 600 ml Wasser oder Mineralwasser
- 30 g Cashews
- 1 Zitrone
- 2 TL Kala Namak (Schwarzsalz)
- optional ½ TL Senfkörner

Zum Servieren
- 1 Bund frischer Dill oder Schnittlauch

1 Kartoffeln im Ganzen im Dämpfaufsatz 35 Minuten weich dämpfen oder weich kochen, etwas abkühlen lassen, dann schälen und in kleine Würfel schneiden

2 Jungzwiebel in Ringe schneiden, Gurke und Radieschen waschen und ebenfalls in kleine Würfel schneiden

3 Cashews mit Wasser, Salz, Senfkörnern und dem Saft der Zitrone zu einer *Milch* cremig mixen

4 Gemüse und Cashewmilch miteinander vermengen und kalt stellen

5 Zum Servieren die Suppe in Schalen verteilen und mit Dill oder Schnittlauch bestreut servieren

Diese kalte Sommersuppe ist herrlich erfrischend und auch optisch ein Highlight! Ein Genuss, der noch dazu gesund, belebend und sehr vitaminreich ist.

Eigentlich handelt es sich um eine Abwandlung der russischen Okroschka, die im Original mit Ei und Buttermilch zubereitet wird, die vegane Variante steht ihr aber nicht nach.

Besonders schmackhaft wird die Suppe, wenn sie einige Stunden oder über Nacht durchziehen darf, dann aber vor dem Servieren nochmals abschmecken.

Statt der Cashewmilch kannst du auch selbst gemachte Sauermilch (ungesüßte Pflanzenmilch mit ein paar Spritzern Zitronensaft) oder ungesüßtes pflanzliches Joghurt (mit etwas Wasser verdünnt) verwenden.

Für eine fettfreie Variante kannst du diese Kartoffelmilch mixen:

KARTOFFELMILCH

- 1–2 Kartoffeln gekocht
- ¼ Zucchini geschält
- 1 Zitrone ausgepresst
- 500 ml Wasser
- 2 TL Kala Namak (Schwarzsalz, schmeckt nach Ei)
- ½ TL Senfkörner

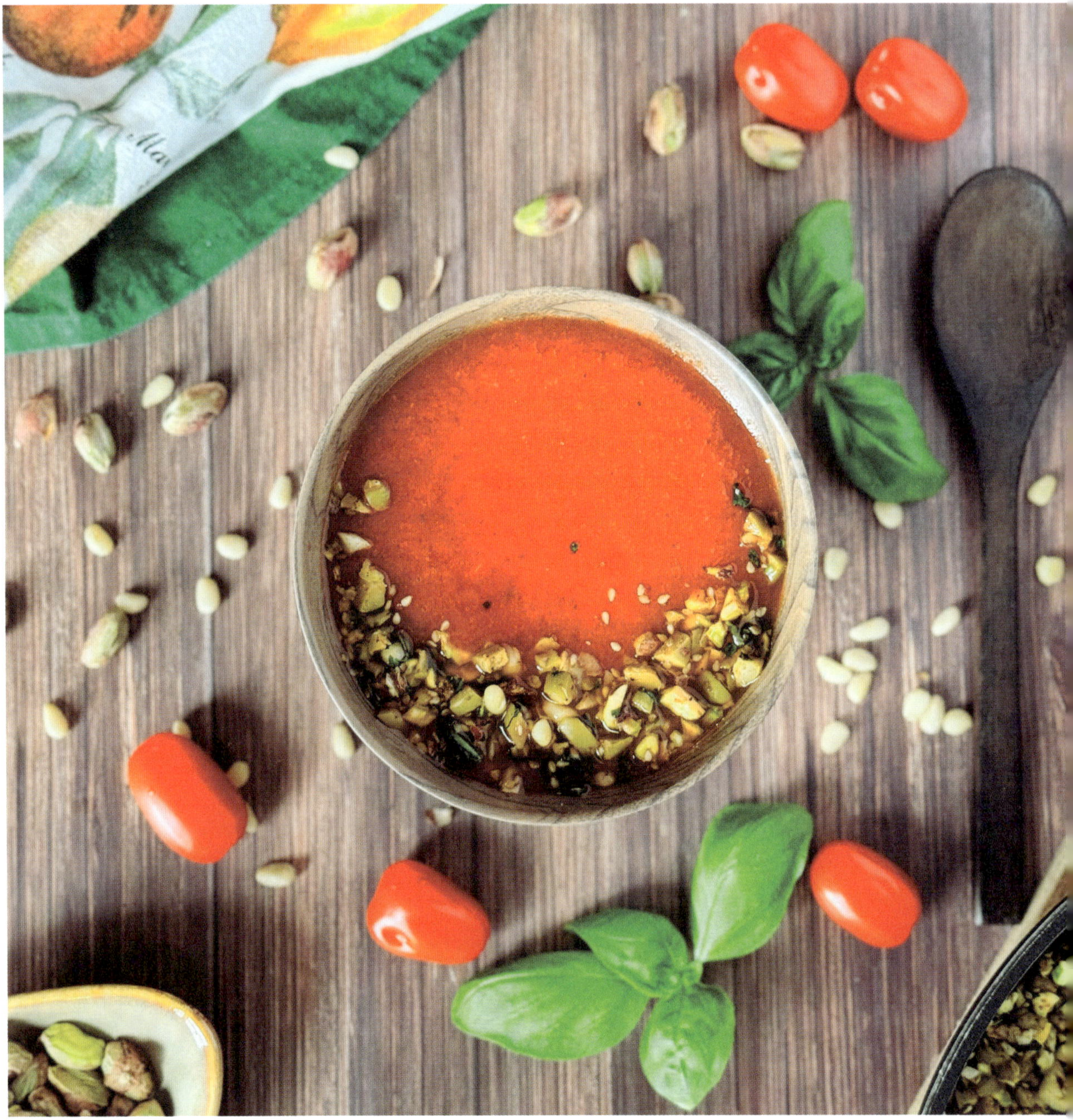

Nährstoff-Tipp

Tomaten sind reich an Vitamin C und Kalium und unterstützen unser Immunsystem und Herz. Rote Tomaten enthalten Lycopin und Carotinoide – beide wirken stark antioxidativ, fangen schädliche freie Radikale ab, lassen die Zellen langsamer altern und stärken unsere Abwehrkräfte. Sie nähren die Nebennieren, können helfen Stressschäden zu reduzieren und den Blutdruck zu senken.

TOMATENSUPPE MIT OLIVEN-DUKKAH

TOMATEN · OLIVEN · PISTAZIEN

für 4–6 Portionen

- 800 g Tomaten
- 1 rote Zwiebel
- 2 Knoblauchzehen
- 700 ml Gemüsebouillon
- 2 EL Tomatenmark
- 2 EL Feuerrot oder
  1 EL Oregano und 1 TL Paprikapulver
- 1 EL getrocknetes Basilikum

Oliven-Dukkah

- 1 kleine Handvoll
  grüne oder schwarze Oliven
- 3 EL Pistazien
- 3 EL Pinienkerne
- 2 EL weißer Sesam
- ¼ Bund frisches Basilikum
- Pfeffer

Zum Servieren

- kalt gepresstes Olivenöl

Ein sommerliches Süppchen, das auch kalt als Gazpacho herrlich schmeckt!

Auch wenn du sie das ganze Jahr im Gemüseregal finden kannst, schmecken Tomaten am besten, wenn sie Saison haben, außerhalb davon greife ich lieber zu welchen aus dem Glas.

1 Zwiebel, Knoblauch schälen, Tomaten waschen, alles grob würfeln

2 Gemüse, Gemüsebouillon und Gewürze in einen Topf geben und 25 Minuten köcheln lassen

3 Suppe im Mixer cremig mixen

4 Für das Dukkah Oliven, Pistazien, Pinienkerne und Basilikum fein hacken, zusammen mit dem Sesam und dem Pfeffer in einer kleinen Pfanne ohne Fettzugabe 1 bis 2 Minuten rösten

5 Suppe in Schalen geben, Dukkah darauf verteilen und etwas Olivenöl darüberträufeln

Probier mal

Sorge mit gelben Tomaten und gelbem oder orangem Paprika für Abwechslung und ein überraschend neues Geschmackserlebnis!

Fettfrei-Tipp

Toppe die Suppe mit einem Relish aus frischen Tomaten- und Paprikastückchen, etwas Salz und Zitronensaft.

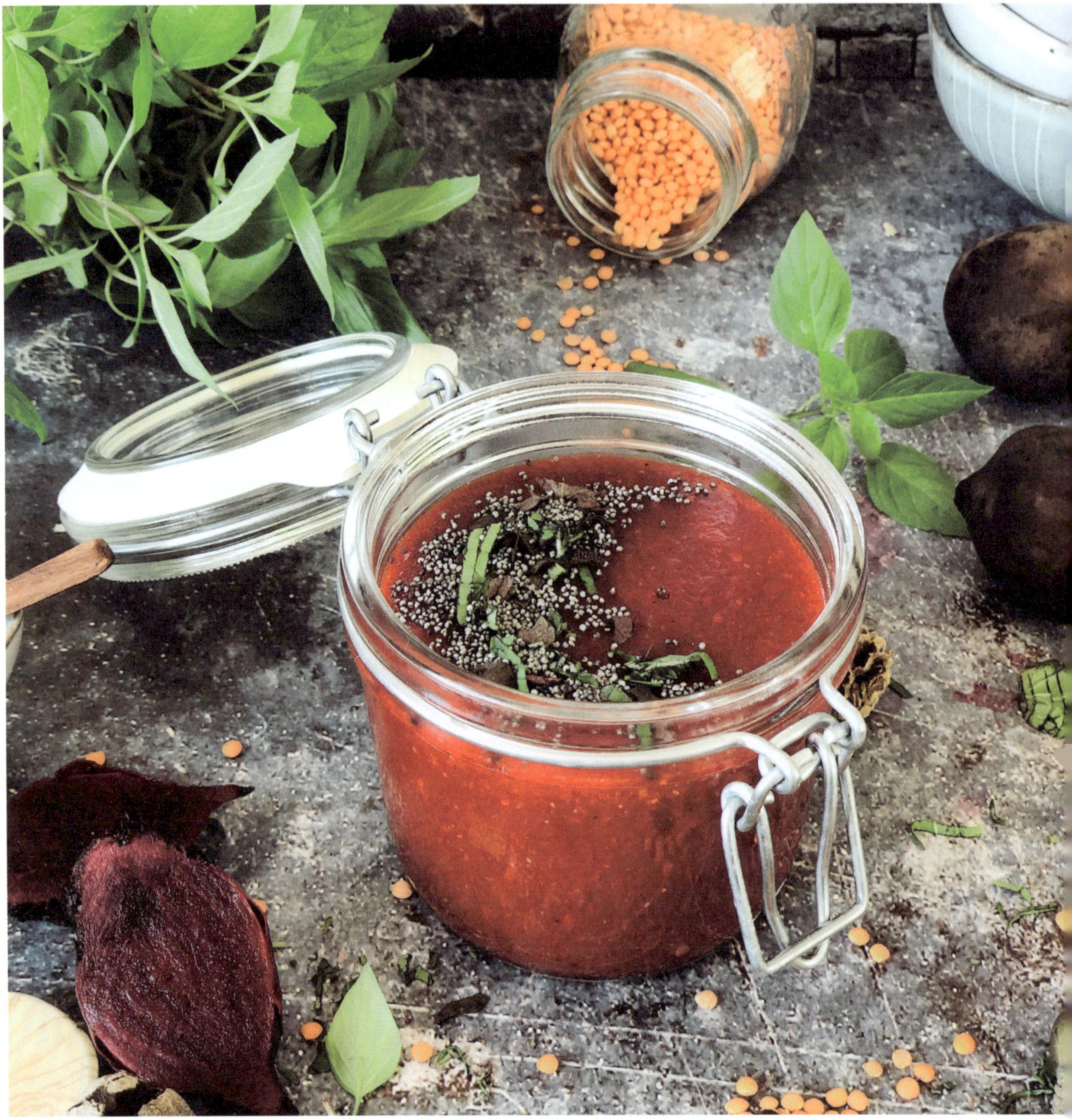

Aroma-Tipp

Falls du den Mandel-Feta (Seite 34) zur Hand hast, zerkrümle etwas davon und streue es auf die Suppe.

ROTE-RÜBEN-SUPPE

ROTE RÜBEN · SÜSSKARTOFFELN · ROTE LINSEN

für 4–6 Portionen

- 250 g Rote Rüben
- 150 g violette Süßkartoffeln (ersatzweise orange Süßkartoffeln oder Kürbis)
- 50 g rote Linsen
- 1 l Gemüsebouillon
- 1 cm frische Kurkumawurzel (ersatzweise ¼ TL Pulver)
- 1 kleines Stück frischer Ingwer
- 1 TL Kreuzkümmel gemahlen
- 1 TL Thymian
- Salz und Pfeffer
- ½ Limette ausgepresst

Zum Servieren

- ½ Bund rotes Basilikum
- 1 EL Mohn ganz
- etwas kalt gepresstes Lein- oder Walnussöl

1 Rüben und Süßkartoffeln waschen, dünn schälen, Gemüse in Würfel schneiden, Kurkuma und Ingwer ungeschält in Scheiben schneiden

2 Gemüse mit der Gemüsebouillon und den Gewürzen 30 Minuten köcheln lassen

3 Linsen kalt abspülen, unterrühren und weitere 10 Minuten fertig kochen

4 Suppe im Mixer oder mit dem Pürierstab cremig mixen

5 Suppe mit Salz, Pfeffer und Limettensaft abschmecken

6 Mit grob zerzupftem Basilikum, Mohn und etwas Lein- oder Walnussöl beträufelt servieren

Nährstoff-Tipp

Kurkuma *wirkt nicht nur stark entzündungshemmend, entgiftend und stoffwechselanregend, sondern ähnlich wie Sulforaphan auch krebsvorbeugend und tumorhemmend. Dazu reicht ein kleines Stück einer frischen Wurzel (Achtung: Es färbt Hände und alles, was damit in Berührung kommt, gelb!) oder ¼ Teelöffel getrocknetes Kurkumapulver täglich.*

Violette Süßkartoffeln *sind besonders reich an zellschützenden Anthocyanen (siehe Seite 52).*

Rote Rüben *versorgen uns mit wertvollen Vitaminen und Mineralstoffen, wirken antioxidativ, blutdrucksenkend und verdauungsfördernd. Sie sind ein gesundes, lagerfähiges heimisches Gemüse.*

Ingwer *hat eine stark krampflösende Wirkung. Er enthält unzählige Mineralstoffe, Spurenelemente, Aminosäuren und Enzyme. Ingwer wirkt antiviral und antibakteriell, stärkt unser Immunsystem, lindert Stress und wärmt den Körper.*

Kalt gepresstes Lein- oder Walnussöl *enthält wertvolles Omega-3, das zellschützend und nervenstärkend wirkt.*

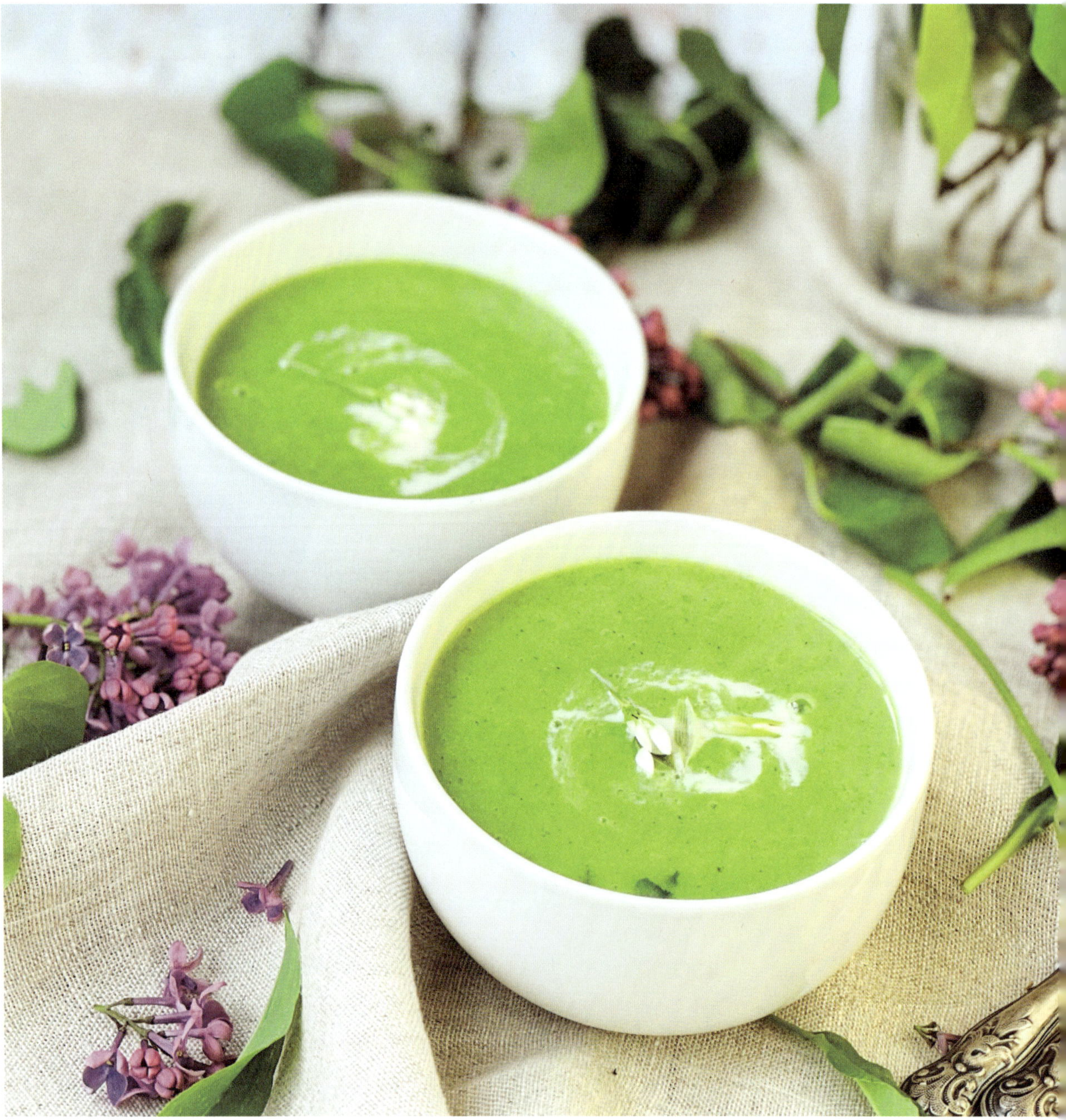

Probier mal

Statt Kartoffeln nimm Pastinaken oder weiße Süßkartoffeln.

Tausche Erbsen gegen geschnittene Fisolen, diese müssen aber rund 15 Minuten mitkochen, dann nur einen Teil der Suppe pürieren.

ERBSENSUPPE

ERBSEN · KARTOFFELN · SPINAT

für 4–6 Portionen
- › 300 g Erbsen frisch oder tiefgekühlt
- › 150 g mehlige Kartoffeln
- › 1 Knoblauchzehe
- › 900 ml Gemüsebouillon
- › 3 Handvoll Spinat oder Brennnessel oder Bärlauch
- › Salz und Pfeffer
- › optional etwas pflanzliche Sahne

Zum Servieren
- › Schnittlauch, Schnittknoblauch oder Bärlauch
- › etwas kalt gepresstes Leinöl

1 Kartoffeln und Knoblauch schälen und in Würfel schneiden

2 Kartoffeln und Knoblauch mit der Gemüsebouillon 25 Minuten köcheln lassen

3 Erbsen und Spinat zufügen und weitere 3 Minuten fertig kochen

4 Suppe im Mixer fein mixen, mit Salz und Pfeffer abschmecken

5 Optional Sahne unterrühren, danach nicht mehr kochen lassen, damit die Sahne nicht ausflockt

6 Die Suppe in Schalen verteilen und mit Schnittlauch bestreut und etwas Leinöl beträufelt servieren

Ein herrliches Wohlfühl-Süppchen, schon alleine die freundliche Farbe macht gute Laune!

Als schnelle Familiensuppe genauso gut geeignet wie für Gäste bei einem edlen Dinner. In jedem Fall ist sie köstlich, schnell gemacht und punktet mit hohem Nährstoffgehalt.

Aroma-Tipp

Etwas gewürfelter Tofu (gibt es auch aus Kichererbsen, Lupinen oder Hanf), mit Salz und Pfeffer in der Pfanne kurz angebraten, macht aus der Suppe einen sättigenden Eintopf.

Nährstoff-Tipp

***Erbsen** sind eine leicht verdauliche und hochwertige Eiweißquelle und sollten sehr oft auf dem Speiseplan stehen, denn sie versorgen uns mit essenziellen Aminosäuren, Vitaminen und Spurenelementen. Erbsen kann man als eines der wenigen Hülsenfrüchte auch roh essen.*

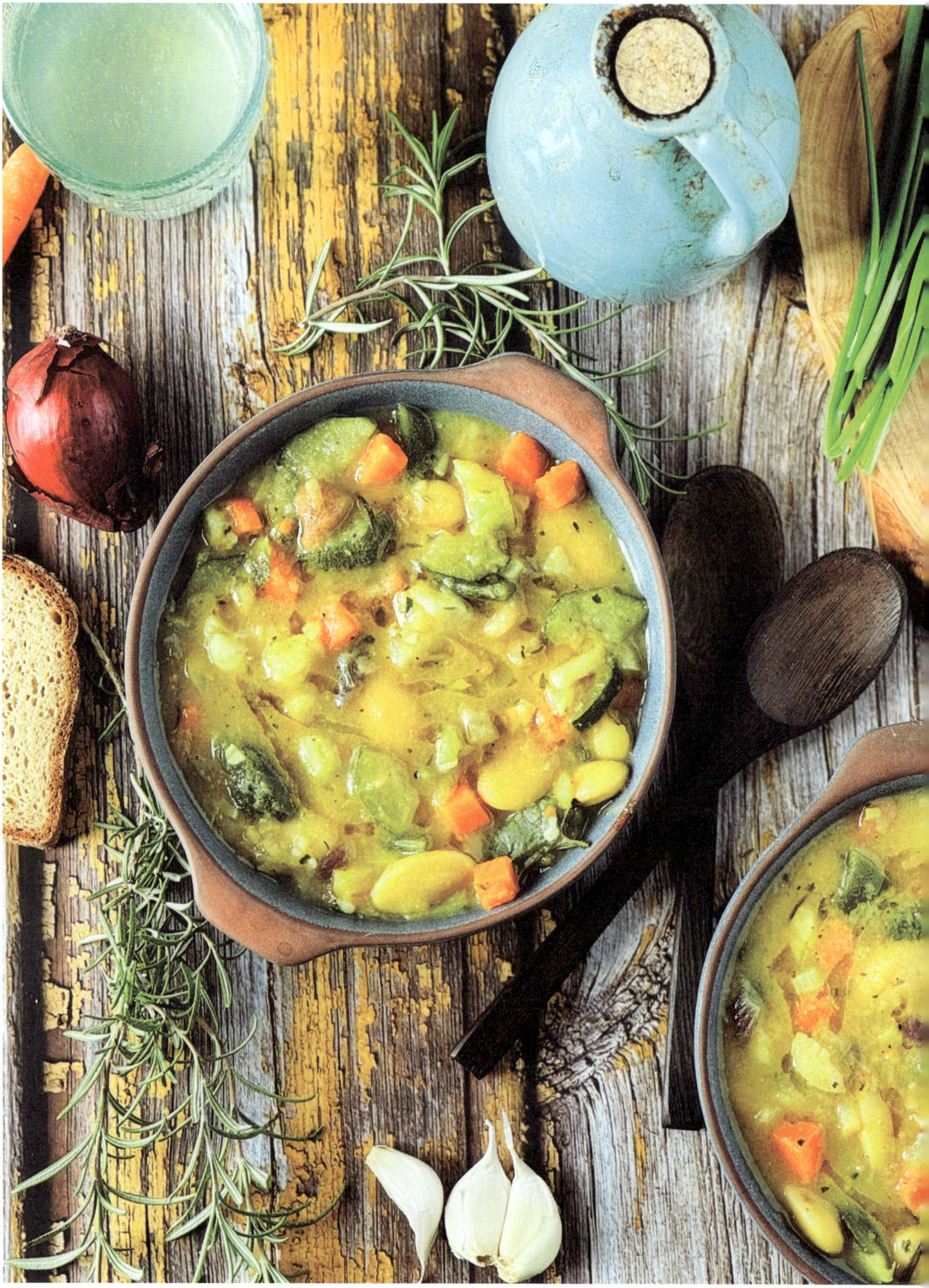

TOSKANISCHE BROTSUPPE

SAISONALES GEMÜSE · BROT · ROSMARIN

für 4–6 Portionen

- 1 Zweig frischer Rosmarin
- 2 Scheiben Brot (vom Vortag)
- 1 Zwiebel
- 2 Knoblauchzehen
- 1 TL hitzebeständiges Öl
- 500 g saisonales Gemüse (Karotten, Lauch/Porree, Kohl, Fenchel, Brokkoli, Karfiol, Tomaten ...)
- 250 g Wachtel- oder Borlottibohnen vorgegart
- 1 l Gemüsebouillon
- 1 EL Grasgrün oder 1 TL Thymian
- Salz und Pfeffer

Zum Servieren

- kalt gepresstes Lein- oder Olivenöl
- frisches Basilikum

1 Gemüse waschen und würfeln, Knoblauch fein hacken, Brot würfeln

2 Einen großen Topf erwärmen, Rosmarin und Brot darin (mit oder ohne Fettzugabe) wärmen, bis es duftet

3 Gemüse, Bohnen, Gemüsebouillon und Kräuter zufügen und alles rund 25 Minuten weich kochen

4 Vor dem Servieren mit einem Quirl kräftig durchrühren, damit sich das Brot auflöst und die Suppe eine sämige Konsistenz erhält

5 Suppe mit Salz und Pfeffer abschmecken, mit Olivenöl beträufeln und mit zerzupftem Basilikum bestreut servieren

Wie immer bereite ich auch diese Suppe fettfrei zu und bereichere sie erst bei Tisch mit kalt gepresstem Lein- oder Olivenöl.

Nährstoff-Tipp

***Mediterrane Kräuter** wie Rosmarin, Thymian, Oregano, Majoran, Bohnenkraut oder Salbei enthalten äußerst gesunde ätherische Öle und Bitter- und Schleimstoffe. Sie wirken antibakteriell, antiviral, pilzhemmend und appetitanregend. Die Kräuter unterstützen z. B. die Wundheilung und helfen Speisen besser zu verdauen.*

Frischer Rosmarinduft zieht durch die Küche ... herrlich!

Die Suppe ist an die italienische „Ribollita“ angelehnt, eine Bauernsuppe aus der Toskana. Entstanden aus Resten vom Vortag als „Arme-Leute-Essen“, wird sie heute natürlich ebenso gerne aus frischen Zutaten gekocht. Die Suppe wird im Original oft mit hellem Ciabatta-Brot gekocht, ich mag sie aber noch lieber mit dunklem Brot. Es eignet sich dazu jedes Brot aus diesem Buch.

Das Brot macht sie herrlich cremig und würzig. Da sie ohne Mehl-Einbrenn zubereitet wird, ist sie leicht verdaulich.

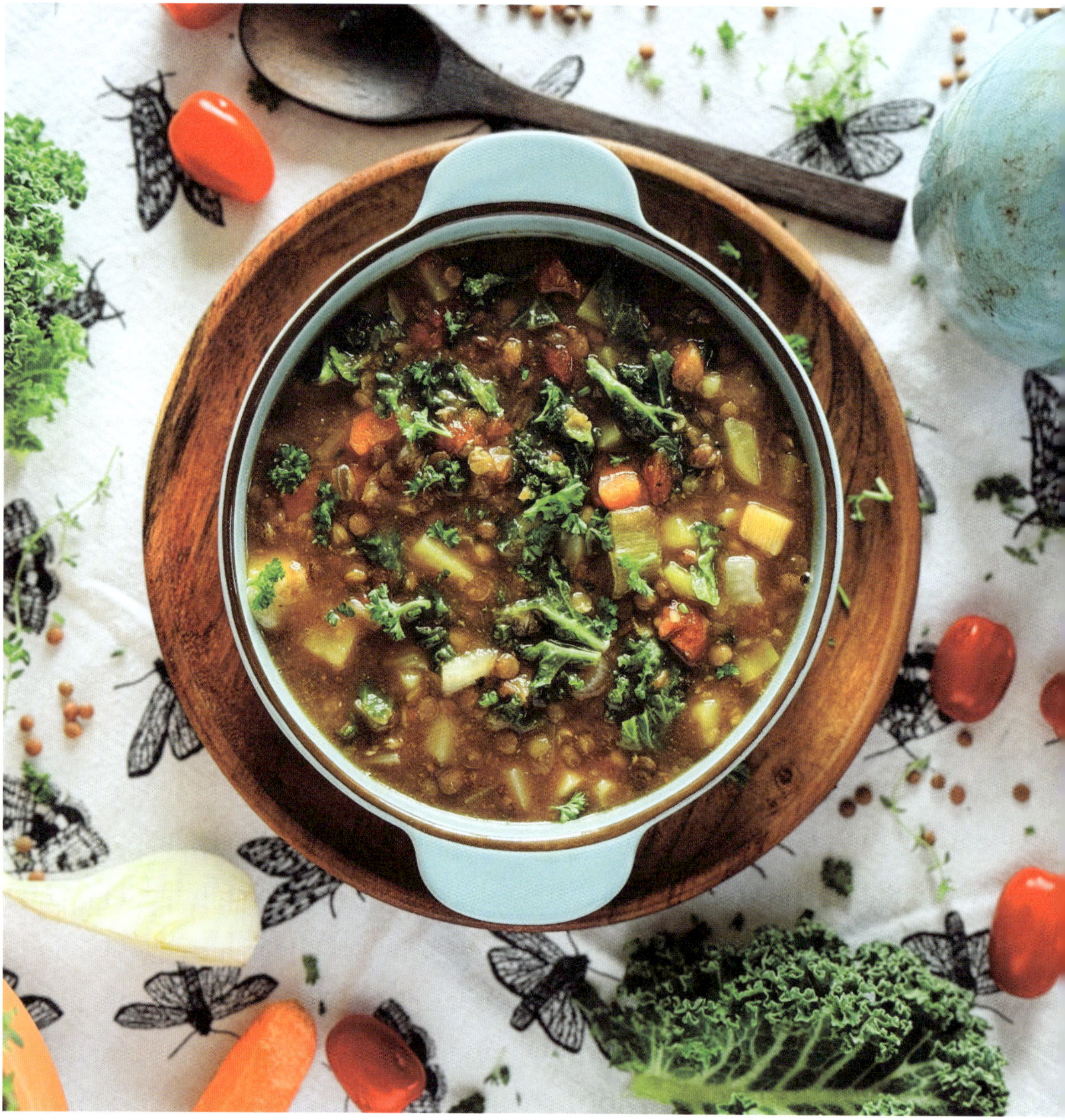

Probier mal

Ersetze Grünkohl durch Palmkohl, Wirsing oder anderes Blattgemüse. Auch die Blätter von Kohlrabi, Brokkoli, Karfiol (Blumenkohl) und Roten Rüben sind geeignet, sehr vitaminreich und lecker!

GRÜNKOHLSUPPE

GRÜNKOHL · FENCHEL · LINSEN

für 4–6 Portionen

- 120 g braune Linsen oder Belugalinsen
- 1 Zwiebel
- 2 Kartoffeln oder Pastinaken
- 2 Karotten
- ¼ Fenchel
- ¼ Stange Lauch (Porree)
- 250 g Tomaten
- 100 g Grünkohlblätter
- 1 l Gemüsebouillon
- 3 Zweige frischer Thymian
- 1 Lorbeerblatt
- 1 TL Kümmel
- 1 EL Feuerrot oder
  je 1 TL Paprikapulver und Oregano
- Salz und Pfeffer
- Zitronensaft

Zum Servieren

- Petersilie
- kalt gepresstes Olivenöl

Grünkohl ist ja eines der gesündesten Kohlgemüse überhaupt. Mit viel Eiweiß, hochwertigen Aminosäuren, Vitaminen und Mineralstoffen wie Kalzium und Eisen sollte es viel öfter auf unserem Speiseplan stehen.

Kaufe Grünkohl, Palmkohl oder Federkohl (z. B. am lokalen Bauernmarkt), sooft du ihn bekommen kannst!

1 Grünkohl waschen und von der Mittelrippe befreien, grob hacken

2 Linsen kalt abspülen

3 Zwiebel schälen und klein hacken

4 Tomaten kurz in kochendes Wasser legen, herausnehmen und schälen, dann klein würfeln

5 Kartoffeln schälen und in 1 bis 2 cm große Stücke schneiden, Karotten und Fenchel waschen und ebenfalls würfeln, Lauch in 1 cm dicke Ringe schneiden

6 Zwiebeln, Linsen, Kartoffeln, Karotten, Fenchel, Lauch, Tomaten, Bouillon und Gewürze gemeinsam in einem großen Topf bei mittlerer Hitze rund 30 Minuten weich kochen

7 Wenn die Linsen gar sind, optional zwei Schöpfer Gemüse herausschöpfen, pürieren und wieder unterrühren

8 Grünkohl in der Suppe 5 Minuten mitkochen, mit Salz, Pfeffer und Zitronensaft abschmecken

9 Suppe in Schalen anrichten, mit gehackter Petersilie bestreuen und mit Olivenöl beträufelt servieren

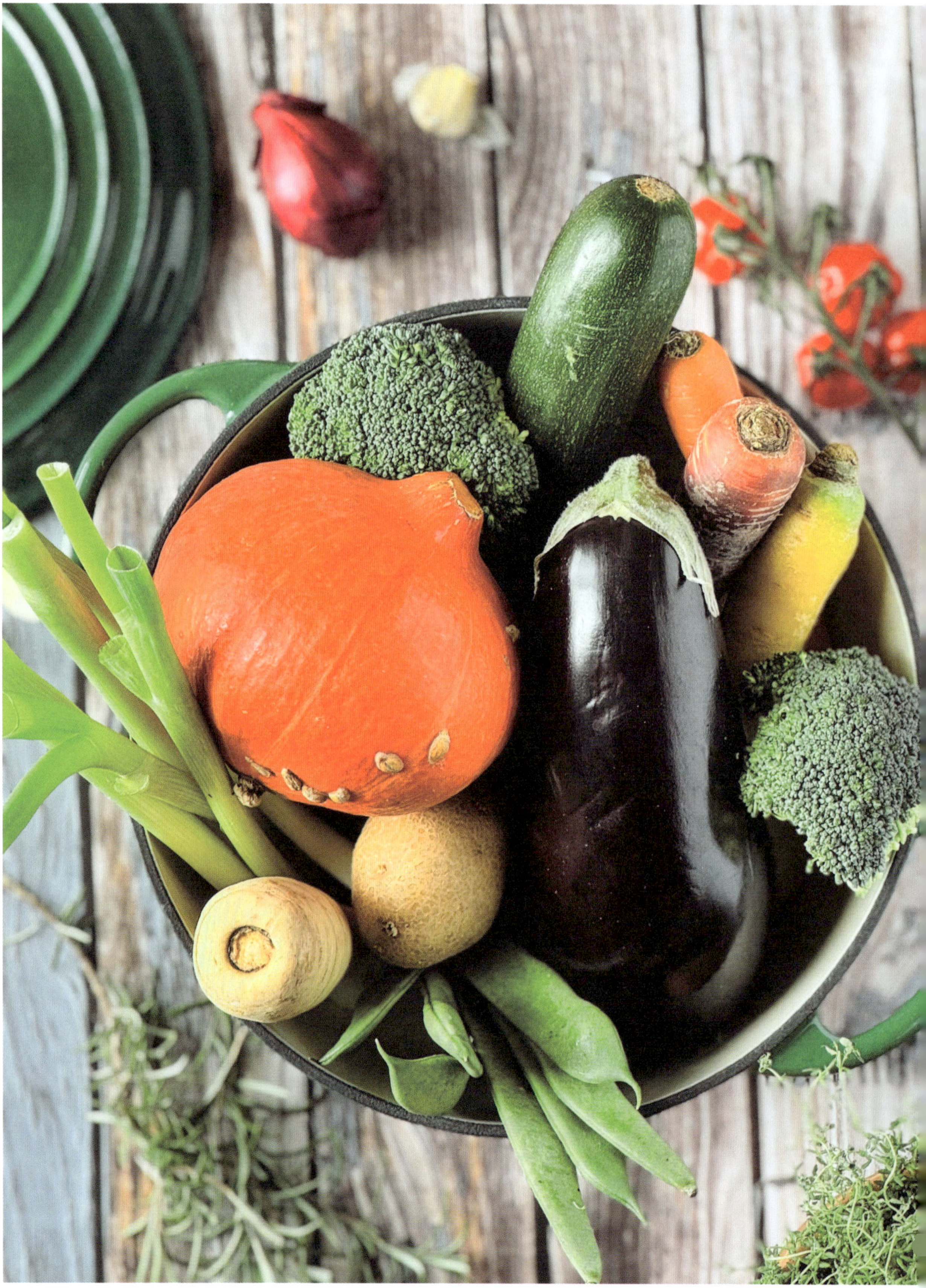

AUS DEM TOPF

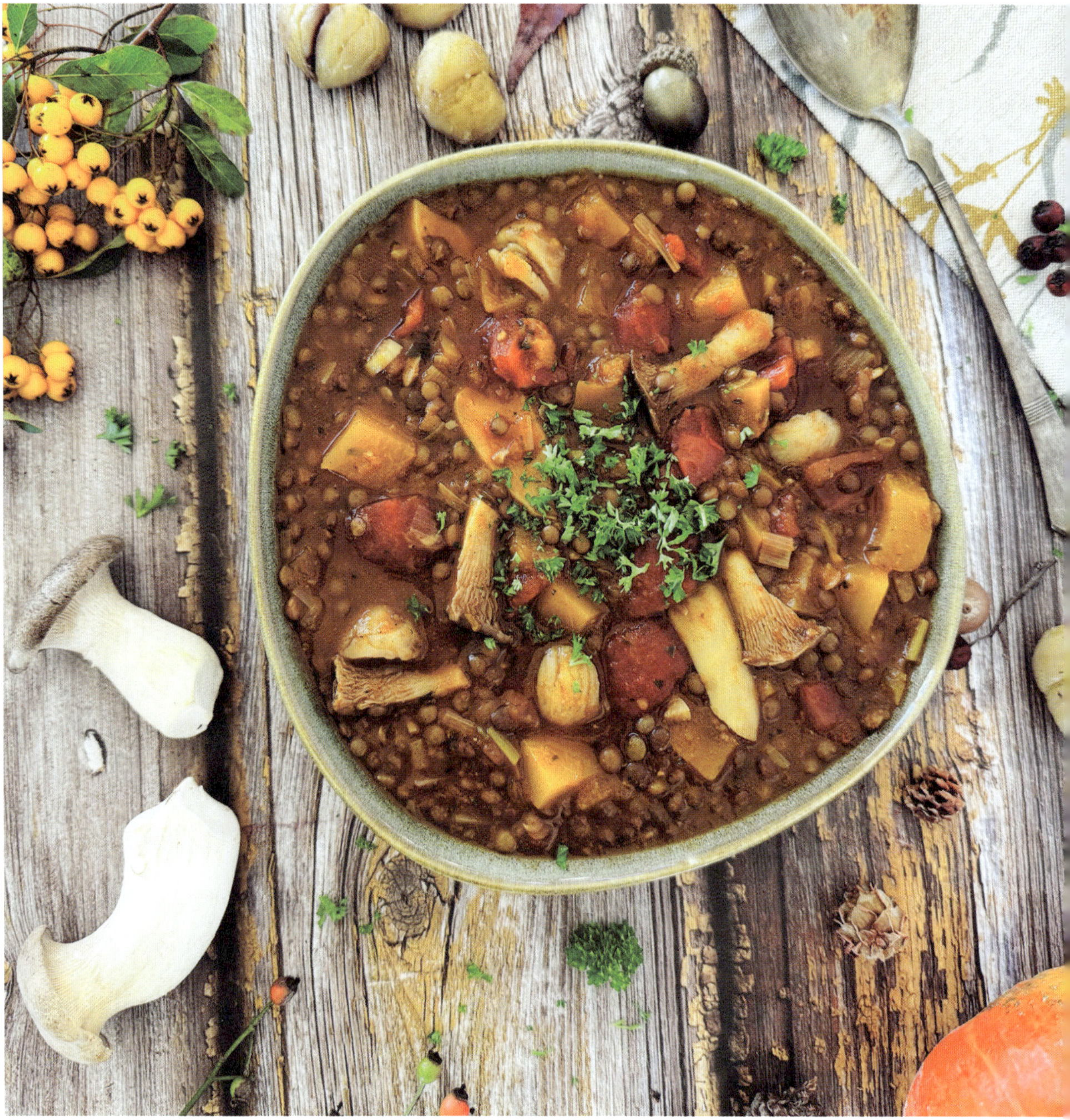

Probier mal

Statt Majoran und Spicy bekommt das Kürbisgulasch mit je einem Teelöffel geräuchertem Paprikapulver, Ingwer und Kreuzkümmel eine leckere indische Note.

Für scharfe Mäulchen eine Chilischote mitkochen!

KÜRBISGULASCH

KÜRBIS · TOMATEN · LINSEN

für 4–6 Portionen

- 400 g Kürbis
- 400 g Tomaten
- 150 g braune oder grüne Linsen
- 2 Zwiebeln
- 1–2 Knoblauchzehen
- 700 ml Gemüsebouillon
- 1 gehäufter EL Kartoffelmehl
- 2 EL Feuerrot oder 1 EL Paprikapulver
- Salz und Pfeffer
- 2 EL Tomatenmark
- 1 EL Majoran
- optional ½ TL Spicy
- 1 Tasse Kräuterseitlinge oder andere Pilze
- 100 g Maroni vorgegart

Zum Servieren

- frischer Majoran oder Petersilie

Ein einfaches schmackhaftes Schmorgericht, das schnell gemacht ist und wohlig wärmt.

Es kocht sich von ganz allein, durch die Gewürze wird es richtig aufgepeppt und kann vielseitig abgewandelt werden.

Wer mag, kann mit Tofu- oder Tempehwürfeln für mehr Eiweiß und Sättigung sorgen, auch gekochte Nudeln passen gut ins Gulasch.

1 Kürbis, Zwiebeln und Knoblauch schälen und in Würfel schneiden

2 Tomaten mit kochend heißem Wasser übergießen, nach einer Minute herausnehmen, schälen und grob würfeln

3 Linsen in einem Sieb mit kaltem Wasser spülen

4 Alle Zutaten bis auf Kartoffelmehl, Pilze und Maroni gemeinsam in einem Topf bei mittlerer Hitze rund 30 Minuten köcheln lassen

5 Pilze säubern und der Länge nach vierteln oder achteln, es sollen, wenn möglich, schöne Pilzstücke mit Kappe erkennbar sein

6 Pilze unterrühren und weitere 5 Minuten schmoren

7 Kartoffelmehl mit 100 ml kaltem Wasser verrühren, in das Gulasch rühren und 1 Mal aufkochen lassen

8 Maroni (ganz oder halbiert) kurz vor dem Servieren in das Gulasch geben und nur kurz erwärmen, mit Salz und Pfeffer abschmecken

9 Gulasch in Schalen verteilen, mit Majoran oder Petersilie bestreut servieren

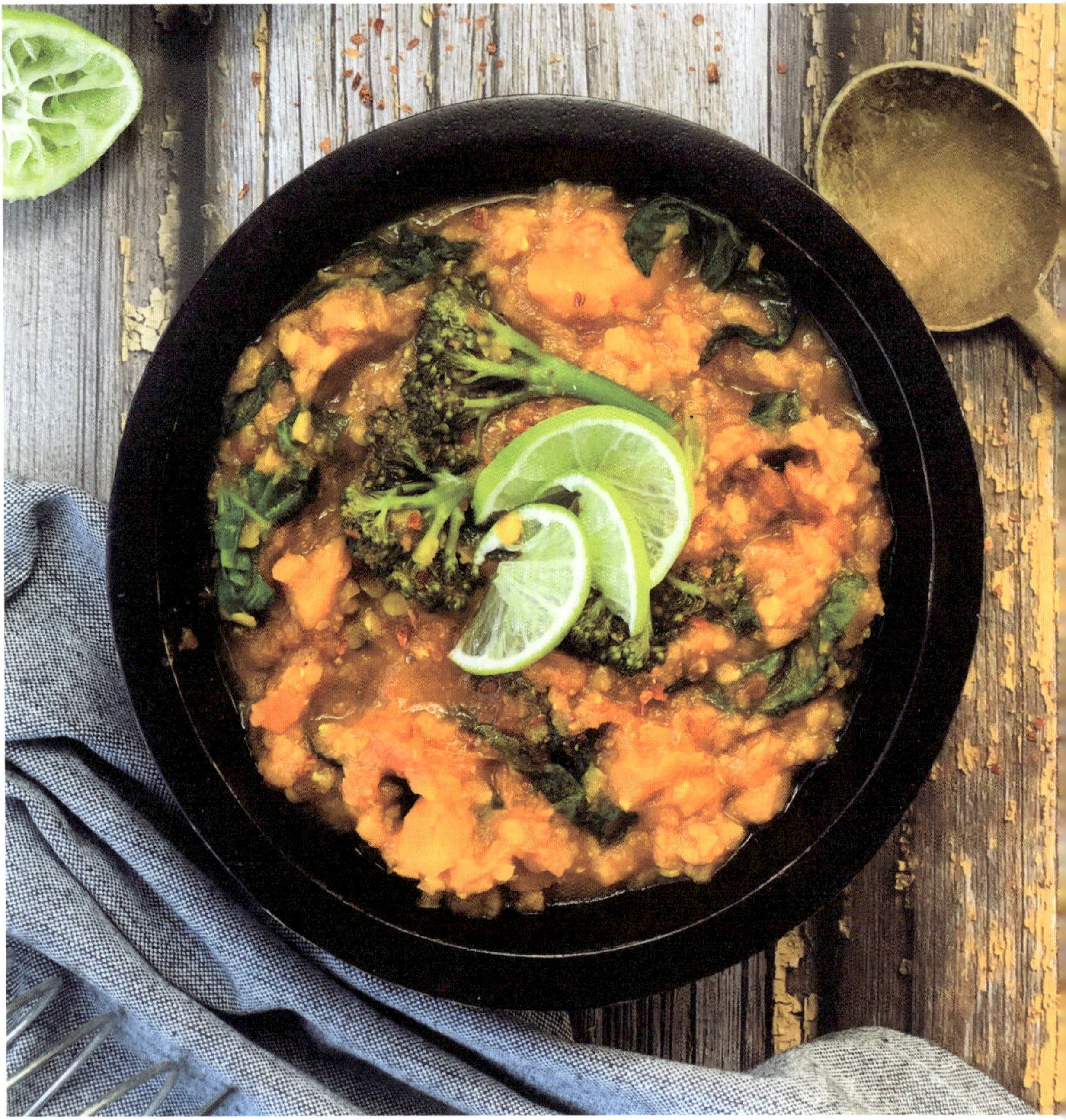

Probier mal

Anstatt Süßkartoffeln schmeckt auch Kürbis. Nimm Mangold statt Spinat.

Tausche die roten Linsen gegen geschälte Mungbohnen. Auch mit vorgegarten Kichererbsen wird es ein feiner Eintopf.

SÜSSKARTOFFEL-SCHMORTOPF

SÜSSKARTOFFELN · TOMATEN · SPINAT

für 4–6 Portionen

- 400 g Süßkartoffeln
- 200 g rote Linsen
- 400 g Tomaten
- 600 ml Gemüsebouillon
- 1 EL Sonnengelb oder 1 TL Currygewürz
- Salz und Pfeffer
- 1 Handvoll Brokkoli
- 100 g Spinat
- 1 Limette

Zum Servieren

- kalt gepresstes Olivenöl

1 Brokkoli in kleine Röschen zerteilen, Süßkartoffeln schälen und in Würfel schneiden, Linsen kalt abspülen

2 Tomaten für eine Minute in kochend heißes Wasser legen, herausnehmen, schälen und anschließend ebenfalls würfeln

3 Süßkartoffeln, Tomaten, Linsen, Gewürze und Bouillon für 10 Minuten bei mittlerer Hitze köcheln lassen

4 Brokkoli zum Eintopf geben und weitere 5 bis 10 Minuten kochen lassen

5 Spinat waschen, grob zerteilen und 1 Minute vor dem Servieren im heißen Topf zusammenfallen lassen

6 Mit dem Saft einer ½ Limette abschmecken, Süßkartoffeleintopf mit etwas Olivenöl beträufeln, restliche Limette in Spalten schneiden und mitservieren

Aroma-Tipp

Am gesündesten sind kalt gepresste Öle frisch auf dem Tisch, also träufle hochwertiges Walnuss-, Hanf-, Chia- oder Leinöl über die Schüsseln für Omega-3 und Extrageschmack!

Nährstoff-Tipp

***Spinat** wirkt basisch und reinigend und ist besonders mineralstoffreich. Die Spurenelemente und Vitamine sorgen für optimale Nährstoffversorgung. Er liefert (wie jedes grüne und rote Blattgemüse) hochwertiges Eiweiß, das von unserem Körper sehr gut aufgenommen werden kann.*

Ein Schmortopf, der sich gut vorbereiten und dann ganz schnell kochen lässt.

Perfekt, wenn man abends nicht mehr lange in der Küche stehen mag und trotzdem frisch essen möchte!

Genieße den Gemüseeintopf mit Kräuterhirse von Seite 152 oder geröstetem Brot.

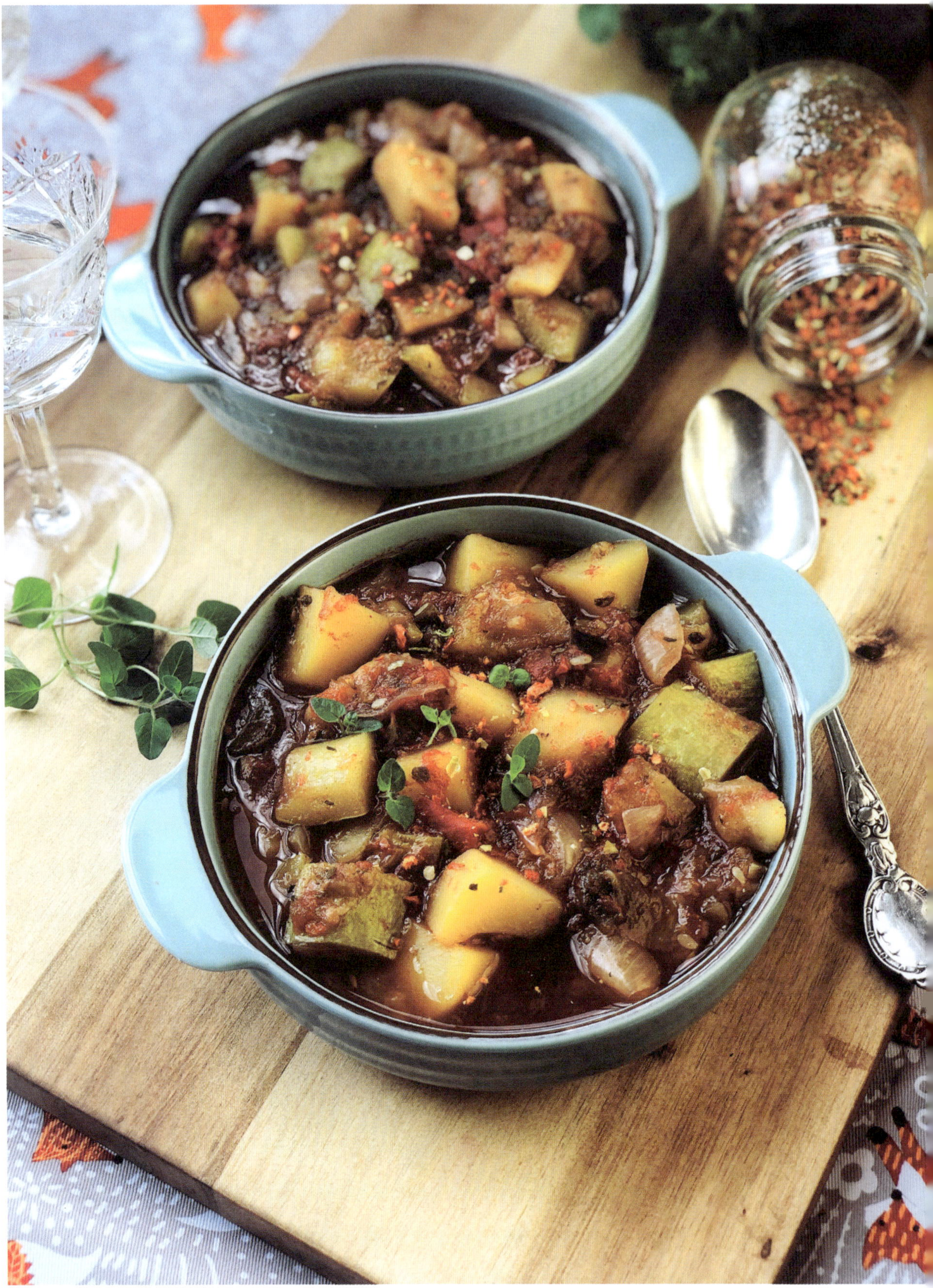

MELANZANI-EINTOPF

MELANZANI · ZUCCHINI · TOMATEN

für 4–6 Portionen

› 2 Melanzani
› 2 große Kartoffeln
› 2 Zucchini
› 3 große Tomaten
› 2 Zwiebeln
› 4 Knoblauchzehen
› 2 EL Feuerrot oder
je 1 EL Paprikapulver und Oregano
› 1 TL Thymian
› Salz und Pfeffer
› 600 ml Gemüsebouillon
› 1 EL Tomatenmark

Zum Servieren

› Petersilie gehackt
› kalt gepresstes Olivenöl
› optional Mandel-Feta (Seite 34)

1 Gemüse waschen, Kartoffeln, Zwiebeln und Knoblauch schälen

2 Knoblauch grob hacken, restliches Gemüse in große Würfel schneiden

3 Zutaten in einen großen Topf geben und bei kleiner Flamme eine Stunde mit Deckel vor sich hin schmoren lassen, dabei ab und zu umrühren

4 Deckel entfernen und weitere 30 Minuten schmoren, mit Salz und Pfeffer abschmecken

5 Mit gehackter Petersilie bestreut und mit Olivenöl beträufelt lauwarm servieren

6 Optional etwas Mandel-Feta darüberstreuen

Ich liebe Schmorgerichte – einfach ein paar Zutaten vor sich hin köcheln lassen, während man anderes erledigt oder es sich gemütlich macht und ein gutes Buch liest ..., heraus kommt ein köstliches Essen, das dem Körper und der Seele guttut!

Dieser Eintopf ist an das griechische Briam angelehnt, der Trick ist das lange Köcheln, es soll alles auf der Zunge zergehen! Im Original mit reichlich Olivenöl – schmeckt es in der fettarmen Variante aber mindestens genauso gut und ist um einiges gesünder und leichter verdaulich. Gib das Olivenöl in das Briam, wenn der Herd ausgeschaltet ist, so bleiben die wertvollen Fettsäuren erhalten und alle gesunden Inhaltsstoffe des Öls für den Körper nutzbar. Außerdem schmeckt man dann das Öl mit seinen feinen, scharfen und zitronigen Noten wunderbar heraus.

Probier mal

Bohnschoten (Fisolen), Butterbohnen oder Okraschoten machen sich auch sehr gut im Eintopf.

Tausche Petersilie gegen Oregano, Thymian oder Basilikum.

Nährstoff-Tipp

***Melanzani und Tomaten** stärken mit Kalium und den Vitaminen B und C unser Herz und Immunsystem.*

***Zwiebeln** sind mit antibakteriellen Inhaltsstoffen eines der besten natürlichen Antibiotika überhaupt.*

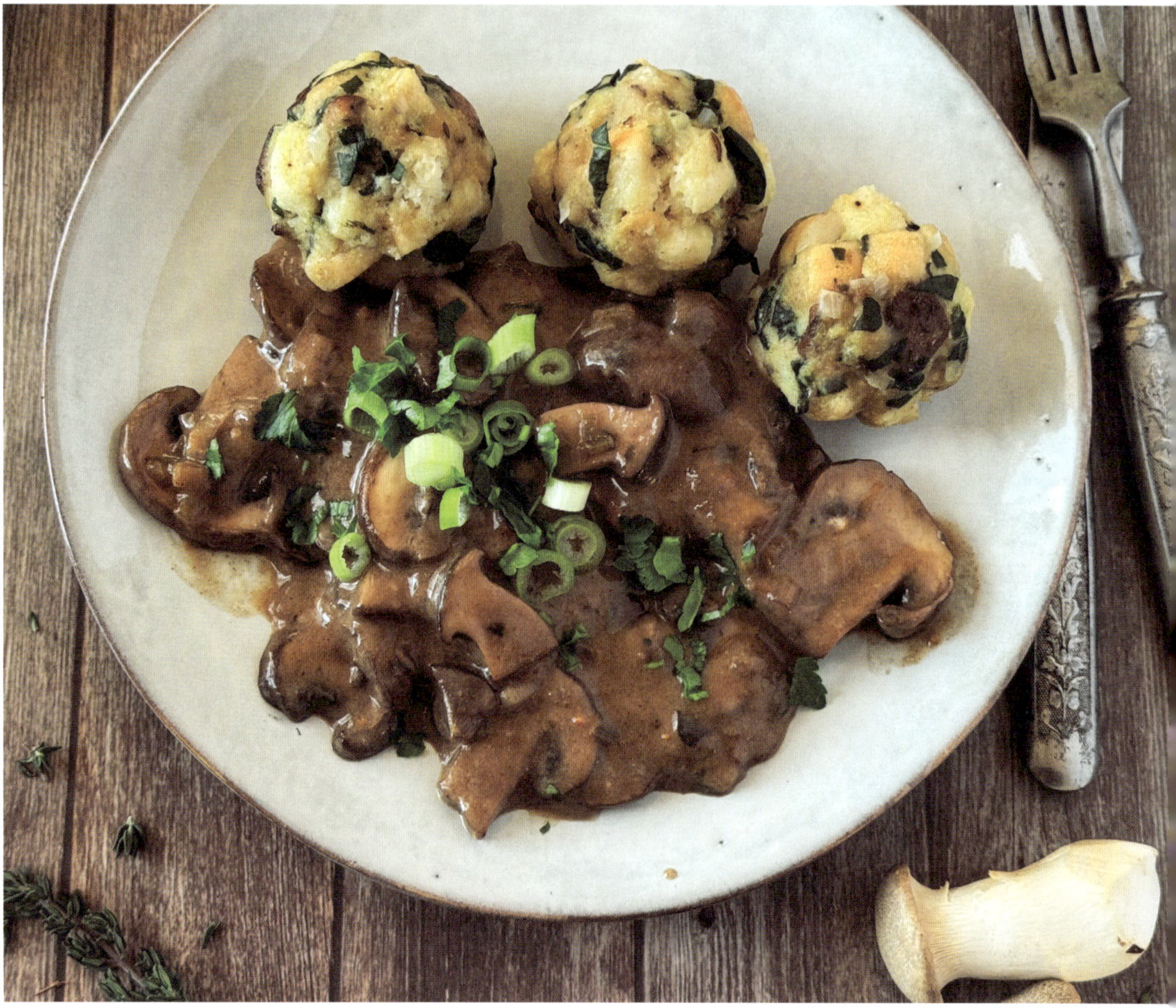

SEMMELKNÖDEL

- 125 g Semmelwürfel (Knödelbrot Seite 22)
- 2 EL Kichererbsenmehl
- 1 EL Leinmehl (gemahlene Leinsamen)
- 150 ml ungesüßte Hanf- oder Sojamilch
- ½ Zwiebel fein gehackt
- 1 Knoblauchzehe fein gehackt
- 1 TL Kümmel
- Salz und Pfeffer
- 1 Handvoll Petersilie oder Spinat fein gehackt

1 Sämtliche Zutaten miteinander verrühren und 15 Minuten rasten lassen, aus der Masse mit nassen Händen kleine Knödel formen

Dämpftopf: Die Knödel 15 Minuten im Dämpftopf garen

Pfanne: Knödel zu Laibchen flach drücken und in einer Pfanne mit etwas Öl je Seite 2 Minuten goldgelb braten

PILZSAUCE MIT KNÖDELN

PILZE · ZWIEBELN · THYMIAN

für 2–4 Portionen

- 400 g Steinpilze, Kräuterseitlinge oder Champignons
- 3 Schalotten oder kleine rote Zwiebeln
- 2 Knoblauchzehen
- etwas hitzebeständiges Öl
- 100 ml Rot- oder Weißwein*
- optional 3 EL Lupinenwürze oder Sojasauce
- 300 ml Gemüsebouillon
- 1 EL Kartoffelstärke
- 1 EL Hefeflocken (optional)
- 1 TL Paprikapulver geräuchert
- Salz und Pfeffer
- frischer Thymian
- optional 1 kleiner Schuss pflanzliche Sahne

Zum Servieren

- frische Petersilie

1 Zwiebeln und Knoblauch schälen und klein würfeln, Pilze säubern und längs in Viertel oder Achtel schneiden (nicht zu klein)

2 Zwiebeln und Knoblauch in etwas Öl glasig dünsten, die Pilze unterheben und bei mittlerer Hitze 5 Minuten braten

3 Paprikapulver, Thymian und Lupinenwürze unterrühren, Wein angießen und einkochen lassen

4 Gemüsebouillon einrühren und 1 bis 2 Minuten köcheln lassen

5 Kartoffelstärke in etwas kaltem Wasser auflösen und zusammen mit den Hefeflocken unter die Pilze rühren, kurz aufkochen lassen

6 Mit Salz und Pfeffer würzen und optional vor dem Servieren etwas Sahne angießen

7 Petersilie waschen, trocken schütteln und fein hacken

8 Gulasch mit Knödeln und mit Petersilie und grobem Pfeffer bestreut servieren

Nährstoff-Tipp

Pilze enthalten sehr gesunde Aminosäuren, B-Vitamine und viele Mineralstoffe wie Kalzium, Magnesium, Mangan, Zink und Selen.

**Falls du keinen Wein verwenden möchtest, kannst du stattdessen natürlich mehr Gemüsebouillon nehmen. Verfeinere das Gulasch eventuell mit 1 TL Balsamicoessig oder Verjus (dafür werden unreife grüne Trauben gepresst, Verjus ist viel milder als Essig) oder Traubensaft.*

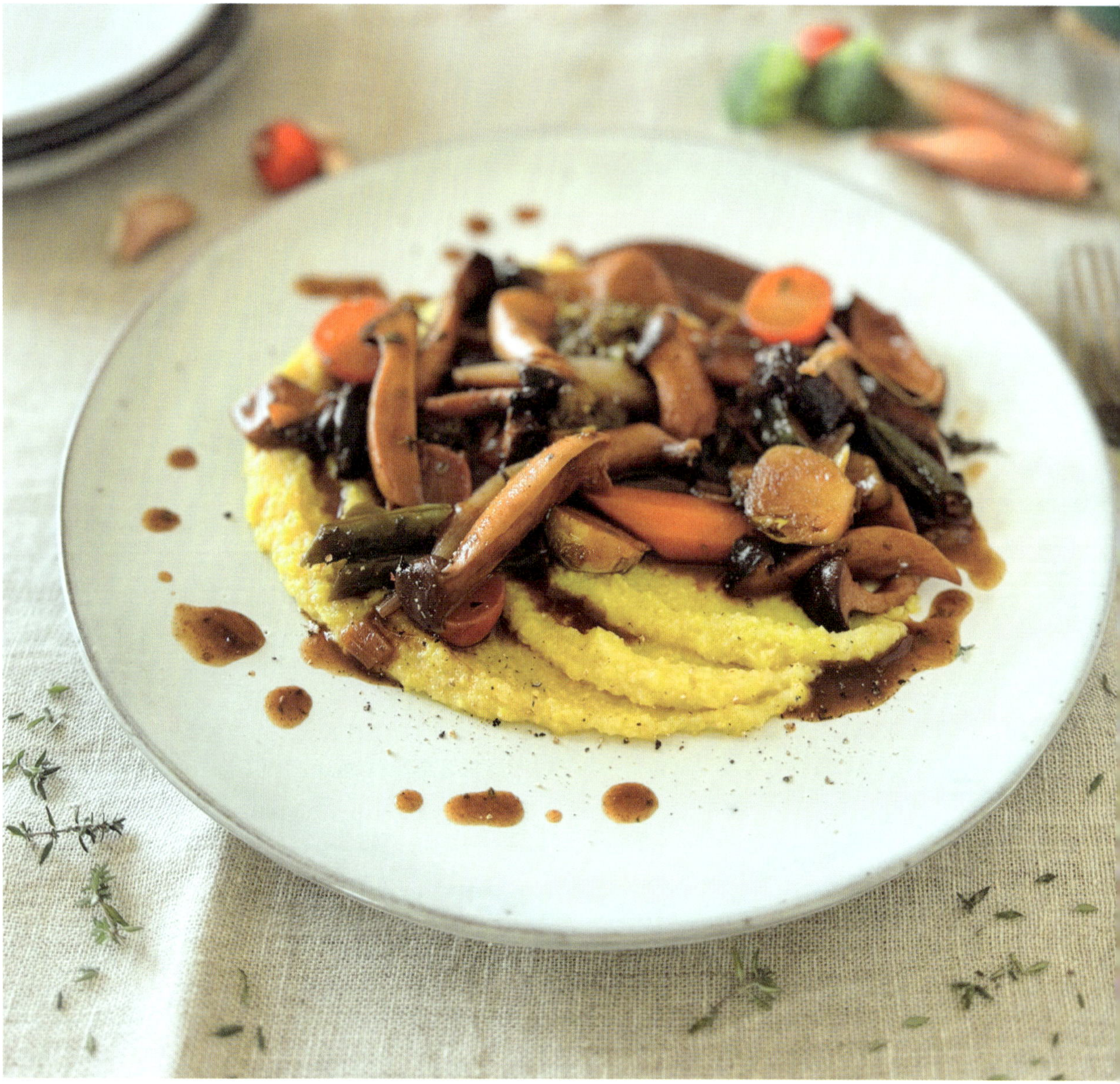

CREMIG-WEICHE POLENTA

- 3 Tassen Gemüsebouillon oder ungesüßte pflanzliche Milch
- ½ Tasse Hirse-, Mais- oder Reisgrieß
- 1 TL Salz
- 1 Prise Pfeffer
- 3 EL Olivenöl
- optional etwas pflanzliche Sahne

1 Grieß und Gemüsebouillon oder Milch unter ständigem Rühren mit wenig Hitze ziehen lassen, bis die Masse eindickt

2 Mit Salz und Pfeffer abschmecken

3 Mit Olivenöl und optional etwas Sahne verfeinern.

GEMÜSE-BOURGUIGNON

SAISONALES GEMÜSE · ZWIEBELN · WEIN

für 4–6 Portionen

- 500 g saisonales Gemüse (Karotten, Radieschen, Brokkoli, Zucchini, Fenchel, Rüben …)
- 3 Knoblauchzehen
- 1 rote Zwiebel
- 2 EL hitzebeständiges Öl
- 1 EL Apfeldicksaft oder Ahornsirup
- 1 EL Tomatenmark
- 100 g Schalotten oder kleine Zwiebeln
- 6–8 getrocknete Pflaumen
- 200 g Pilze oder kleine Champignons
- 2 EL Mehl
- 150 ml Rotwein*
- 300 ml Gemüsebouillon
- 2 EL Balsamicoessig oder Zitronensaft
- 1 EL Kräuter der Provence
- 10 Zweige frischer Thymian
- Salz und Pfeffer

Kräuter der Provence

- je 1 EL Thymian, Rosmarin, Oregano, Salbei, Bohnenkraut

**Falls du keinen Wein verwenden möchtest, kannst du stattdessen natürlich mehr Gemüsebouillon nehmen.*

1 Rote Zwiebel und Knoblauch schälen und klein würfeln, Schalotten schälen, nur größere halbieren oder vierteln, Gemüse waschen und in schöne große Stücke schneiden, Pilze säubern, große Exemplare der Länge nach halbieren oder vierteln, Pflaumen halbieren

2 Klein gewürfelte Zwiebeln und Knoblauch in hitzebeständigem Öl bei niedriger Hitze anschwitzen, Ahornsirup zufügen, um die Zwiebeln zu karamellisieren, zum Schluss Tomatenmark unterrühren

3 Gemüse, Pilze und Kräuter der Provence zu den Zwiebeln geben und kurz mitschmoren, Hitze reduzieren und etwas Wasser angießen, wenn es zu sehr ansetzt

4 Mit Mehl bestäuben und ebenfalls kurz mitrösten, dann mit dem Wein ablöschen und köcheln lassen, bis die Flüssigkeit verdampft ist

5 Gemüsebouillon, Pflaumen, Balsamico und den frischen Thymian zufügen, mit Salz und Pfeffer würzen

6 Bei niedriger Hitze zugedeckt 30 Minuten weich schmoren

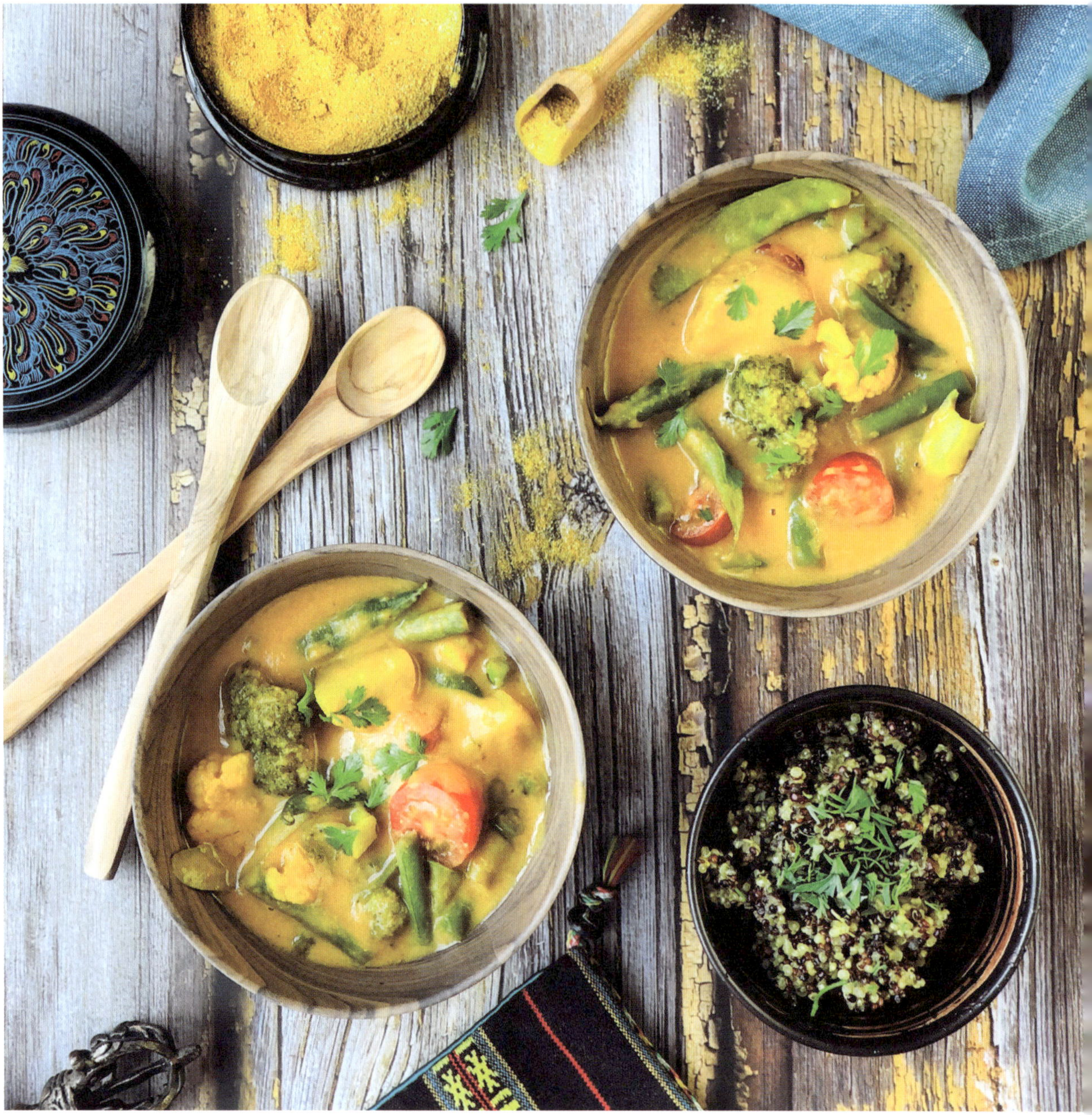

KNOBLAUCH-QUINOA

- 1 Tasse Quinoa
- 2 Tassen Gemüsebouillon
- 2–3 Knoblauchzehen
- 2 EL Zitronensaft

1 Quinoa in einem Sieb abspülen und dann mit der Bouillon bei niedrigster Hitze zugedeckt 20 Minuten weich dämpfen, Deckel nicht abnehmen, nicht umrühren

2 Knoblauch sehr fein hacken und mit dem Zitronensaft unter die Quinoa rühren

CURRY

BROKKOLI · ZUCKERSCHOTEN · KARFIOL

für 2–4 Portionen
- ½ Brokkoli
- 1 Tasse Zuckerschoten
- ¼ Karfiol (Blumenkohl)
- 1 Jungzwiebel
- 1 Knoblauchzehe
- 1 daumengroßes geschältes Stück Ingwer
- optional 1 kleine Chilischote
- 1 TL Kokosöl oder anderes hitzebeständiges Öl
- 5 Kartoffeln vorgekocht
- 5 Tomaten
- 250 ml Gemüsebouillon
- 250 ml Kokosmilch
- 1 EL Currygewürz
- 1 TL Sonnengelb oder ¼ TL Kurkuma
- Salz und Pfeffer

Zum Servieren
- kalt gepresstes Oliven- oder Leinöl
- ½ Limette geachtelt
- etwas frischen Koriander oder Petersilie

1 Brokkoli und Karfiol waschen und in Röschen teilen, Knoblauch und Ingwer schälen und klein hacken, Chilischote entkernen und in Streifen schneiden, Jungzwiebel waschen und in Röllchen schneiden

2 Jungzwiebel, Knoblauch, Ingwer, Chili, Currygewürz und Sonnengelb in etwas Kokosöl oder Gemüsebouillon anschmoren

3 Brokkoli und Karfiol zufügen und weitere 5 Minuten braten

4 Kartoffeln schälen und würfeln, Tomaten klein schneiden und beides zusammen mit den gewaschenen Zuckerschoten zum Curry geben

5 Mit der Gemüsebouillon aufgießen und alles rund 5 Minuten weich dünsten

6 Vor dem Servieren Kokosmilch unterrühren und nur noch kurz erwärmen

7 Curry mit etwas Olivenöl beträufeln, mit den Limettenstücken und frisch gezupftem Koriander bestreut servieren

Probier mal

Statt Kokosmilch kannst du am Schluss ein paar Löffel Hummus (Seite 33) oder Linsendip (Seite 28) ins Curry rühren. Karotten, rote Paprika, Fisolen, Kürbis, Zucchini und Fenchel sorgen für Abwechslung.

Dieses Curry sorgt mit seiner Cremigkeit und dem bunten Gemüse optisch und geschmacklich für gute Laune und ist im Nu gekocht, wenn du vorgegarte Kartoffeln verwendest.

Verwende zum Anrösten wenig Öl, denn hoch erhitzbare Fette enthalten keine gesunden Fettsäuren und Vitamine mehr. Serviere lieber nachher hochwertiges kalt gepresstes Öl zum fertigen Curry.

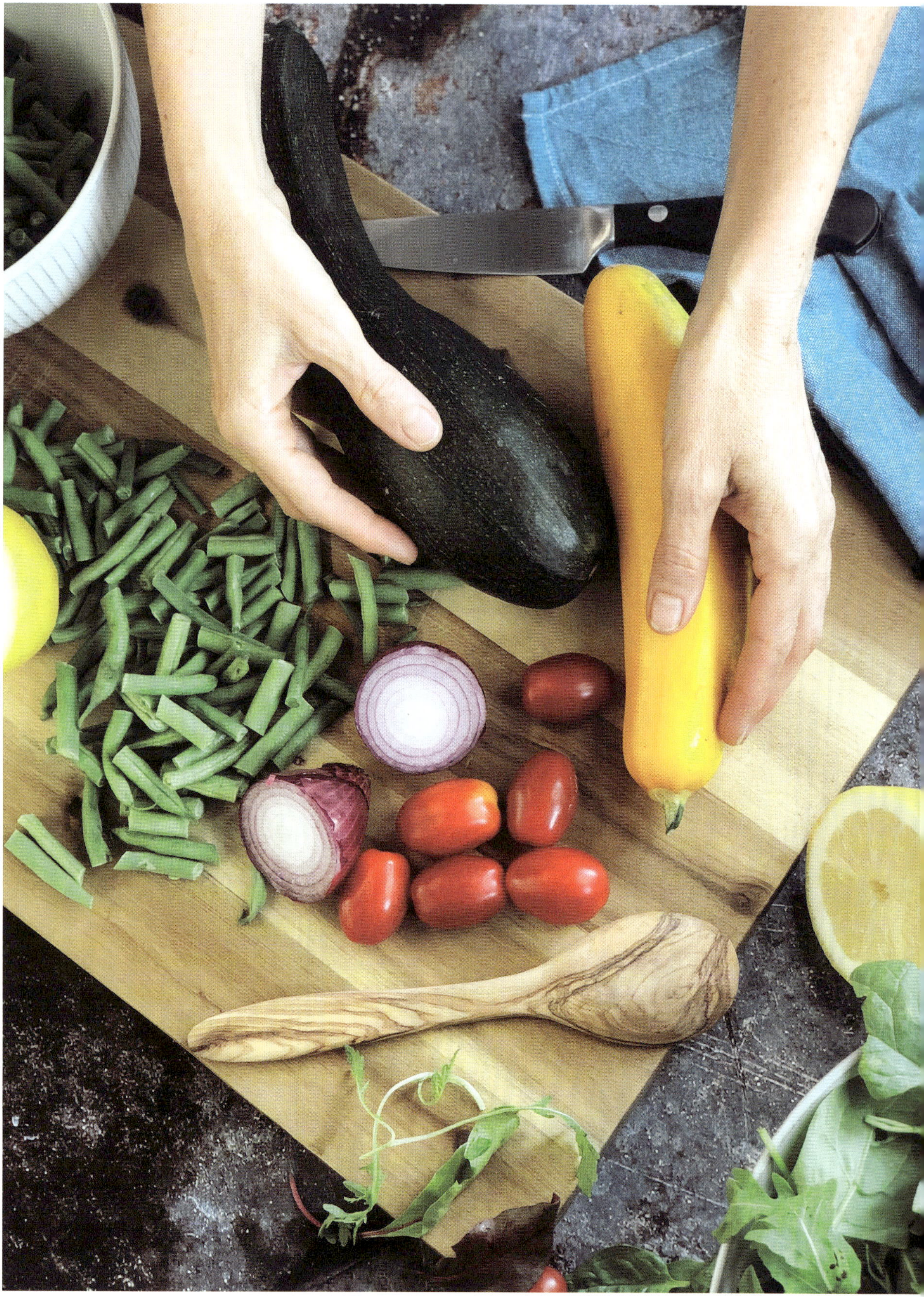

AUS DER PFANNE

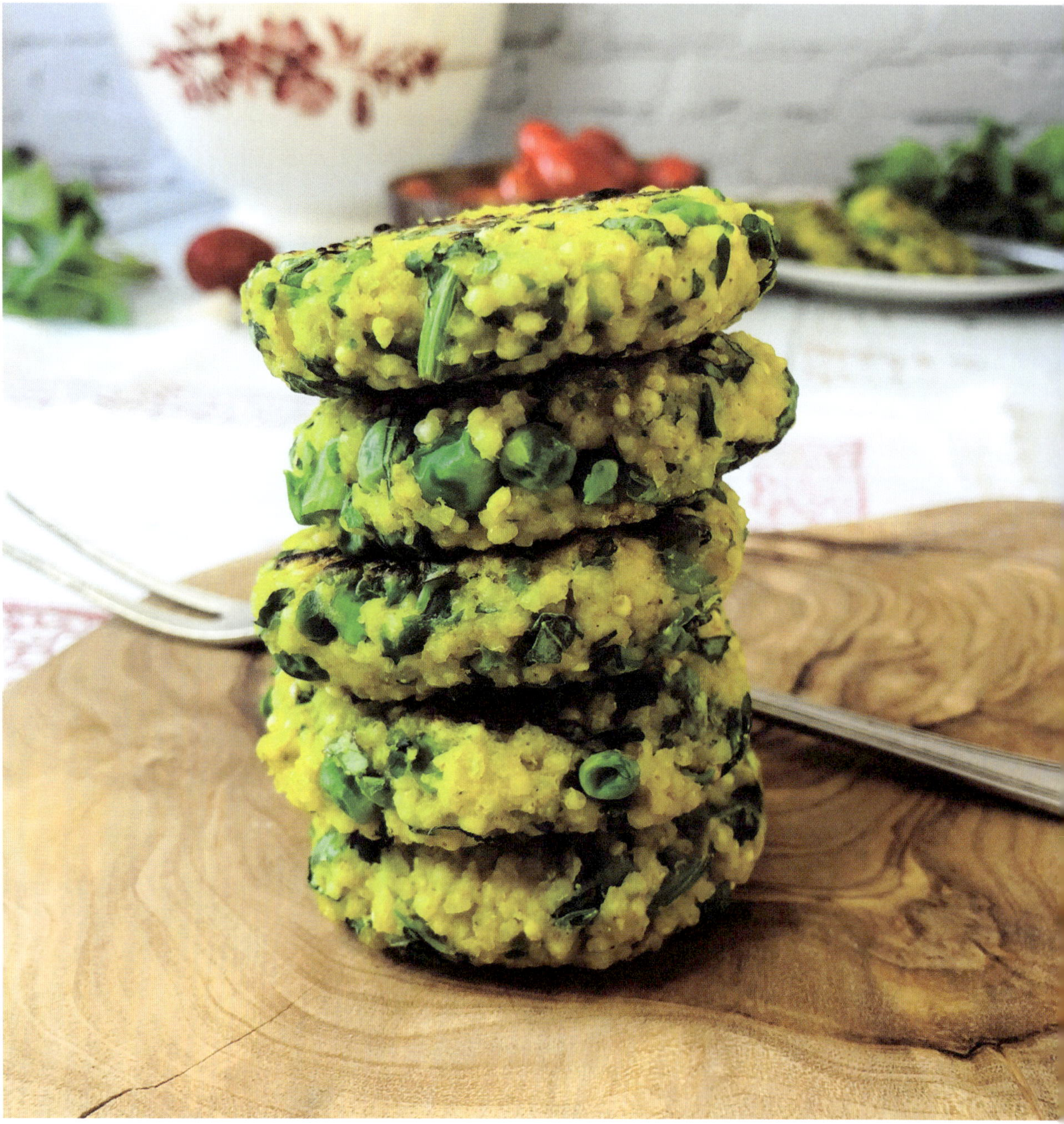

Nährstoff-Tipp

__Hirse__ ist ein (Pseudo-)Getreide, gehört zur Gruppe der Süßgräser und ist glutenfrei. Sie ist reich an Nährstoffen wie Eisen, Zink, B-Vitaminen und essenziellen Aminosäuren. Das Eisen kann der Körper in Verbindung mit Vitamin C besonders gut aufnehmen. Hirse enthält Silizium (in Form von Kieselsäure) für gesunde Knochen, Gelenke, Haut und Haare.

HIRSELAIBCHEN

HIRSE · SPINAT · ERBSEN

für rund 20 kleine Laibchen

- 1 Tasse Hirse
- 2 Tassen Gemüsebouillon
- 150 g Erbsen
- 50 g Spinat
- 2 Knoblauchzehen
- 3 leicht gehäufte EL Kartoffelmehl
- 1 EL Sonnengelb oder Grasgrün
- Salz und Pfeffer
- hitzebeständiges Öl zum Braten

1 Hirse in einem Sieb abspülen und dann mit der Gemüsebouillon bei niedrigster Hitze zugedeckt 30 Minuten weich dämpfen, Deckel nicht abnehmen, nicht umrühren

2 Erbsen zerdrücken, Spinat fein hacken, Knoblauch pressen oder klein würfeln

3 Alle Zutaten mit der etwas abgekühlten Hirse vermengen

4 Eine Schüssel mit kaltem Wasser bereitstellen und mit nassen Händen aus jeweils einem gehäuften Esslöffel ein Laibchen formen, dieses etwas zusammendrücken

5 Die Laibchen in einer beschichteten Pfanne (mit oder ohne Fettzugabe) bei mittlerer Hitze je Seite 3 bis 4 Minuten goldgelb braten

Aroma-Tipp

Werden Laibchen in Öl gebraten, bekommen sie mehr Kruste und werden aromatisch und goldgelb.

Du kannst sie aber auch problemlos in einer beschichteten Pfanne ohne Fett braten, sie kleben nicht an. Nach dem Braten kannst du sie dann in etwas kalt gepresstem Oliven- oder Walnussöl wenden

Diese Taler sind nicht nur bunt und schön anzuschauen, sondern auch richtig lecker! Super geeignet sind sie auch für unterwegs, z. B. fürs Büro oder Picknick zum Kaltessen.

Falls Laibchen übrig bleiben, kannst du sie auch gut einfrieren. Damit sie aufgetaut aber richtig fein schmecken, vorher noch einmal in der Pfanne, im Backrohr oder im Airfryer erhitzen.

Hirse vor dem Kochen spülen, um die Phytinsäure zu reduzieren, die die Mineralstoffaufnahme hemmen kann.

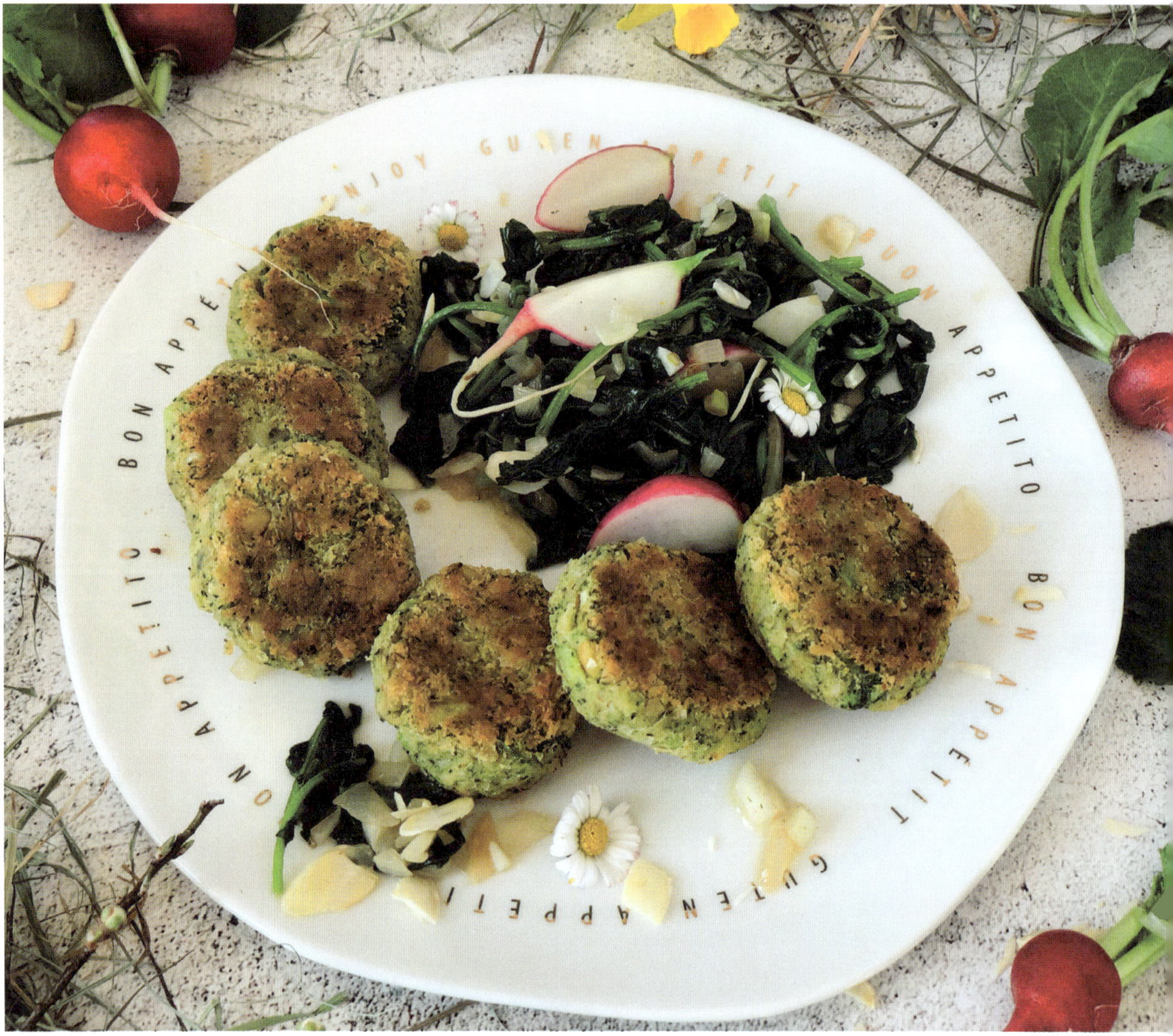

Nährstoff-Tipp

__Brokkoli__ punktet mit antibakterieller, entzündungshemmender und nervenstärkender Wirkung. Er enthält die Vitamine A, C, E, K und Folsäure, die antioxidative, zellschützende und immunstärkende Eigenschaften haben. Zudem kann das enthaltene Sulforaphan tumorhemmend und krebsvorbeugend wirken.

__Kräuter__, und vor allem __Wildkräuter__, sind ein Bollwerk gegen Viren, Bakterien und Pilze, lösen Schleim, sind immunstärkend und hoch antioxidativ. Ihr Gehalt an Mineralstoffen, Spurenelementen und gesundheitsfördernden Eigenschaften ist dem von Kulturkräutern weit überlegen. Bitte sammle nur wilde Kräuter selbst, die du wirklich gut kennst.

BROKKOLITALER

BROKKOLI · KICHERERBSEN · KRÄUTER

für rund 16 kleine Taler

- 250 g Kichererbsen vorgegart
- 150 g Brokkoli
- 30 g feine Haferflocken
- 1 Knoblauchzehe
- 2 EL Kichererbsenmehl
- 1 EL Grasgrün oder je 1 TL Basilikum und Petersilie
- Salz und Pfeffer
- 1 Handvoll Kräuter oder Wildkräuter
- kalt gepresstes Olivenöl zum Wenden

Probier mal

Tausche Brokkoli gegen Karfiol (Blumenkohl) oder Erbsen.

Statt Kichererbsen kannst du Bohnen oder Linsen oder einen Mix aus verschiedenen Hülsenfrüchten nehmen.

Und tausche je nach Jahreszeit und Verfügbarkeit die Kräuter und schon schmeckt es jedes Mal anders!

1 Brokkoli waschen und klein hacken (unteren Strunk vorher schälen), 30 Minuten stehen lassen (siehe Seite 71)

2 Brokkoli 1 bis 2 Minuten in etwas Salzwasser bissfest blanchieren, kalt spülen und abtropfen

3 Kichererbsen mit zerdrückter Knoblauchzehe und Brokkoli mit einem Pürierstab zerkleinern – es darf noch etwas stückig sein

4 Haferflocken, Kichererbsenmehl und Gewürze untermengen, die Masse 15 Minuten ziehen lassen

5 Kräuter fein hacken und unterrühren

6 Eine Schüssel mit kaltem Wasser bereitstellen und mit nassen Händen kleine Taler formen

Im **Ofen** bei 200 Grad 20 Minuten backen, danach in Olivenöl wenden

Im **Airfryer** bei 190 Grad 15 Minuten backen, danach in Olivenöl wenden

In der beschichteten **Pfanne** mit etwas hitzebeständigem Öl je Seite 2 bis 3 Minuten knusprig braten – oder ohne Öl braten, die Taler kleben nicht an

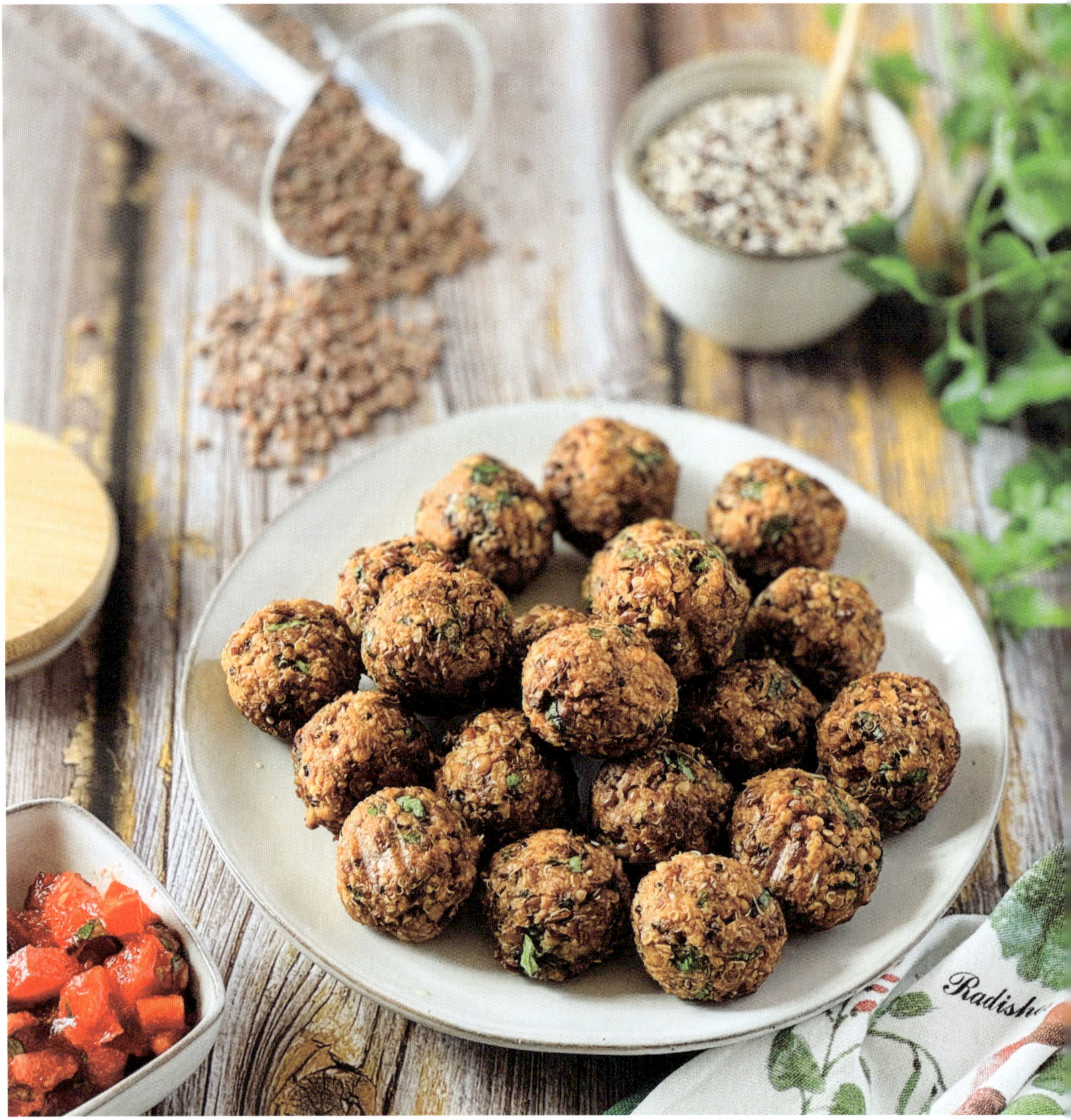

Probier mal

Tausche die schwarzen Bohnen gegen braune Linsen (Foto), Kidneybohnen, Wachtelbohnen oder weiße Bohnen.

Versuch die Bällchen mal mit deinem Lieblings-Grillgewürz oder Kräutern der Provence (Seite 137).

BOHNENBÄLLCHEN

BOHNEN · QUINOA · HAFERFLOCKEN

für rund 20 kleine Bällchen

- 250 g schwarze Bohnen vorgegart
- 100 g Quinoa oder Hirse gekocht
- 50 g feine Haferflocken
- 1 EL Leinsamen gemahlen oder geschrotet
- 2 EL Lupinenwürze oder Sojasauce
- 2 EL Zitronensaft
- 1 EL Tomatenmark
- 1 EL Feuerrot, Grasgrün oder Majoran
- ½ Bund gehackte frische Petersilie
- optional 1 TL Senf
- Salz und Pfeffer
- kalt gepresstes Olivenöl zum Wenden

Nährstoff-Tipp

__Bohnen__ sind eiweiß- und ballaststoffreich und ein sehr gesundes Lebensmittel. Mit viel Eisen, Zink, Kalium und hochwertigen Aminosäuren wirken Bohnen blutdruck- und cholesterinsenkend. Sie schützen unsere Blutgefäße und haben verdauungsfördernde Inhaltsstoffe. In der Schale vorkommende Polyphenole wirken immunstärkend.

1 Bohnen mit einem Stampfer zerdrücken oder mit dem Pürierstab stückig mixen, mit den restlichen Zutaten verrühren und 15 Minuten rasten lassen

2 Masse kräftig durchkneten und bei Bedarf etwas Wasser oder Haferflocken zufügen

3 Eine Schüssel kaltes Wasser bereitstellen und mit nassen Händen rund 20 Bällchen formen

Im **Ofen** bei 200 Grad 20 Minuten backen, danach in Olivenöl wenden

Im **Airfryer** bei 190 Grad 15 Minuten backen, danach in Olivenöl wenden

In der beschichteten **Pfanne** – Bällchen flach zu Laibchen drücken, mit etwas hitzebeständigem Öl je Seite 2 bis 3 Minuten knusprig braten (oder ohne Öl braten, die Laibchen kleben nicht an)

Braten am Grillrost: Forme Leibchen und backe diese 10 Minuten im Ofen vor, dann zerfallen sie nachher garantiert nicht beim Wenden am Griller

Ob für die Jausenbox, als Fingerfood für Gäste, für die nächste Grillparty – das Rezept ist vielseitig und mit verschiedenen Gewürzen sehr wandelbar. Du kannst die Bällchen warm oder kalt essen, einige Tage im Kühlschrank aufbewahren oder einfrieren ..., also vielleicht gleich die doppelte Menge machen!

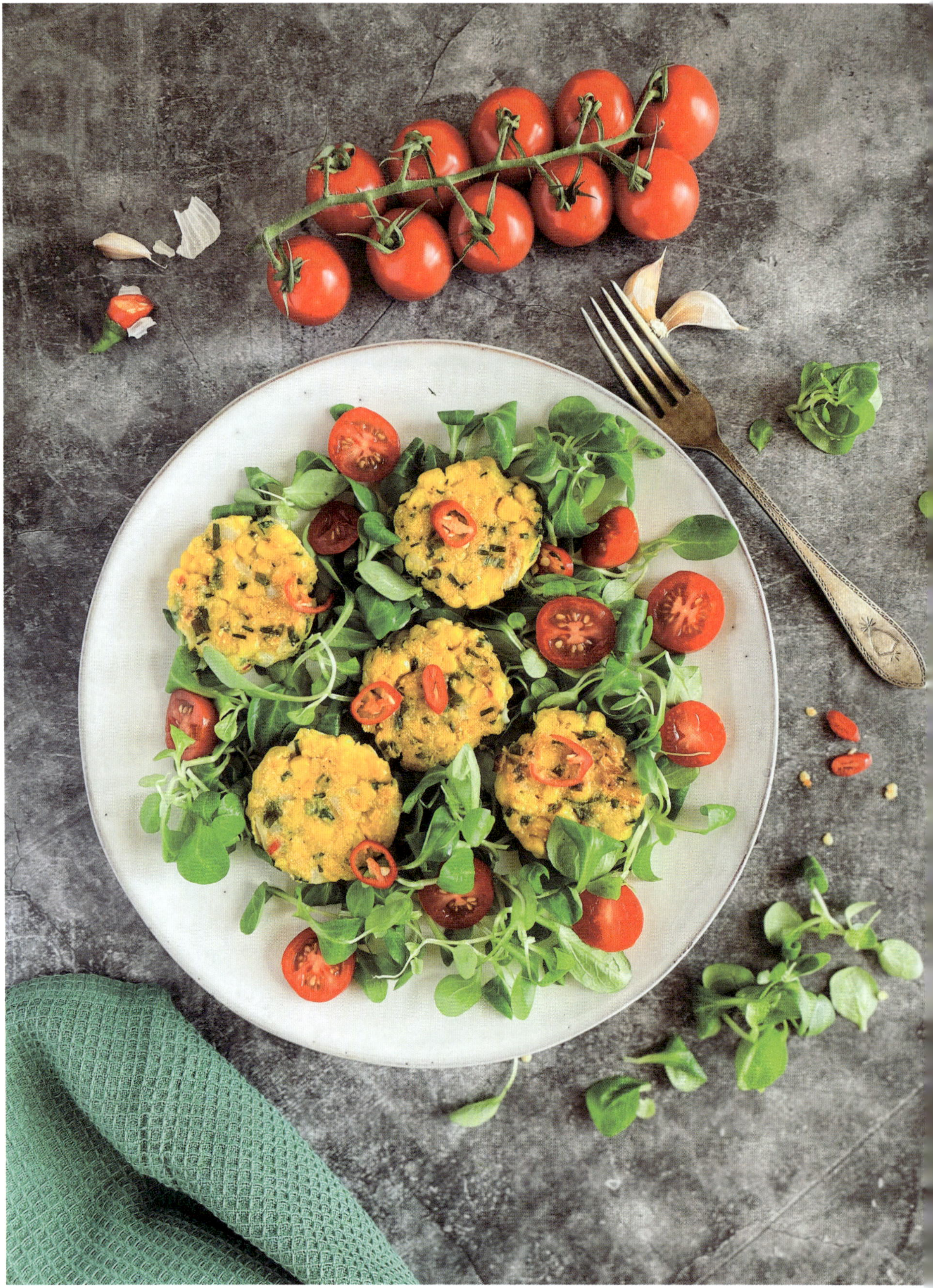

MAISFRITTERS

MAIS · JUNGZWIEBEL · CHILI

für 20 kleine Fritters

- 500 g Mais tiefgekühlt oder aus dem Glas
- 1 Zwiebel
- 2 Knoblauchzehen
- 3 Jungzwiebeln
- 1 rote Chili oder ¼ roter Paprika
- ½ Bund Schnittlauch
- 100 g Kichererbsenmehl
- 100 g Mehlmix hell oder Reismehl
- 100 ml Wasser
- Salz und Pfeffer
- hitzebeständiges Öl zum Braten

1 Zwiebel und Knoblauch schälen und klein hacken

2 Jungzwiebeln und Schnittlauch waschen, trocken schütteln und in feine Röllchen schneiden, Chili entkernen und in kleine Würfel schneiden

3 Mais mit einem Pürierstab grob zerkleinern

4 Alle Zutaten in einer großen Schüssel vermengen und 10 Minuten ziehen lassen

5 Eine Schüssel kaltes Wasser bereitstellen, jeweils einen gehäuften Esslöffel der Masse entnehmen und mit nassen Händen kleine Laibchen formen

6 Eine beschichtete Pfanne erhitzen, mit wenig hitzebeständigem Öl je Seite 4 bis 5 Minuten goldgelb braten

Probier mal

Tausche Mais gegen geraspelte Kartoffeln, Süßkartoffeln, Zucchini oder Kürbis.

Nährstoff-Tipp

Mais gehört zur Familie der Süßgräser und ist sehr eiweißreich. Das vitamin- und mineralstoffreiche Getreide enthält außerdem wichtige essenzielle Aminosäuren. Viele Ballaststoffe sorgen für reibungslose Verdauung und stabilisieren den Blutzucker. Achte immer darauf, dass du gentechnikfreien Mais aus biologischem Anbau kaufst.

Knusprig, lecker und schnell gemacht! Dafür sollten die Fritters aber auch am besten gleich gegessen werden, ein frischer Salat dazu, schon ist für eine feine Mahlzeit gesorgt.

Du kannst die Masse ebenso in eine gefettete Form streichen und im Rohr knusprig backen.

Versuche die Fritters einmal mit Apfelmus von Seite 25 – die Kombi aus pikant und süß passt richtig gut!

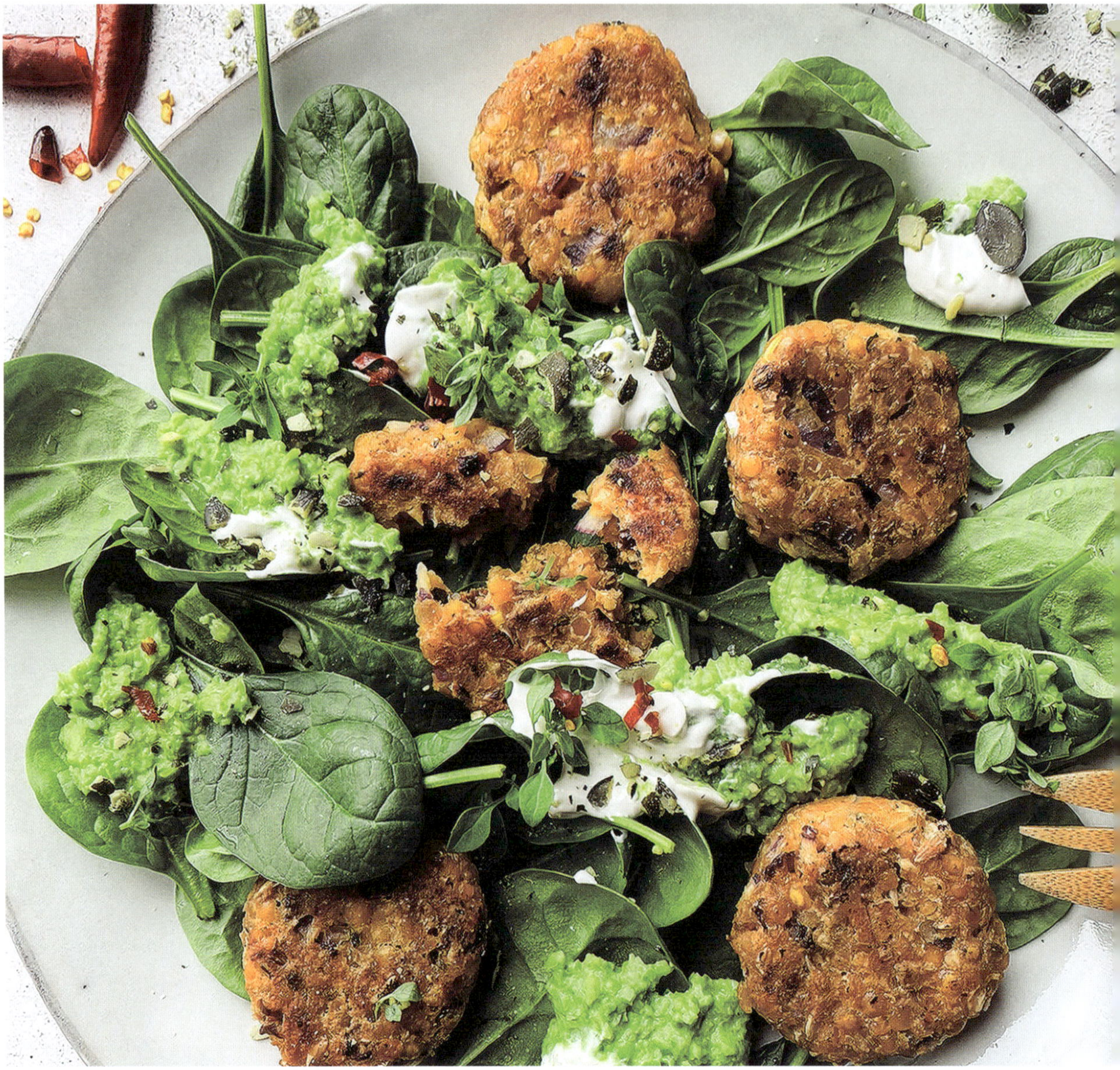

SESAM-SENF-DIP

- 5 EL Tahini (Sesammus)
- 2 EL Zitronensaft
- 1 TL Dijonsenf oder
  ½ TL Senfkörner gemahlen
- 1 Knoblauchzehe gepresst
- ½ TL Salz
- Wasser bis zur gewünschten Konsistenz

1 Alle Zutaten miteinander verrühren, mit Zitronensaft und Salz abschmecken

LINSENMEDAILLONS

LINSEN · HIRSE · ZWIEBEL

für rund 16 kleine Medaillons

- 300 g rote oder gelbe Linsen
- 100 g Hirseflocken
- 1 rote Zwiebel
- 60 g gemahlene Leinsamen
- 3 EL Lupinenwürze oder Sojasauce
- 2 EL Zitronensaft
- 4 EL Sonnenblumenkerne
- 1 EL Sonnengelb, Grasgrün oder Feuerrot
- Salz und Pfeffer
- kalt gepresstes Olivenöl zum Wenden

1 Linsen kalt abspülen, in leicht gesalzenem Wasser 8 bis 10 Minuten weich kochen, dann abseihen

2 Zwiebel schälen und klein hacken

3 Alle Zutaten locker verrühren und 15 Minuten rasten lassen

4 Masse verkneten und bei Bedarf 1 bis 2 EL Hirseflocken zufügen

5 Eine Schüssel kaltes Wasser bereitstellen und mit nassen Händen 16 kleine Medaillons formen

Im **Ofen** bei 200 Grad 20 Minuten backen, danach in Olivenöl wenden

Im **Airfryer** bei 190 Grad 15 Minuten backen, danach in Olivenöl wenden

In der beschichteten **Pfanne** (mit oder ohne Fettzugabe) je Seite 2 bis 3 Minuten knusprig braten

Rote und gelbe Linsen wurden vorab geschält und enthalten deshalb weniger Nährstoffe als die ungeschälten braunen und grünen Linsen. Du kannst die Medaillons natürlich auch damit zubereiten, die Kochzeit der Linsen verlängert sich dann auf rund 20 Minuten.

Dazu passt ein Sesam-Senf-Dip, der Erbsendip von Seite 32 oder der Mandel-Feta von Seite 34.

Probier mal

Ersetze Hirseflocken durch Hafer-, Quinoa- oder Buchweizenflocken.

Nimm statt Sonnengelb Anis, Kreuzkümmel oder Bohnenkraut.

Nährstoff-Tipp

***Sesam** enthält eine große Menge Kalzium, ist deshalb besonders gesund für die Knochen. Blutbildendes Eisen, Vitamin E und gesunde ungesättigte Fettsäuren unterstützen Herz und Immunsystem. Sesam kann cholesterinsenkend und zellstärkend wirken.*

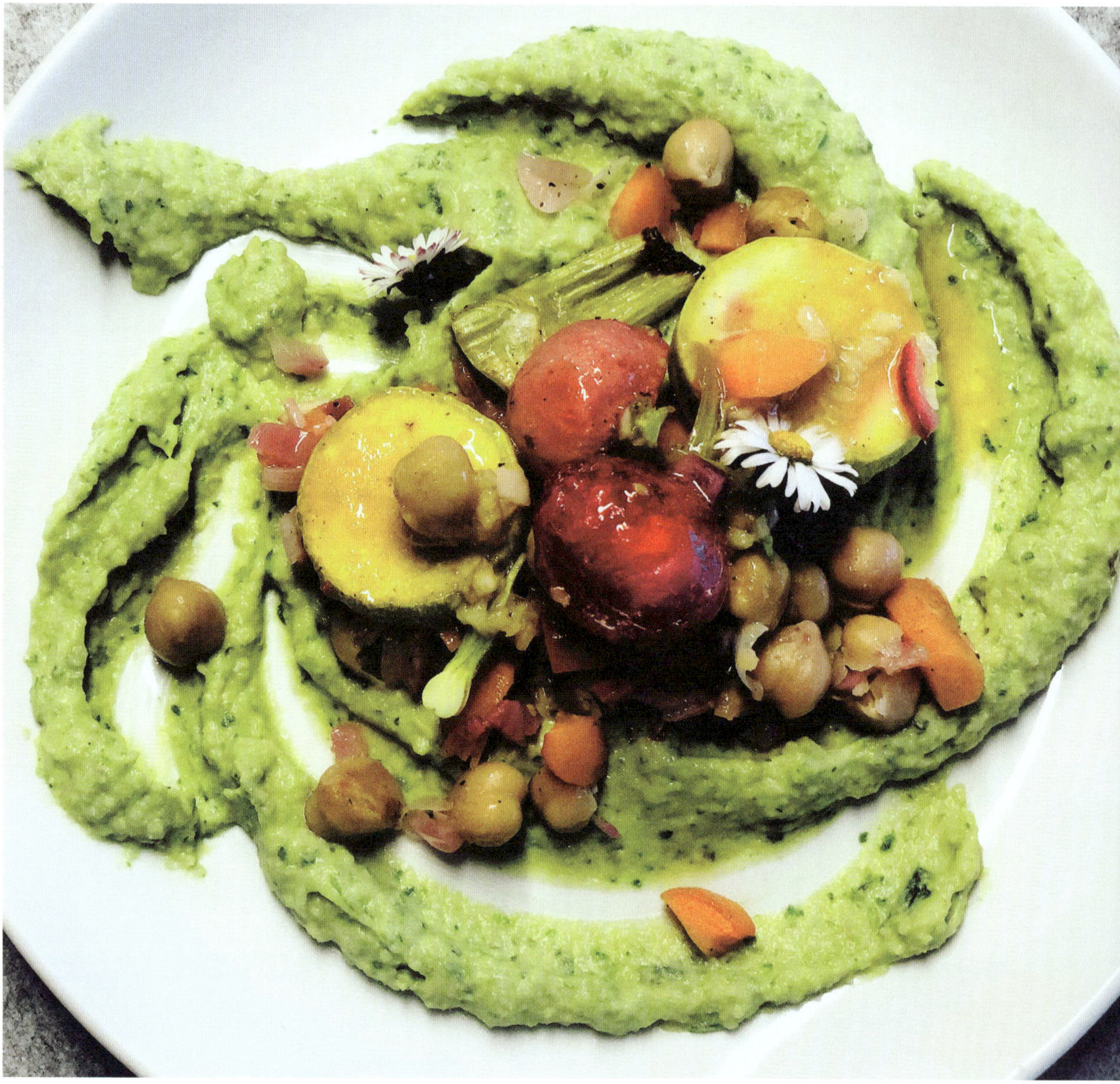

KRÄUTERHIRSE

- 1 Tasse Hirse
- 2 Tassen Gemüsebouillon
- 1 Bund Petersilie oder andere Kräuter

1 Hirse in einem Sieb abspülen und dann mit der Bouillon bei niedrigster Hitze zugedeckt 30 Minuten weich dämpfen, Deckel nicht abnehmen, nicht umrühren

2 Kräuter sehr fein hacken und unter die Hirse rühren

3 Zusammen mit der Hirse kannst du aus folgendem Gericht auch wunderbar einen Salat machen, schmecke mit Zitronensaft oder Apfelessig und etwas Salz ab

MARINIERTES PFANNENGEMÜSE

SAISONALES GEMÜSE · KICHERERBSEN · HUMMUS

für 4 Portionen

- 800 g saisonales Gemüse (Zwiebeln, Zucchini, Radieschen, Karotten, Spargel, Melanzani ...)
- 250 g Kichererbsen vorgegart
- Salz und Pfeffer
- 1 EL hitzebeständiges Öl

Dressing

- 6 EL kalt gepresstes Olivenöl
- 6 EL Zitronensaft
- 1 EL Honig oder Ahornsirup
- 1 EL Senf
- 1–2 Knoblauchzehe gepresst
- Salz und Pfeffer
- optional Apfelessig

Zum Servieren

- Hummus von Seite 33, gemixt mit einem Bund Petersilie bzw. Wildkräutern oder
- Linsendip von Seite 28 oder
- Bohnen-Maroni-Creme von Seite 31

1 Gemüse waschen und in nicht zu kleine schöne Stücke schneiden

2 Eine beschichtete Pfanne erhitzen, Gemüse darin mit etwas Öl einige Minuten braten

3 Kichererbsen, Salz und Pfeffer zufügen und weiterbraten, bis das Gemüse bissfest ist, eventuell etwas Wasser angießen

4 Alle Zutaten für das Dressing verrühren und das fertige Gemüse damit marinieren

5 Du kannst das Gemüse auch zusammen mit den Kichererbsen im Ofen backen, verrühre es dazu vorher mit etwas hitzebeständigem Öl, einer Prise Salz und Pfeffer, backe es dann bei 200 Grad rund 20 Minuten.

Dazu passt Kräuterhirse.

Probier mal

Brokkoli, Paprika, Fenchel, Süßkartoffel, Spargel, Kürbis, Kohlrabi.

Nimm statt Kichererbsen große weiße Bohnen, Käferbohnen oder gekochte kleine Kartoffeln.

Nährstoff-Tipp

***Knoblauch** wirkt gegen Viren, Bakterien und Pilze, ist leicht blutverdünnend und blutdruck- und cholesterinsenkend. Er hilft (regelmäßig genossen) Thrombosen, Herz-Kreislauf-Erkrankungen und Schlaganfällen vorzubeugen. In den kleinen Zehen steckt Superpower!*

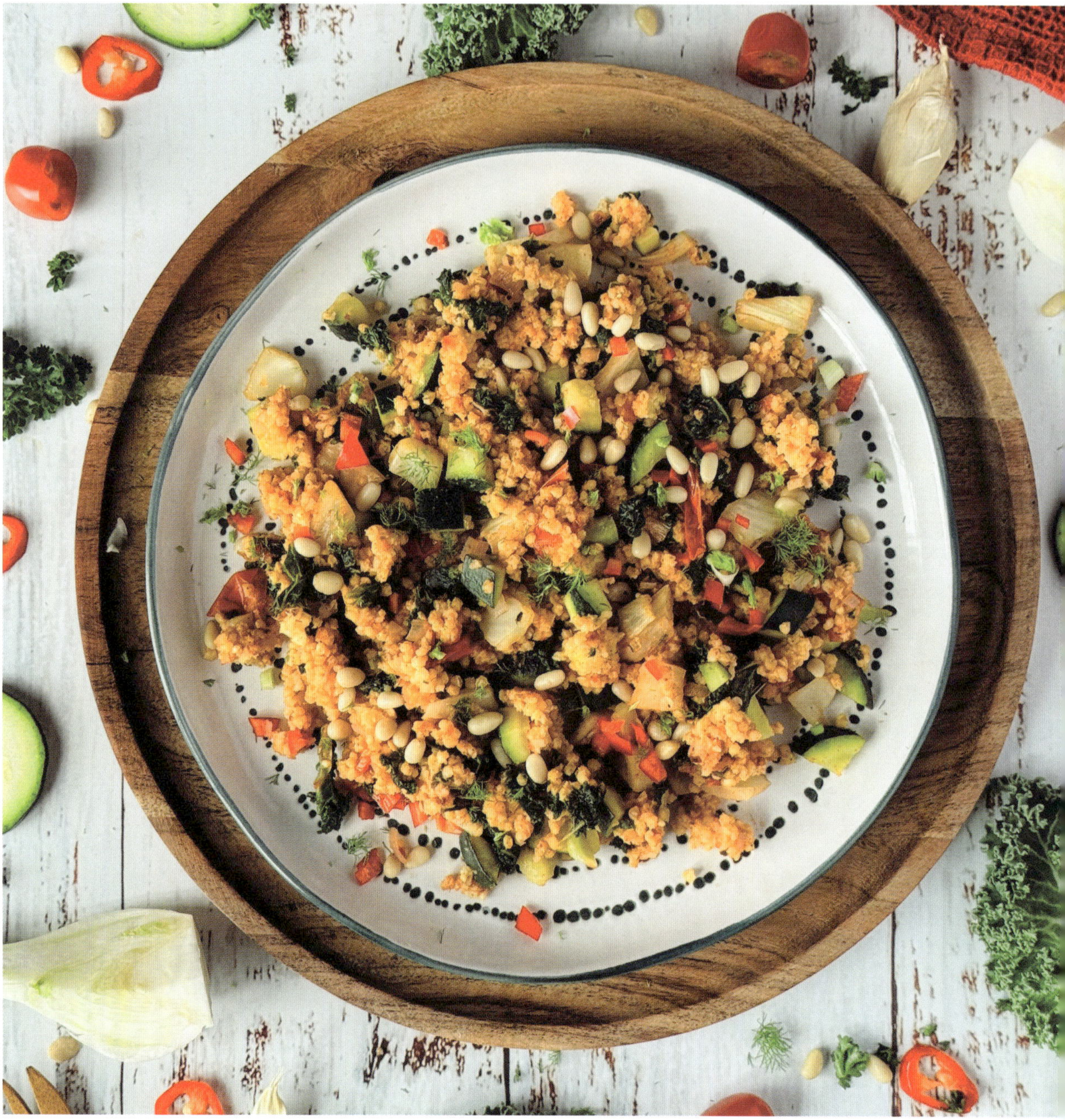

Probier mal

Nimm statt Hirse Quinoa, Buchweizen-Bulgur, Kichererbsen-Couscous oder Nudeln aus Hülsenfrüchten.

Kürbis, Karotten, Erbsen, Brokkoli, Grünkohl, Pilze, Lauch oder was noch in deinem Kühlschrank zu finden ist – stelle dir jedes Mal eine neue Mischung zusammen!

Tausche Spinat gegen anderes Blattgrün wie Radieschenblätter, Rucola, Asiasalate, Bärlauch oder Mangold.

HIRSEPFANNE

HIRSE · ZUCCHINI · FENCHEL

für 4–6 Portionen
- 200 g Hirse
- 400 ml Gemüsebouillon
- 1 Zwiebel
- 2 Knoblauchzehen
- 300 g Tomaten
- 200 g Zucchini
- 100 g Fenchel
- 2 EL Feuerrot oder 1 EL Thymian und 1 TL Paprikapulver
- optional 1 kleine Chili
- Salz und Pfeffer
- 100 g Babyspinat

Zum Anrichten
- Pinienkerne

Für die vielseitige und total leckere Gemüsepfanne können Gemüsereste aller Art verbraucht werden. Dabei ist die Pfanne schnell gemacht und lässt sich super vorbereiten: Du kannst das Getreide vorkochen und auch das Gemüse vorbereiten und 2 bis 3 Tage im Kühlschrank aufbewahren.

Aroma-Tipp

Zerbröselter Mandel-Feta, Avocado-Würfeln, Pinienkerne oder frische Granatapfelkerne sorgen als Topping für das gewisse Etwas!

1 Hirse in einem Sieb abspülen und dann mit der Gemüsebouillon bei niedrigster Hitze zugedeckt 30 Minuten weich dämpfen, Deckel nicht abnehmen, nicht umrühren

2 Zwiebel und Knoblauch schälen und fein hacken, Tomaten, Zucchini und Fenchel waschen und in kleine Würfel schneiden

3 Gemüse in einer Pfanne bissfest braten, mit Feuerrot, Salz, Pfeffer und optional Chili würzen

4 Babyspinat und Hirse unter die Gemüsemischung heben und kurz durchschwenken, bis der Spinat zusammengefallen ist

5 Mit Pinienkernen bestreut servieren

Mache aus der Pfanne einen Hirse-Auflauf

HIRSE-AUFLAUF

1 Verrühre dafür die Hirse-Gemüse-Mischung mit einem Mix aus 125 ml Sahne, 3 EL Hefeflocken, 3 EL Zitronensaft, etwas Suppenpulver und Pfeffer

2 Fülle die Masse dann in eine gefettete Form und streiche die Oberfläche mit einem nassen Spatel glatt

3 Backe den Auflauf bei 180 Grad rund 20 Minuten

4 Serviere mit etwas kalt gepresstem Olivenöl beträufelt

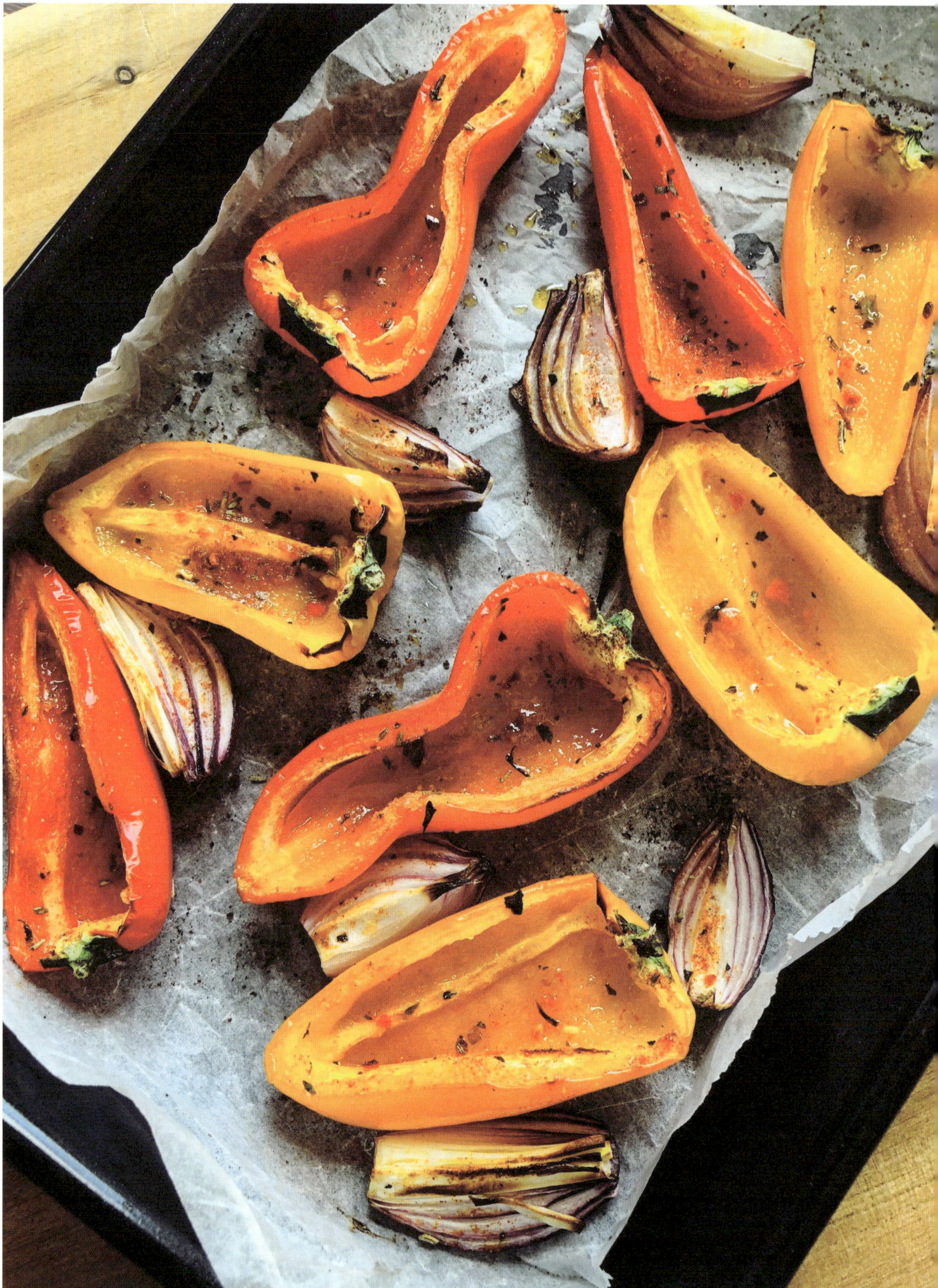

AUS DEM OFEN

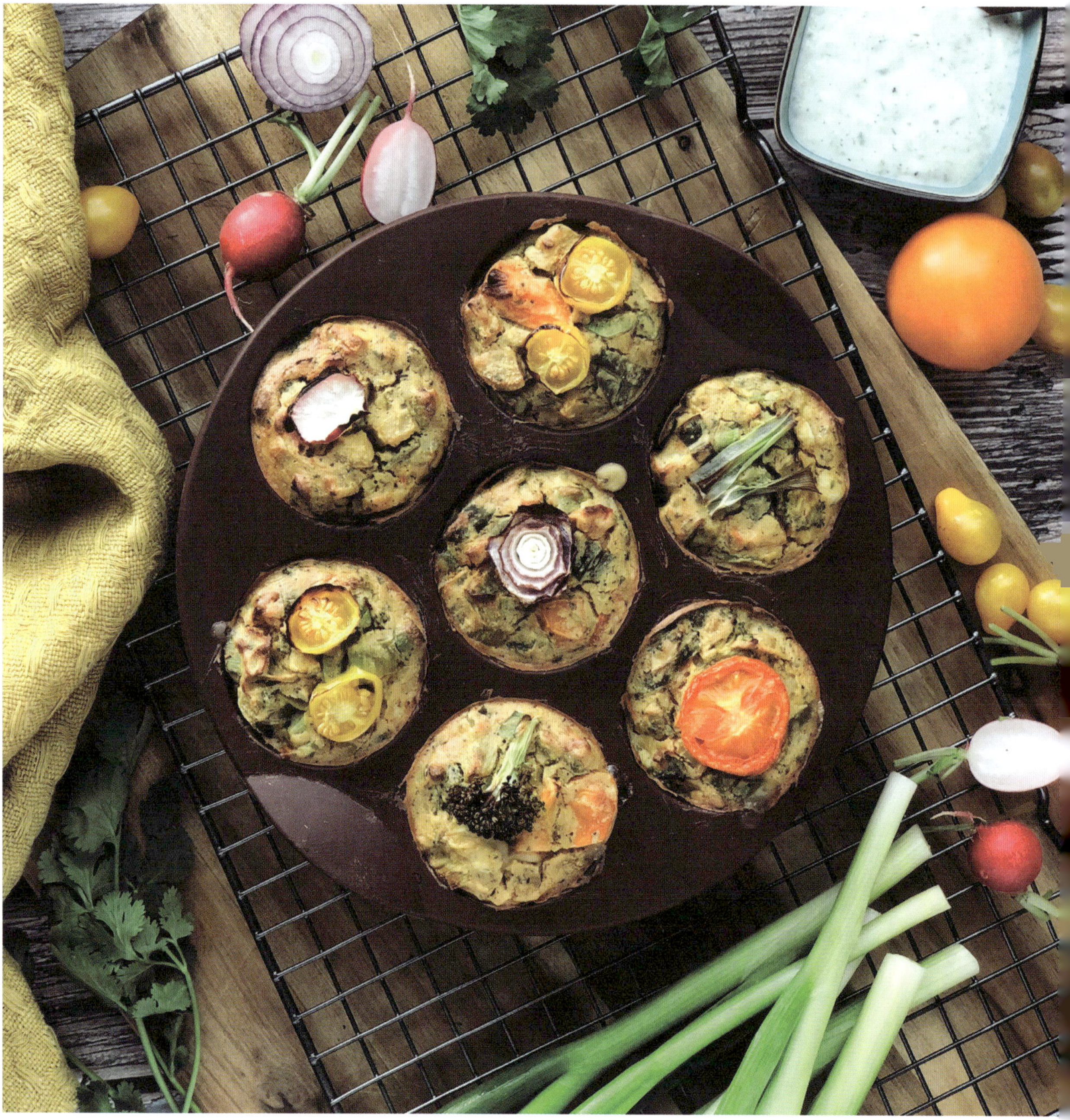

Aroma-Tipp

Wenn du vor dem Backen etwas hitzebeständiges Öl auf den Teig streichst, wird er besonders knusprig und aromatisch. Gesünder und auch sehr lecker ist es, wenn du erst nach dem Backen kalt gepresstes Öl darüberträufelst.

GEMÜSEMUFFINS

SAISONALES GEMÜSE · TOFU · KICHERERBSENMEHL

für 12 kleine Muffins

› 500 g saisonales Gemüse (Zwiebel, Karotte, Zucchini, Brokkoli, Mais, Paprika, Kürbis ...)
› 1 EL hitzebeständiges Öl
› 250 g Tofu (ev. aus Lupine oder Kichererbse)
› 50 g Reismehl oder anderes Mehl
› 50 g Kichererbsenmehl
› 120 ml ungesüßte pflanzliche Milch
› 1 gehäufter TL Backpulver
› optional: 1 gehäufter EL Hefeflocken
› 1 EL Sonnengelb, Grasgrün oder Feuerrot
› ½ Bund Petersilie
› Salz (oder Kala Namak)
› Pfeffer

Die Muffins lassen sich sehr gut vorbereiten und am nächsten Tag in die Arbeit oder in die Schule mitnehmen.

Du kannst den Gemüse-Muffinteig auch in eine große Auflaufform geben und nach dem Backen in Stücke schneiden. Backe dann 30 Minuten.

1 Backofen auf 180 Grad vorheizen, sämtliches Gemüse waschen und in kleine Würfel schneiden

2 Gemüsewürfel (außer Paprika und Mais) in etwas leicht gesalzenem Wasser 2 Minuten bissfest kochen, Petersilie waschen, trocken schütteln und fein hacken

3 Tofu mit der Milch mit dem Pürierstab cremig mixen, Mehle, Gewürze, Gemüse und Petersilie unterrühren, Backpulver erst ganz zum Schluss kurz untermengen

4 Muffinförmchen etwas einfetten (am besten aus Silikon, da kleben sie nicht an, bitte keine Papierförmchen nehmen)

5 Muffinteig mit einem Esslöffel in die Förmchen füllen, mit einem nassen Spatel die Oberfläche glatt streichen, optional kleine Gemüsestücke als Deko darauflegen

6 Muffins 25 Minuten backen

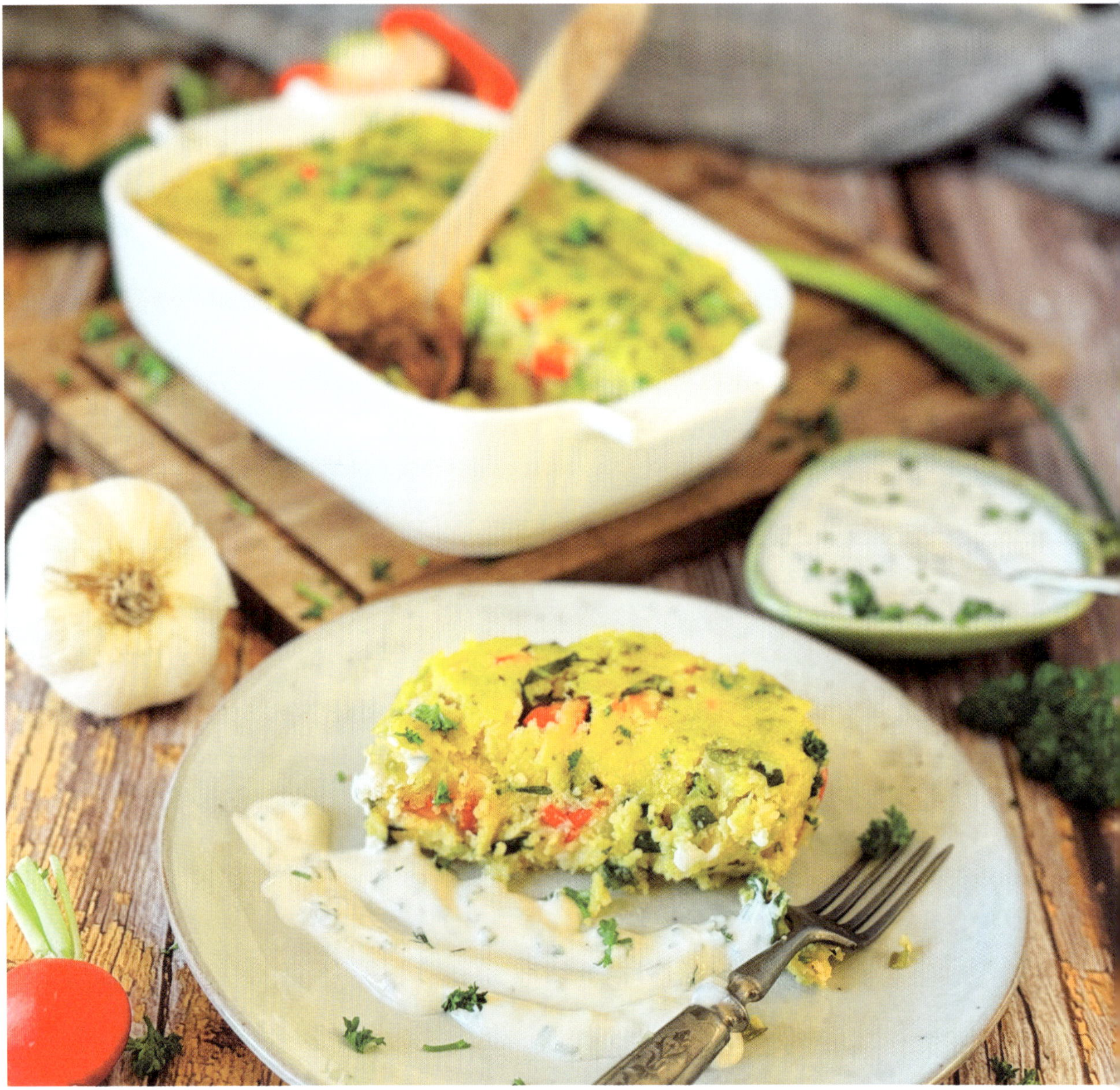

MANDEL-LIMETTEN-DIP

- 5 EL Mandelmus
- 2 EL Limettensaft
- ½ TL Salz
- 1 Handvoll Kräuter
- Wasser bis zur gewünschten Konsistenz

1 Kräuter waschen, trocken schütteln und fein hacken

2 Mandelmus, Limettensaft, Salz und etwas Wasser verrühren

3 Kräuter unterrühren, mit Limettensaft und Salz abschmecken, ev. mit Wasser bis zur gewünschten Konsistenz verrühren

POLENTA-AUFLAUF oder -MUFFINS

SAISONALES GEMÜSE · MAISGRIESS · SPINAT

für 4–6 Portionen oder 12 Muffins

- 300 g saisonales Gemüse (Zwiebel, Brokkoli, Karotten, Fenchel, Paprika, Mais ...)
- 250 g Kartoffeln vorgekocht
- 2–3 Knoblauchzehen
- 250 g Polenta (Maisgrieß)
- 50 g geschälte gemahlene Mandeln
- 700 ml Gemüsebouillon
- optional 1–2 EL Hefeflocken
- 1 TL Sonnengelb oder Oregano
- ½ Zitrone ausgepresst
- 50 g Babyspinat
- ½ Bund Petersilie oder andere Kräuter
- 2 EL Olivenöl
- Salz und Pfeffer
- etwas hitzebeständiges Öl

Dazu passt ein Mandel-Limetten-Dip

Probier mal

Statt Kartoffeln kannst du auch vorgekochte Süßkartoffeln nehmen oder Kürbis, den kannst du einfach mit dem Gemüse mitkochen.

Den Spinat ersetze ich gerne durch Radieschengrün, auch zarter Mangold und im Frühling frischer Bärlauch schmecken köstlich im Auflauf.

1 Gemüse waschen und in Stücke schneiden, in Salzwasser bissfest blanchieren, Zwiebel, Paprika und Mais muss nicht vorgekocht werden

2 Polenta mit Mandeln, Hefeflocken, Knoblauch und der Bouillon aufkochen, dann die Hitze reduzieren und unter Rühren 8 bis 10 Minuten eindicken lassen

3 Backrohr auf 200 Grad vorheizen, Kräuter und Spinat hacken

4 Gemüse, Spinat, Kräuter und Olivenöl unter die Polenta rühren, mit Salz und Pfeffer würzen

5 Polentamasse in eine mit etwas Öl bestrichene Auflaufform oder Muffinförmchen (aus Silikon, damit es nicht anklebt) geben und die Oberfläche glatt streichen

6 Mit etwas hitzebeständigem Öl bepinseln und 15 Minuten überbacken

Wenn es schnell gehen soll, kannst du den Polenta-Auflauf bereits Stunden vorher bis zu Punkt 5 vorbereiten und dann zum Essen einfach schnell im Ofen überbacken.

Übrig gebliebene Stücke lassen sich sehr gut kalt als Pausensnack mitnehmen oder, in kleine Würfel geschnitten, auf den nächsten Salat geben. Oder du brätst sie nochmals in der Pfanne knusprig.

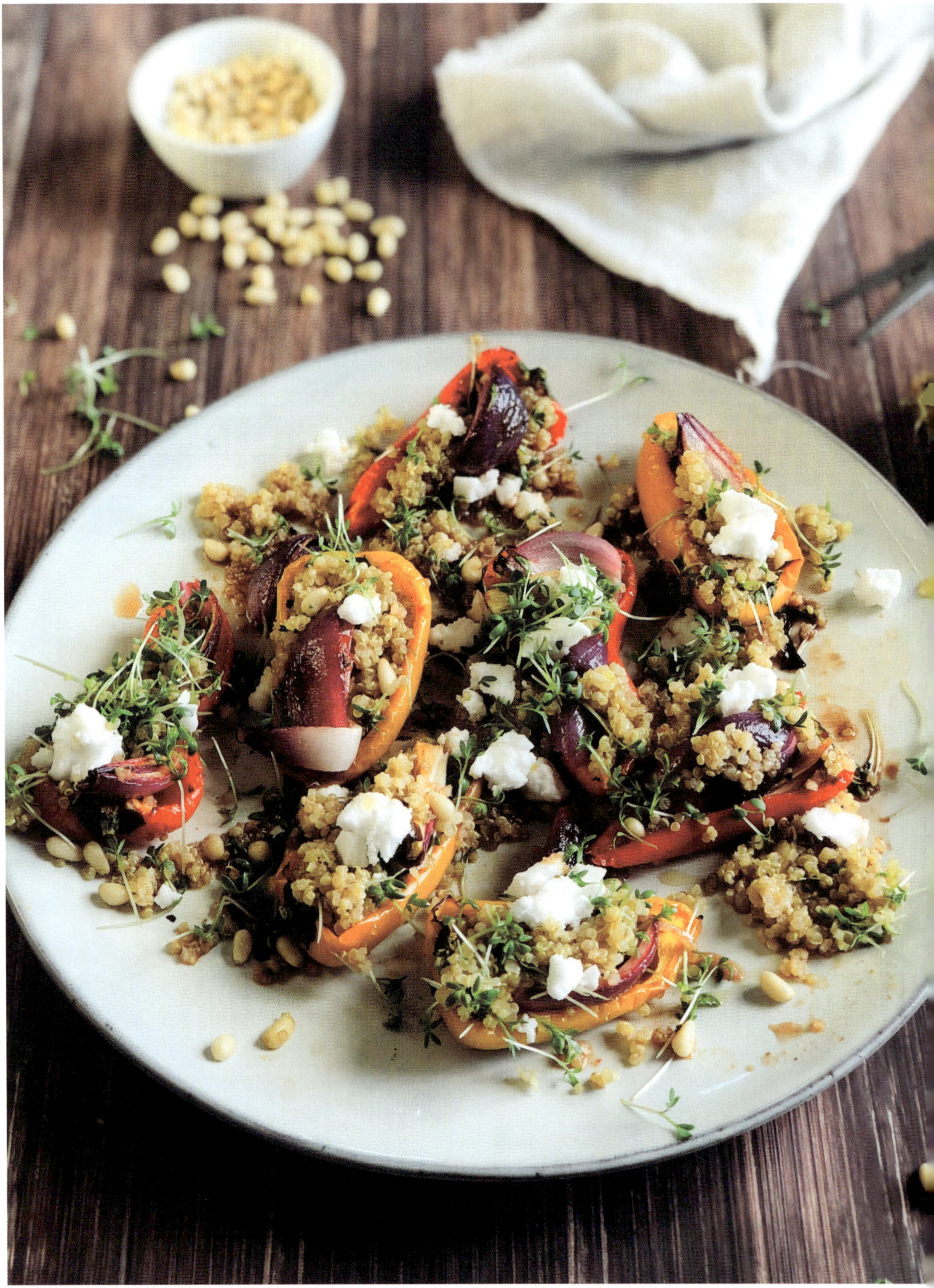

GEFÜLLTE MINIPAPRIKA

PAPRIKA · QUINOA · ZWIEBEL

für 2–4 Portionen

- Je nach Größe 8–16 kleine bunte Paprika
- 2 kleine rote Zwiebeln
- etwas hitzebeständiges Öl
- 100 g Quinoa
- 200 ml Gemüsebouillon
- 1 EL Grasgrün oder
  je 1 TL Petersilie und Basilikum
- 2 EL Mandel-Feta (Seite 34)

Dressing

- 1–2 Zitronen ausgepresst
- 1 EL Dattelcreme (Seite 25) oder Ahornsirup
- 1 Knoblauchzehe gepresst
- 1 Prise Salz
- 2 EL Olivenöl
- 2 EL Gemüsebouillon

Zum Anrichten

- 1 Tasse Kresse
- Pinienkerne

Das Tolle an diesem Gericht ist, dass man es auf einer großen Platte anrichten, genauso gut aber auch in kleine Servierportionen aufteilen kann, z. B. für ein Buffet, für Partys, Brunch oder Fingerfood, beides sieht schön aus!

Alle Komponenten lassen sich außerdem gut vorbereiten und erst kurz vor dem Anrichten zusammenfügen.

1 Zwiebeln schälen und achteln, Paprika halbieren, Kerngehäuse entfernen, beides dünn mit Öl bestreichen und bei 200 Grad 20 bis 25 Minuten im Ofen backen

2 In der Zwischenzeit Quinoa kalt abspülen, mit der Bouillon auf niedrigster Stufe rund 20 Minuten zugedeckt weich dämpfen, Deckel nicht abnehmen, nicht umrühren

3 Paprika auf einer Platte anrichten, Quinoa und Zwiebeln darauf verteilen und großzügig mit dem Dressing beträufeln

4 Paprika mit Kresse, Pinienkernen und Mandel-Feta bestreut servieren

Probier mal

Anstatt mit Quinoa kannst du die Paprika auch gut mit vorgekochten Linsen, kleinen Bohnen oder fein gehacktem „Karfiol (Blumenkohl)-Reis" füllen.

Ersetze Pinienkerne durch Sonnenblumenkerne oder Kürbiskerne.

Fettfrei-Tipp

Für eine fettfreie Variante Paprika und Zwiebeln ohne Öl im Ofen weich backen, dann aber mehrmals mit etwas Bouillon begießen.

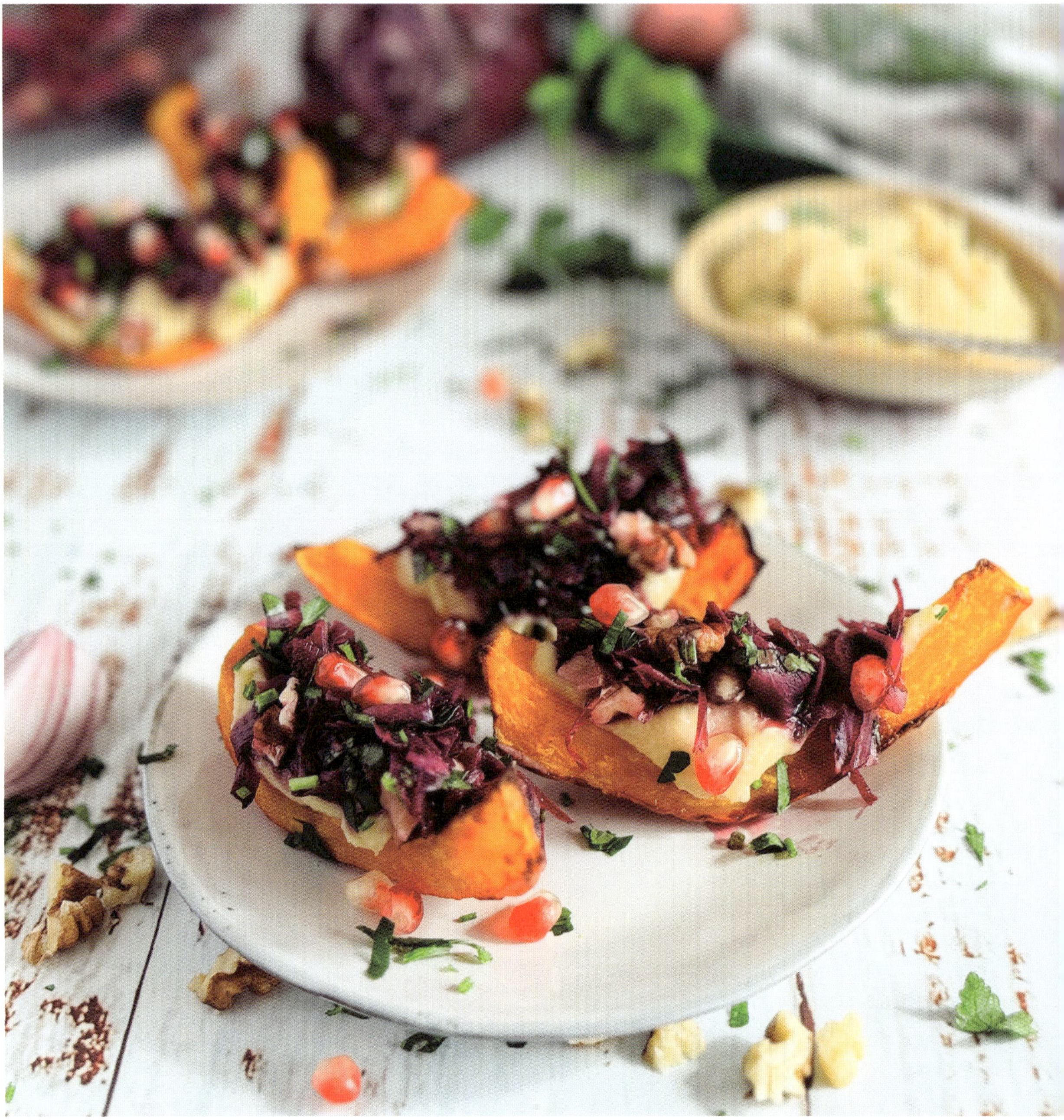

Nährstoff-Tipp

Rotkohl *enthält viel Vitamin C, ist reich an Mineralstoffen und Antioxidantien, die freie Radikale fangen. Er hilft uns, der Entstehung von Krebs und Herz-Kreislauf-Erkrankungen vorzubeugen und wirkt entzündungshemmend, stärkt unser Immunsystem und kann helfen Blutfette, Blutzucker und den Hormonhaushalt zu regulieren.*

KÜRBISSCHIFFCHEN

KÜRBIS · ZWIEBEL · ROTKOHL

für 2–4 Portionen

- 1 kleiner Hokkaidokürbis
- 1 rote Zwiebel
- ¼ kleiner Rotkohl
- Zitronensaft
- 1 EL Dattelcreme (Seite 25) oder Ahornsirup
- ½ Bund Petersilie
- 1 Handvoll Walnüsse
- 1 Handvoll Granatapfelkerne
- Hummus (von Seite 33)

Marinade

- 4 EL Zitronensaft
- 1 Knoblauchzehe
- 1 EL hitzebeständiges Öl
- Salz und Pfeffer

Herrliche Farben, geschmackliche Kontraste und verschiedene Texturen sorgen für tollen Geschmack und sprechen alle unsere Sinne an!

Ein Augen- und Gaumenschmaus, der auch für Gäste einiges hergibt. Die leckeren Kürbisschiffchen sind, warm oder kalt als Fingerfood gereicht, ein echter Hingucker.

Probier mal

Statt Hummus die Bohnen-Maroni-Creme (Seite 31) oder den Linsendip (Seite 28) verwenden.

Tausche Walnüsse gegen Kürbis-, Pinienkerne oder Pekannüsse. Nimm Cranberries statt Granatapfelkerne.

1 Zwiebeln schälen und fein würfeln, Rotkohl hobeln oder klein schneiden, beides mit einer Prise Salz und Zitronensaft verrühren

2 Backofen auf 200 Grad vorheizen, Kürbis halbieren, Kerne herausschaben, die Kürbishälften in Spalten schneiden

3 Marinade verrühren und die Kürbisspalten damit bestreichen (Rest für später beiseitestellen), Kürbis 15 Minuten im Ofen backen (im Airfryer 10 Minuten bei 180 Grad)

4 Kohlgemüse in einer beschichteten Pfanne mit etwas Wasser rund 15 Minuten weich dünsten, mit Salz, Pfeffer, Zitronensaft und Dattelcreme abschmecken

5 Petersilie fein hacken, Walnüsse grob hacken

6 Rotkohl, Petersilie, Granatapfelkerne und Walnüsse verrühren

7 Kürbis aus dem Ofen nehmen, mit Hummus befüllen und darauf den Rotkohlsalat verteilen

8 Mit dem restlichen Dressing beträufelt servieren

Dazu passt das Rosmarin-Brot von Seite 219.

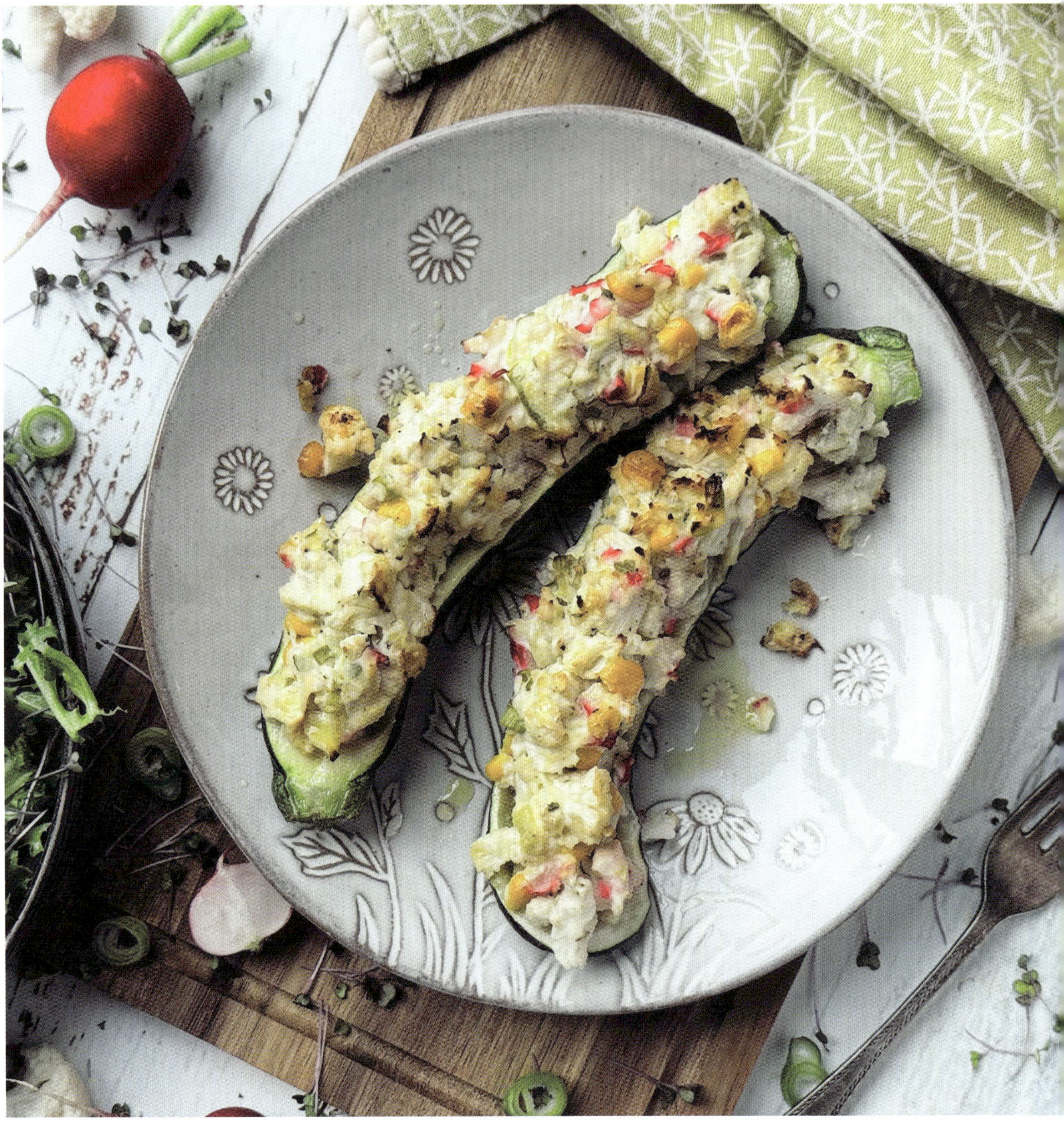

Probier mal

Statt Karfiol (Blumenkohl) passt Brokkoli oder Romanesco ebenso gut.

Die Radieschen kannst du gegen Erbsen tauschen, anderes Gemüse wie Fenchel, Karotten, Tomaten oder Staudensellerie sorgen ebenfalls für Abwechslung.

GEFÜLLTE ZUCCHINI

ZUCCHINI · KARFIOL (BLUMENKOHL) · RADIESCHEN

für 4 Portionen

- 4 kleine Zucchini
- etwas hitzebeständiges Öl
- 400 g Karfiol (Blumenkohl)
- 6 Radieschen
- 1 Jungzwiebel
- ¼ Tasse Mais
- 1 Tasse Mandel-Feta (Seite 34)
- ½ Zitrone ausgepresst
- 1 EL Grasgrün oder
  je 1 TL Basilikum und Petersilie
- Salz und Pfeffer

Dazu passt Grüner Couscous

GRÜNER COUSCOUS

- 2 Handvoll Radieschengrün, Spinat oder Rucola
- 2 Tassen Couscous
  (aus Vollkornreis oder Kichererbsen)
- 2 Tassen Gemüsebouillon

1 Blattgrün waschen, trocken schütteln, klein hacken und in eine Schüssel geben

2 Bouillon aufkochen und zusammen mit Couscous unterrühren

3 Zugedeckt 5 Minuten ziehen lassen

1 Backofen auf 200 Grad vorheizen, Zucchini waschen, halbieren, dann das Fruchtfleisch herausschaben und beiseitestellen

2 Karfiol, Radieschen, Jungzwiebel waschen und in kleine Würfel schneiden, Zucchini-Inneres fein hacken

3 Feta mit Zitronensaft glatt rühren, Gemüse unterheben und mit Salz und Pfeffer abschmecken

4 Zucchinihälften innen und außen mit etwas Öl bestreichen, salzen und in eine Backform legen, mit der Gemüsemischung füllen

5 Im Ofen bei 200 Grad 30 Minuten backen

Zucchini werden hier einmal ganz anders gefüllt, schon die bunten Farben sprechen für sich. Der Geschmack ist frisch und knackig. Wenn du die Fülle sehr weich möchtest, kannst du den Karfiol vorher 2 Minuten in leicht gesalzenem Wasser vorkochen.

Für die Fülle kannst du statt Mandel-Feta auch pflanzlichen Sauerrahm, Frischkäse oder Sahne (mit etwas Zitronensaft verrührt) nehmen.

Fettfrei-Tipp

Für eine schmackhafte fettfreie Version kannst du statt des Mandel-Fetas Kartoffelpüree oder einfach zerstampfte Kartoffeln nehmen.

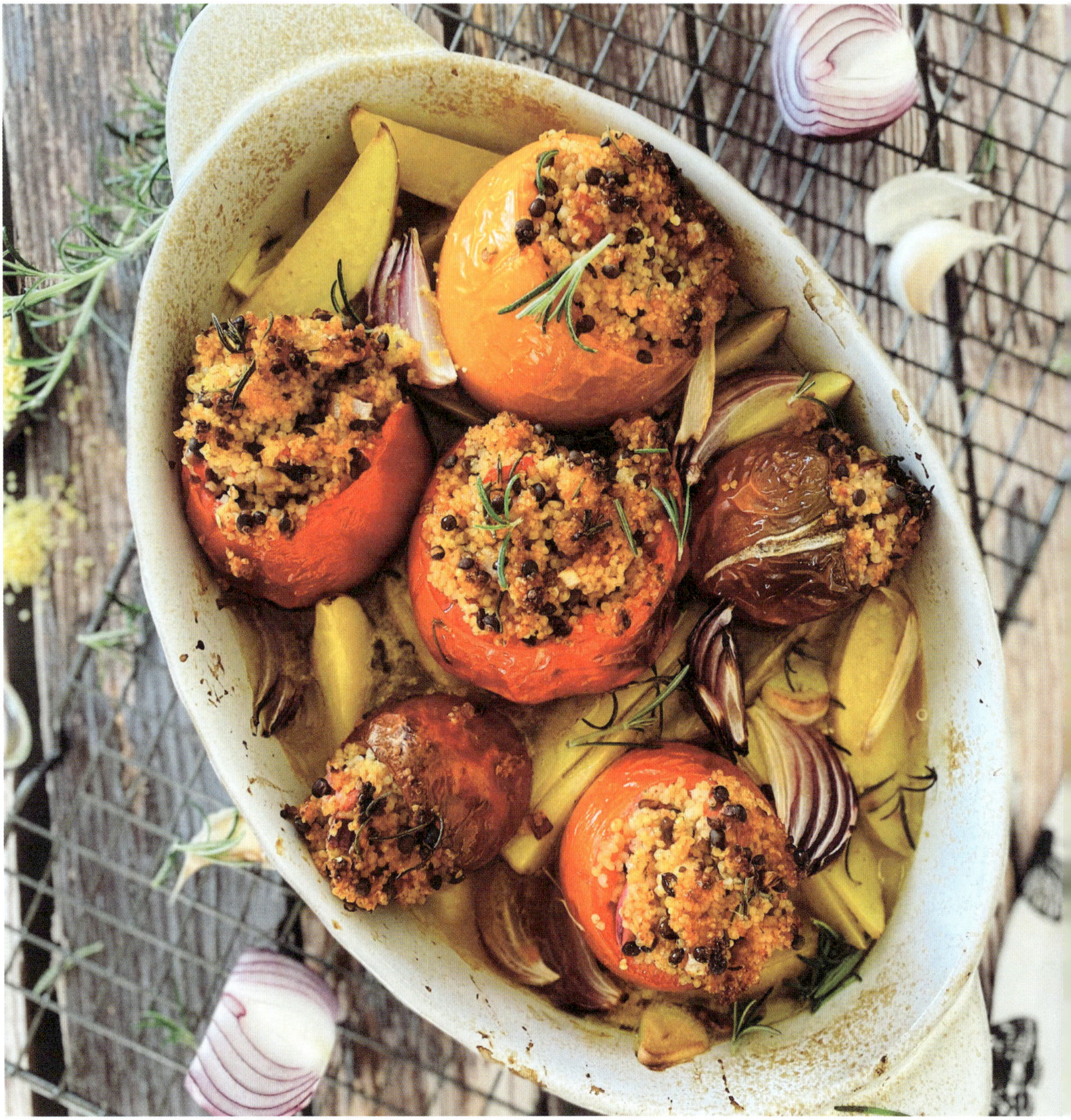

Probier mal

Statt Hirse kannst du Quinoa, Bulgur oder Reis nehmen und statt Kartoffeln Süßkartoffeln. Die Linsen kannst du gegen Bohnen oder geraspelte Zucchini tauschen.

Nährstoff-Tipp

***Rosmarin** ist wie alle Kräuter pilzhemmend, antiviral und antibakteriell. Seine aktiven Pflanzenstoffe wirken antioxidativ, entzündungshemmend, durchblutungs- und verdauungsfördernd. Er kurbelt den Kreislauf an, kräftigt und wärmt.*

GEFÜLLTE TOMATEN

TOMATEN · HIRSE · LINSEN

für 4 Portionen

- 8 große Tomaten
- 100 g Hirse
- 200 ml Gemüsebouillon
- 100 g braune Linsen oder Belugalinsen vorgegart
- 1 EL Grasgrün oder je 1 TL Petersilie und Basilikum
- 2 EL Tomatenmark
- Salz und Pfeffer
- 4 Kartoffeln
- 2 kleine rote Zwiebeln
- 2 Knoblauchzehen
- 1 großer Zweig frischer Rosmarin
- 100 ml Gemüsebouillon
- etwas hitzebeständiges Öl

Tomaten und würzige Kräuter – gegen Ende der Kochzeit verbreiten sich köstliche mediterrane Aromen und machen Lust auf Sonne und Sommer!

Am besten schmecken die Tomaten, wenn sie ein klein wenig abkühlen dürfen. Rechne also mit ca. 45 Minuten Zeit bis zum Essen.

Die Tomaten lassen sich auch gut am Vortag oder in der Früh vorbereiten.

1 Hirse in einem Sieb abspülen und dann mit der Gemüsebouillon bei niedrigster Hitze zugedeckt 30 Minuten weich dämpfen, Deckel nicht abnehmen, nicht umrühren

2 Backofen auf 200 Grad vorheizen

3 Tomaten waschen und jeweils einen Deckel abschneiden, das Innere herauslöffeln und klein hacken

4 Eine Zwiebel und eine Knoblauchzehe schälen und klein würfeln, mit der Hirse, den gehackten Tomaten, Linsen, Gewürzen und Tomatenmark verrühren

5 Tomaten mit der Hirsemischung füllen und in eine ofenfeste Form geben

6 Kartoffeln, restliche Zwiebel und Knoblauch schälen und in grobe Stücke schneiden, salzen, pfeffern und mit etwas Öl und gehacktem Rosmarin marinieren

7 Gemüse und ganze Rosmarinnadeln zwischen die Tomaten schlichten, mit der Bouillon begießen

8 Tomaten und Gemüse bei 200 Grad 30 Minuten im Ofen backen

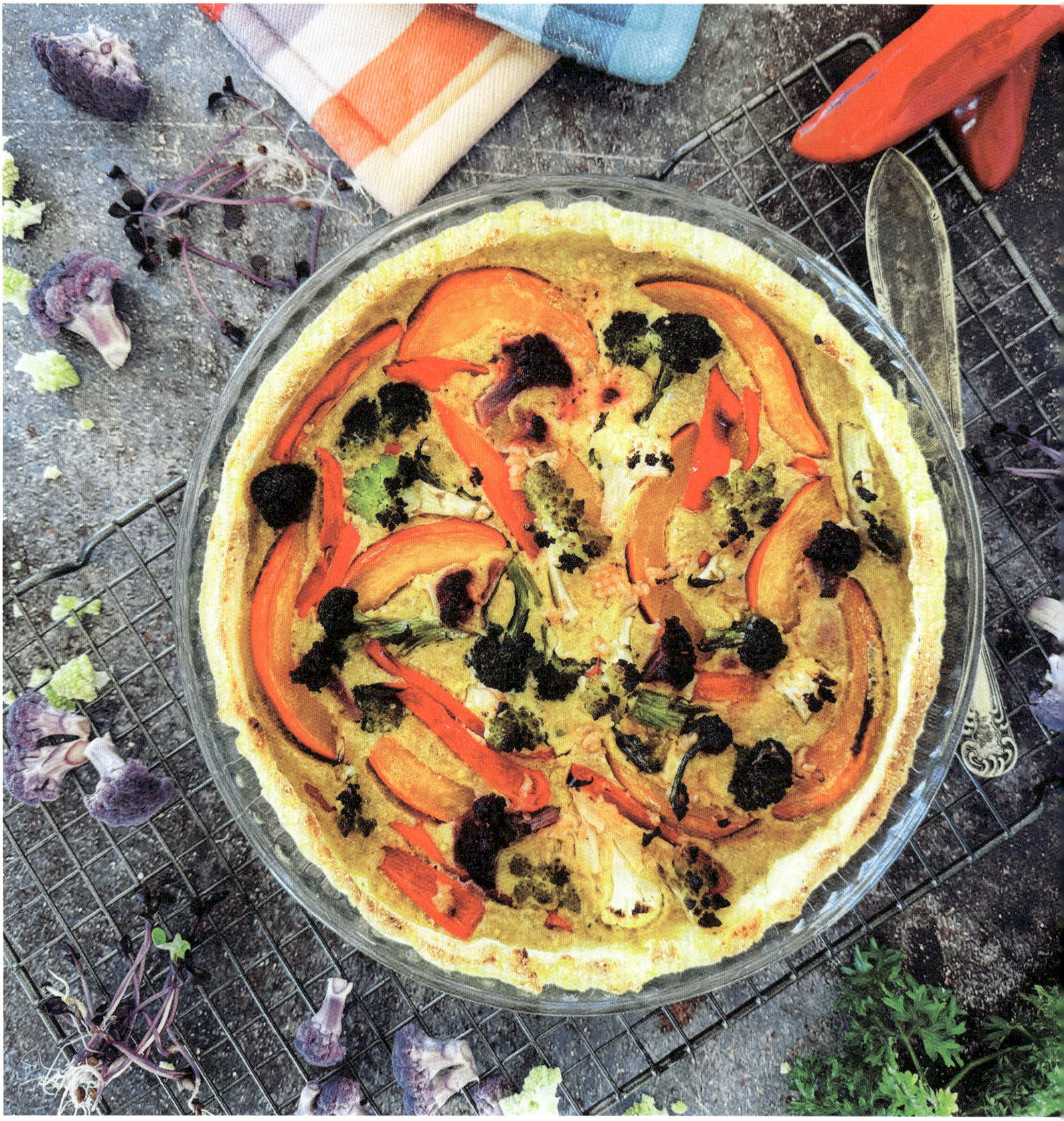

Eine fettarme Variante ohne Mürbteig oder Blätterteig und mindestens ebenso lecker! Du musst nur die Kartoffeln vorkochen, der Rest geht blitzschnell.

Du kannst die Quiche so vielseitig füllen, dass sie jedes Mal in neuem Geschmack erstrahlt!

Sie lässt sich sehr gut vorbereiten und dann einfach bei Bedarf in den Backofen stellen.

Auch als kalter Snack, Fingerfood oder Gericht bei einem Brunch, Buffet oder bei einer Party macht sie sich gut!

GEMÜSEQUICHE

SAISONALES GEMÜSE · KARTOFFELN · SAHNE

für 1 Quiche

- 300 g saisonales Gemüse (Zucchini, Paprika, Brokkoli, Sellerie, Spargel ...)
- etwas hitzebeständiges Öl

Boden

- 250 g gekochte Beilagenkartoffeln
- 50 g Grieß oder Polenta (Maisgrieß)
- 50 g Kartoffelmehl
- 1 EL Olivenöl
- Thymian
- Muskat
- Salz und Pfeffer

Guss

- 250 ml pflanzliche Sahne (z. B. Hanfsahne von Seite 24)
- 3 EL Kichererbsenmehl
- 1 EL Kartoffelmehl
- 1 EL Leinsamenmehl
- 1 Prise Muskat
- 1 TL Sonnengelb oder ¼ TL Kurkuma
- optional 1 TL Kala Namak (für Eigenschmack)
- Salz und Pfeffer

Marinade

- 2 EL hitzebeständiges Öl
- 2 EL Zitronensaft
- 1 TL Honig oder Ahornsirup
- 1 TL Senf
- 1 Prise Salz
- 1 Knoblauchzehe ausgepresst

1 Gemüse waschen und in nicht zu kleine Stücke schneiden, in einer beschichteten Pfanne in wenig Öl bissfest braten, wenn nötig etwas Wasser angießen

2 Alle Zutaten für die Marinade verrühren und das Gemüse damit marinieren

3 Den Guss aus den angeführten Zutaten zu einem dicken Brei anrühren

4 Eine Quicheform mit Öl bestreichen und das Backrohr auf 200 Grad vorheizen

5 Für den Boden Kartoffeln durch eine Presse drücken und mit den restlichen Zutaten zu einem glatten Teig verkneten

6 Kartoffelteig zwischen zwei Klarsichtfolien ausrollen und in die Form heben, den Rand mit nassen Fingern an die Form anpassen, Teig mit einer Gabel mehrmals einstechen

7 Guss auf dem Boden verteilen, darauf dekorativ das marinierte Gemüse auflegen

8 Quiche für 25 bis 30 Minuten backen

Mehlige Kartoffeln und „Heurige" eignen sich nicht, da sie zu wenig Stärke enthalten und der Teig dann nicht klebt.

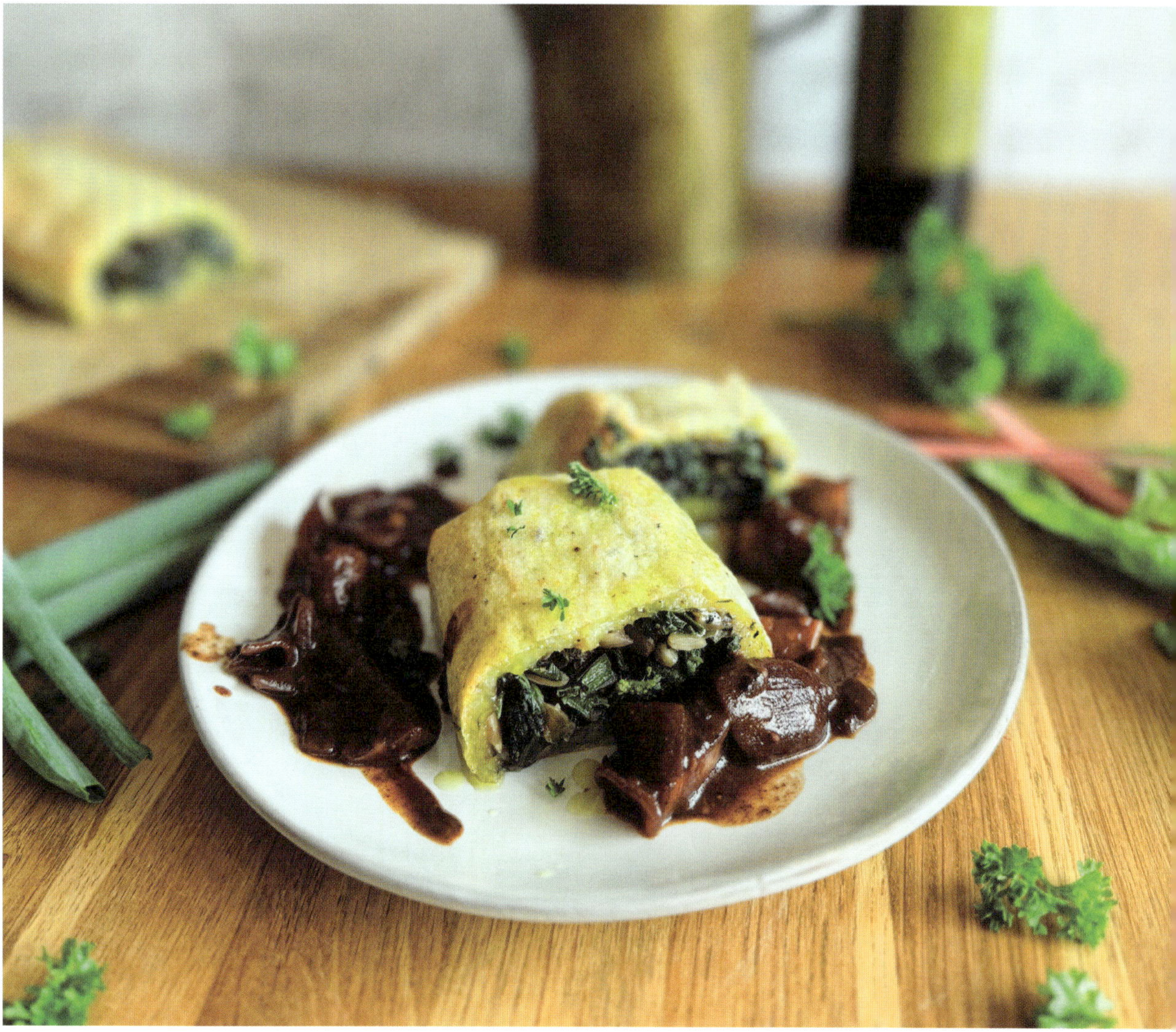

ZWIEBELSAUCE

- 1–2 Zwiebeln
- 2 braune Champignons
- 2 Knoblauchzehen
- 1 TL Mehl
- 1 EL Tomatenmark
- 200 ml Gemüsebouillon
- 100 ml Rotwein oder mehr Bouillon
- 1 EL Majoran
- Salz und Pfeffer
- optional etwas pflanzliche Sahne

1 Zwiebeln, Champignons und Knoblauch in etwas hitzebeständigem Öl anrösten, Mehl und Tomatenmark dazu, mit Wein oder Bouillon ablöschen, würzen und etwas einkochen lassen

2 Optional sämig pürieren, zum Schluss Sahne einrühren

KARTOFFELROLLE

KARTOFFELN · PILZE · SPINAT

für 2 kleine oder 1 große Kartoffelrolle

Kartoffelteig
- 500 g gekochte Beilagenkartoffeln
- 100 g Grieß aus Reis, Hirse oder Mais
- 100 g Kartoffelmehl
- 2 EL Olivenöl oder Margarine
- 1 Prise Muskat
- Salz und Pfeffer

Fülle
- 200 g Kräuterseitlinge oder Champignons
- 200 g Mangold oder Spinat
- 1 Zwiebel
- 2 Knoblauchzehen
- 1 EL hitzebeständiges Öl
- 3 EL Sonnenblumenkerne
- Salz und Pfeffer
- 1 EL Grasgrün oder Thymian

- kalt gepresstes Olivenöl
- frische Kräuter

Dazu passt eine leckere Zwiebelsauce. Kartoffelrollen vom Vortag in Scheiben geschnitten in der Pfanne knusprig braten!

Probier mal

Du kannst ein Pesto (Seite 35) in die Rollen streichen. Nimm Kürbis mit Maroni, Rote Rüben und Belugalinsen oder würzig angebratenen Weißkohl für einen leckeren Krautstrudel.

1 Pilze säubern, längs vierteln oder achteln, Mangold oder Spinat waschen und abtropfen lassen

2 Zwiebel und Knoblauch schälen und klein würfeln, beides in einer großen Pfanne mit etwas Öl anbraten

3 Mangoldstiele klein hacken und zusammen mit den Pilzen 1 bis 2 Minuten dünsten

4 Restlichen Mangold oder Spinat grob zerkleinern, mit den Sonnenblumenkernen unterrühren

5 Mit Grasgrün, Salz und Pfeffer würzen, Ofen auf 190 Grad vorheizen

6 **Kartoffelteig**: Kartoffeln durch eine Presse drücken, mit Grieß, Kartoffelmehl, Öl und Gewürzen zu einem glatten Teig verkneten

7 Ein Geschirrtuch reichlich mit Kartoffelmehl bestäuben, die Hälfte des Teiges darauf rund ¾ cm dick ausrollen, mit der halben Mangoldfülle belegen, dabei am oberen Rand 2 cm frei lassen – mit dem Geschirrtuch eng einrollen

8 Mit dem zweiten Teig wiederholen, Kartoffelrollen auf ein mit Backpapier ausgelegtes Blech heben, mit etwas Öl bestreichen und 30 Minuten backen

9 Rollen in Scheiben schneiden, mit Olivenöl beträufelt und Kräutern bestreut servieren

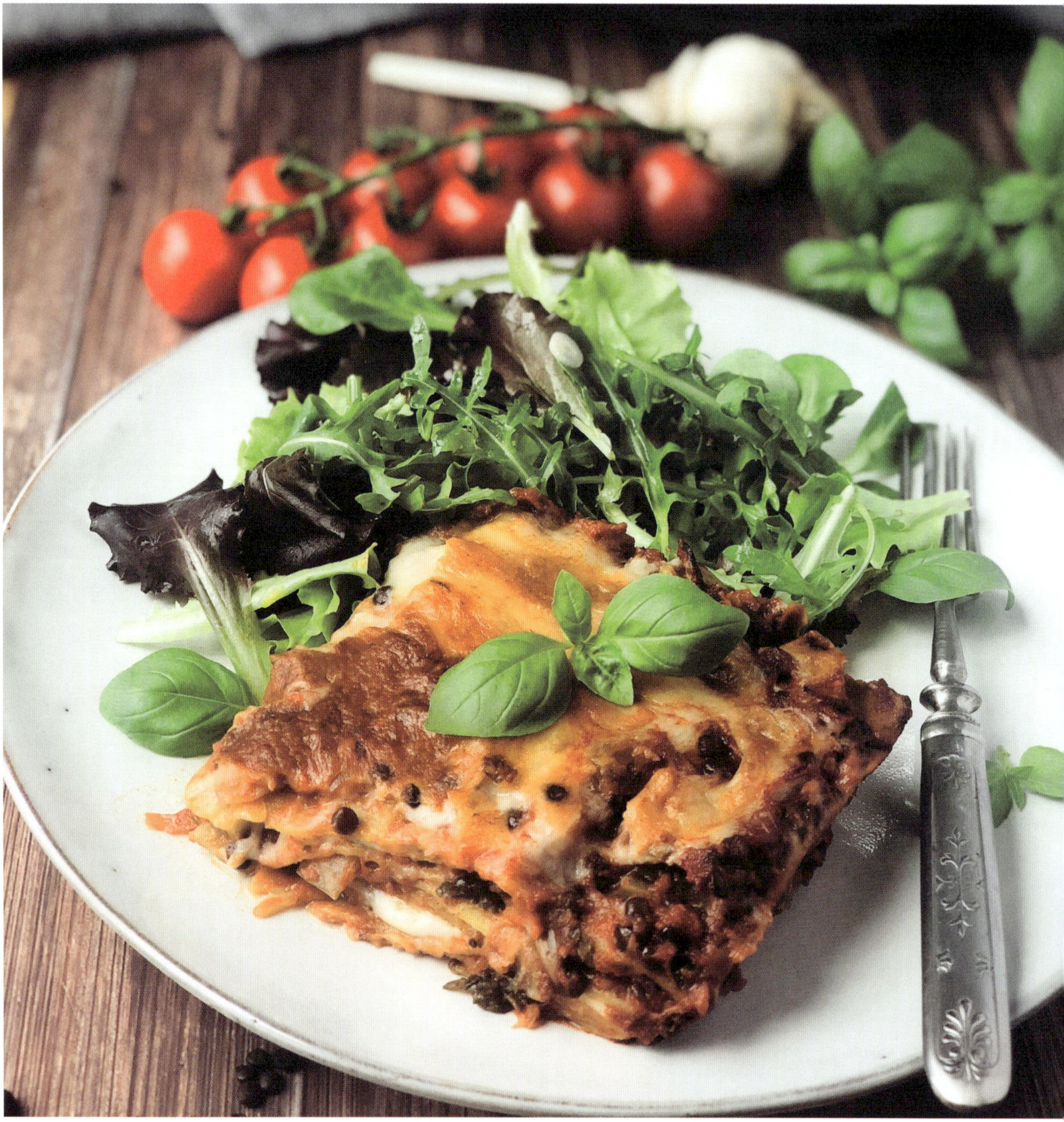

Probier mal

Statt Beluga- passen auch Berglinsen oder Bohnen. Den Mangold kannst du gegen Spinat, Grünkohl, Kohlrabi- oder Brokkoliblätter tauschen.

Aroma-Tipp

Um die Lasagne noch aromatischer zu machen, kannst du zwischen die Nudelschichten jeweils etwas Olivenöl träufeln, das bringt Geschmack, ohne das Öl durch Braten hoch erhitzen zu müssen. Und du kannst bei Bedarf eine Ecke ölfrei belassen.

LASAGNE

TOMATEN · BELUGALINSEN · MANGOLD

für 4–6 Portionen

- 1 Zwiebel
- 2 Knoblauchzehen
- 800 ml Tomatenpüree
- 1 EL Tomatenmark
- 1 EL Suppenpulver
- 1 EL Feuerrot oder je 1 TL Paprikapulver und Oregano
- 150 g Belugalinsen vorgegart
- 100 g Mangold
- 1 EL Zitronensaft
- 1 TL Ahornsirup
- Salz und Pfeffer
- Lasagneblätter aus Linsen oder Vollkornreis

Béchamelsauce

- 2 EL Olivenöl oder Margarine
- 2 gehäufte EL Mehl
- 400–500 ml ungesüßte pflanzliche Milch
- Muskat
- Salz und Pfeffer

1 Zwiebel und Knoblauch schälen und fein würfeln, zusammen mit dem Tomatenpüree, Tomatenmark und Gewürzen für 30 Minuten in einem großen Topf bei mittlerer Hitze schmoren lassen, immer wieder umrühren

2 Linsen, grob gehackten Mangold, Zitronensaft und Ahornsirup unterheben und 1 bis 2 Minuten weiterschmoren

3 Für die Béchamelsauce das Mehl in Fett anschwitzen, die Milch nach und nach unterrühren, mit dem Schneebesen gut verquirlen, mit Muskat, Salz und Pfeffer würzen

4 Tomatensauce, Lasagneblätter und Béchamelsauce abwechselnd in eine Form schichten, mit Tomatensauce beginnen, mit Béchamelsauce beenden

5 Im Ofen bei 190 Grad für 30 Minuten backen Vor dem Servieren etwas auskühlen lassen

FETTFREIE BÉCHAMELSAUCE

- 300 g gekochte Kartoffeln
- 1 EL Zwiebelpulver
- 1 EL Zitronensaft
- 2 EL Pfeilwurzelmehl
- etwas Wasser
- 1 Prise Salz

Alles zusammen cremig mixen

Lasagne ist wohl für viele von uns ein klassisches Wohlfühlessen ... Diese Variante hier sorgt nicht nur für viel Geschmack und Aroma, sondern macht durch die Linsen mit einer Extraportion Eiweiß auch richtig schön satt. Damit lassen sich Gäste bewirten und tolle Sonntags-Familienessen zelebrieren!

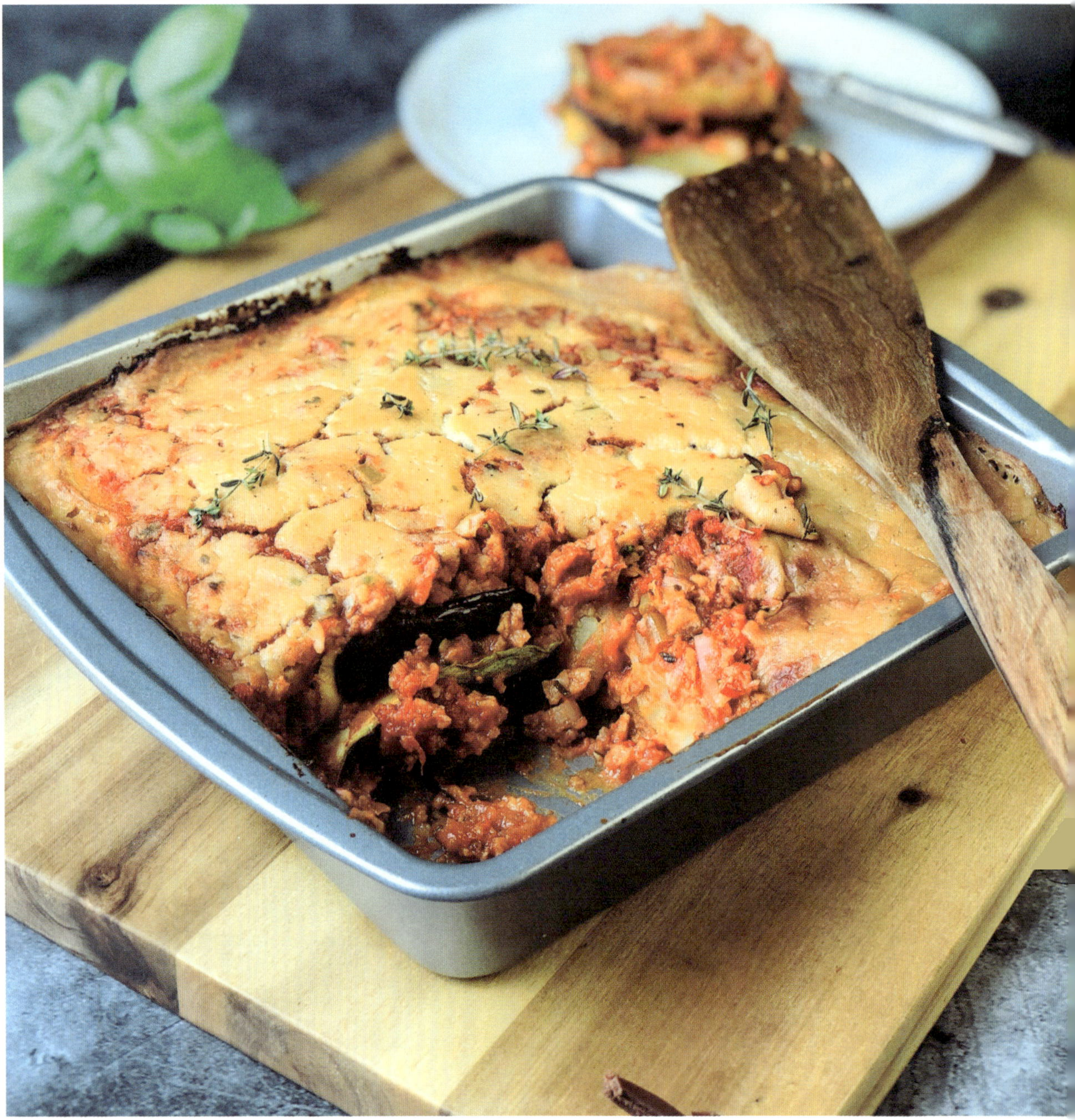

Aroma-Tipp

Um den Melanzani-Auflauf noch aromatischer zu machen, zwischen die Gemüseschichten jeweils etwas Olivenöl träufeln, das bringt Geschmack, ohne das Öl durch Braten hoch erhitzen zu müssen. Und du kannst bei Bedarf eine Ecke ölfrei belassen.

MELANZANI-AUFLAUF

MELANZANI · ZUCCHINI · KARTOFFELN

für 4–6 Portionen

- 1–2 Melanzani
- 4 große Kartoffeln
- 1–2 Zucchini

Tomatensauce

- 1 Zwiebel
- 2 Knoblauchzehen
- 600 ml Tomatenpüree
- 1 EL Zitronensaft
- 1 EL Tomatenmark
- 1 EL Feuerrot oder Oregano
- 1 TL Ahornsirup

Optional

- 1 Tasse veganes Hack (gibt´s z. B. aus Sonnenblumenkernen)
- etwas hitzebeständiges Öl
- Salz und Pfeffer
- Majoran und Oregano

Béchamelsauce

- 2 EL Olivenöl
- 2 gehäufte EL Mehl
- 400–500 ml ungesüßte pflanzliche Milch
- Muskat
- Salz und Pfeffer

Dieses Gericht ist an das griechische Moussaka angelehnt, also vollgepackt mit mediterranen und sonnigen Düften und Aromen. Das saftige und tomatige Geschmackserlebnis gelingt auch fettarm und erinnert an den letzten Urlaub!

Eine „fettfreie Béchamelsauce" gibt's auf Seite 175.

1 Für die Tomatensauce Zwiebel und Knoblauch schälen und fein würfeln, zusammen mit den restlichen Zutaten für 30 Minuten bei mittlerer Hitze schmoren, dabei immer wieder umrühren

2 Melanzani und Zucchini längs in dünne Scheiben schneiden, leicht salzen und für 20 Minuten stehen lassen

3 Inzwischen die Kartoffeln weich dämpfen oder kochen, dann schälen und der Länge nach in ½ cm dicke Scheiben schneiden

4 Melanzani- und Zucchinischeiben trocken tupfen und in etwas Salzwasser oder Bouillon 1 bis 2 Minuten bissfest kochen, herausnehmen und gut abtropfen lassen

5 Für die Béchamelsauce das Mehl im Olivenöl anschwitzen, die Milch nach und nach unterrühren, mit dem Schneebesen gut verquirlen, mit Muskat, Salz und Pfeffer würzen

6 Optional Hack in etwas Öl oder Gemüsebouillon erhitzen, mit Salz, Pfeffer, Majoran und Oregano kräftig würzen

7 Tomatensauce, Gemüse, Hack und Béchamelsauce abwechselnd in eine Form schichten, mit Béchamelsauce enden, mit Oregano bestreuen

8 Bei 190 Grad für 30 Minuten backen, vor dem Servieren etwas abkühlen lassen

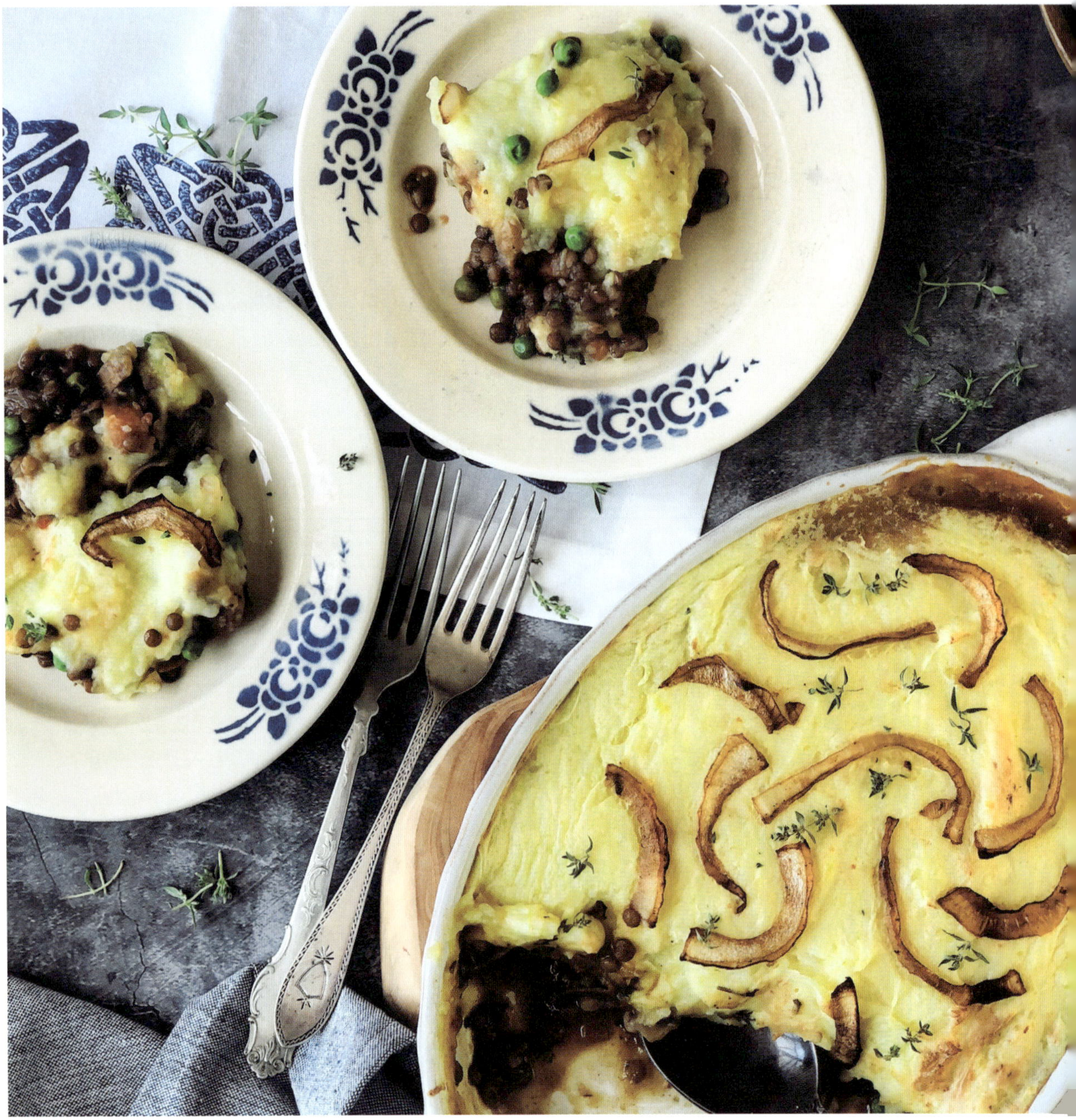

Probier mal

Statt reinem Kartoffelpüree kannst du die Hälfte durch Kohlrabi, Karfiol (Blumenkohl), Knollensellerie, Kürbis oder Zucchini ersetzen. Versuche mal, die Kartoffeln für das Püree vorher nicht zu schälen, schmeckt fein, ist gesünder und du hast weniger Arbeit.

GEMÜSEAUFLAUF SHEPARD´S PIE

SAISONALES GEMÜSE · PILZE · LINSEN

für 4–6 Portionen

- 1 Zwiebel
- 2 Knoblauchzehen
- 250 g saisonales Gemüse (Karotten, Erbsen, Fenchel, Zucchini, Rüben, Lauch/Porree ...)
- 1 Tasse Pilze
- 250 g Bohnen oder Linsen vorgegart
- 250 ml Gemüsebouillon
- etwas hitzebeständiges Öl
- 2 EL Tomatenmark
- optional Rotwein
- 1 EL Lupinenwürze oder Sojasauce
- 2 EL Feuerrot oder
  je 1 EL Paprikapulver und Oregano
- frischer Thymian
- Salz und Pfeffer
- 1 EL Kartoffelmehl
- optional 1 Zwiebel zum Belegen
- kalt gepresstes Olivenöl

Kartoffelpüree

- 500 g mehlige Kartoffeln oder Süßkartoffeln
- pflanzliche Milch
- 3 EL Olivenöl oder Margarine
- Salz und Pfeffer

Ein Pie ist herrlich für den Familientisch, Gäste und hungrige Mäulchen.

Der Auflauf lässt sich gut am Vortag oder in der Früh vorbereiten.

1 Gemüse waschen und klein würfeln, Pilze sauber bürsten und vierteln oder achteln

2 Zwiebel und Knoblauch schälen, klein hacken und in etwas Öl glasig dünsten

3 Tomatenmark kurz mitrösten, mit etwas Rotwein oder Bouillon ablöschen

4 Gemüse, Gewürze und Bouillon unterrühren und 15 Minuten köcheln lassen

5 Pilze und Hülsenfrüchte dazugeben und weitere 5 Minuten schmoren

6 Zwischenzeitlich für das Püree die Kartoffeln schälen, grob würfeln und weich kochen, Wasser abgießen und mit ein wenig Pflanzenmilch und Olivenöl cremig mixen, mit Salz und Pfeffer würzen

7 Kartoffelmehl mit etwas kaltem Wasser verrühren, ins Gemüseragout geben und einmal aufkochen lassen

8 Backrohr auf 200 Grad vorheizen, eine Auflaufform einfetten und das Gemüse einfüllen

9 Püree darauf verteilen, mit Thymian bestreuen, optional eine Zwiebel in Ringe schneiden, in etwas Öl braun anbraten und auf das Püree geben

10 Pie 30 Minuten im Ofen überbacken, mit etwas Olivenöl beträufelt servieren

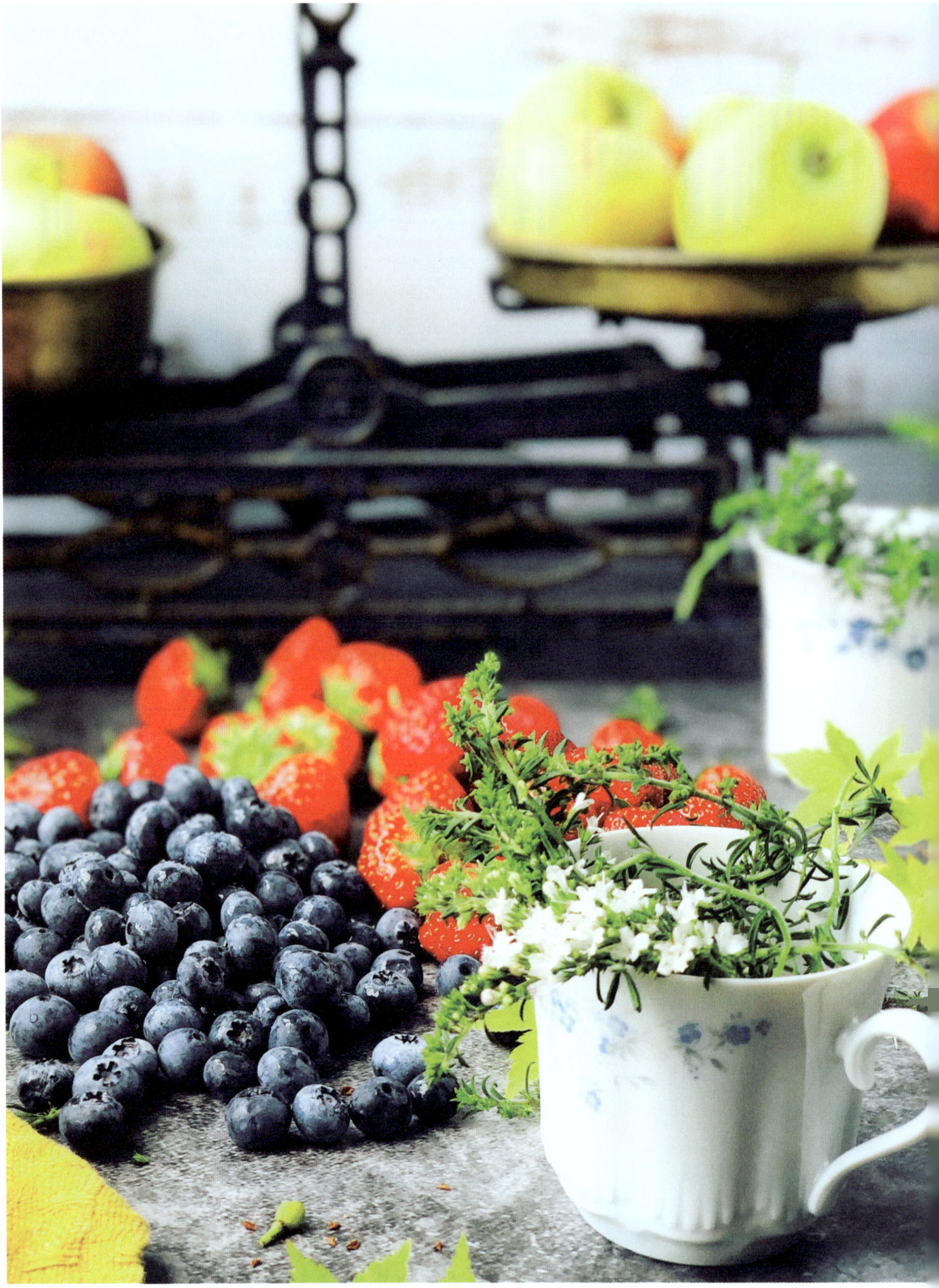

KUCHEN UND DESSERTS

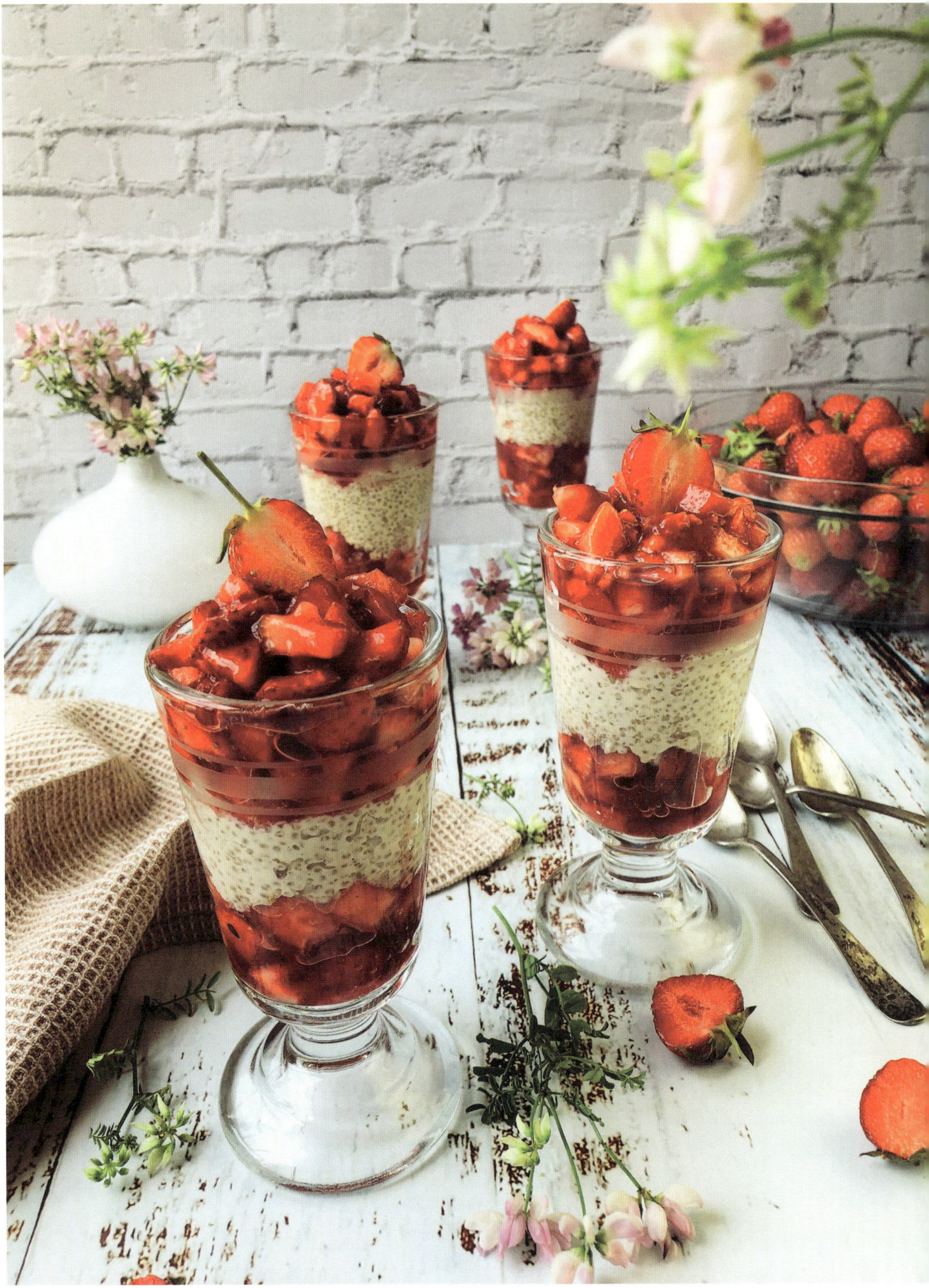

QUINOA-ERDBEER-DESSERT

ERDBEEREN · QUINOA · BIRNENMILCH

für 4 Portionen

- 100 g Quinoa
- 300 ml Wasser
- 1 Birne
- 2 Datteln oder 2 EL Ahornsirup
- optional etwas pflanzliche Sahne

- 250 g Erdbeeren
- 2 EL Erdbeergelee* oder Ahornsirup

zum Dekorieren

- Melisse oder Minze

* ERDBEERGELEE

- 300 g Erdbeeren
- 1 EL helle Chiasamen
- 2 EL Zitronensaft
- 1 EL Ahornsirup oder Honig

Beeren klein würfeln oder pürieren und mit den restlichen Zutaten verrühren, 15 Minuten quellen lassen

Ein fröhliches sommerliches Dessert, das deine Gäste sicher begeistert und dabei noch ziemlich gesund und fettarm daherkommt!

Schnell gemacht und gut vorzubereiten ist es außerdem.

Alternativ kannst du die Quinoa auch zu einer Creme mixen, dafür noch 200 ml pflanzliche Milch, Wasser oder Saft hinzufügen.

1 Wasser mit der Birne und den Datteln zu einer *Milch* vermixen

2 Quinoa kalt abspülen, dann mit der Birnenmilch 1 Mal aufkochen, Herd zurückschalten und auf niedrigster Stufe 20 Minuten zugedeckt gar kochen

3 Erdbeeren klein würfeln und mit dem Gelee oder Ahornsirup verrühren

4 Abgekühlte Quinoa optional mit etwas Sahne verrühren, bei Bedarf mit etwas Ahornsirup nachsüßen

5 Quinoa und Erdbeeren schichtweise in schöne Gläser füllen

6 Mit einem Minze- oder Melissenblättchen dekoriert servieren

Probier mal

Statt Erdbeeren passen auch Heidelbeeren, Himbeeren, Brombeeren oder Mango sehr gut zur süßen Quinoa.

Aroma-Tipp

Du kannst Quinoa auch mit Hanf-, Hafer- oder Mandelmilch zubereiten.

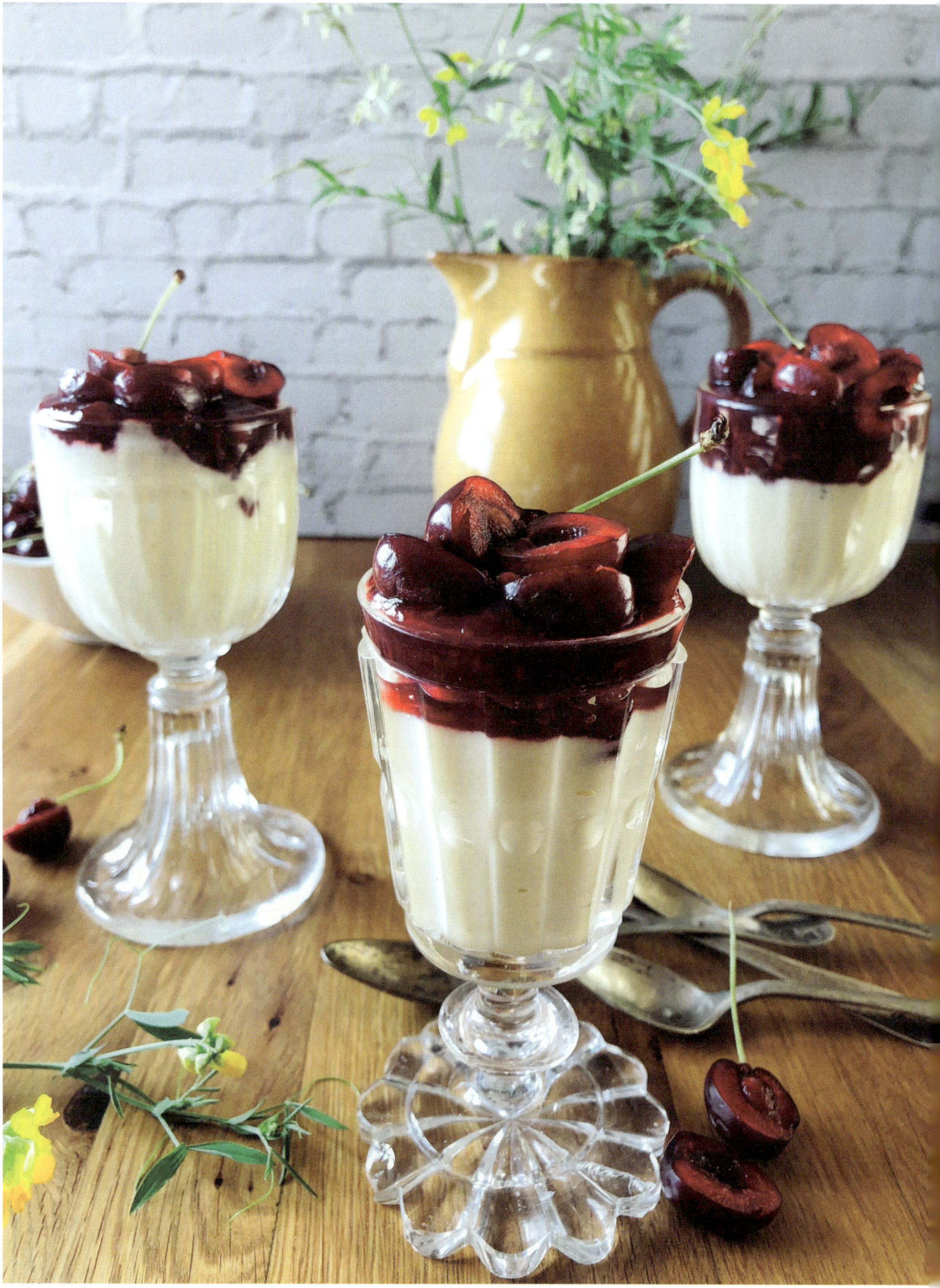

KIRSCHEN MIT HIRSECREME

KIRSCHEN · HIRSE · VANILLE

für 4 Portionen
- 1 Tasse Hirse
- 2 ½ Tassen Wasser
- ½ Tasse Apfelsaft
- 2 EL Ahornsirup
- ½ Vanilleschote ausgekratzt
- 1 Prise Salz
- optional etwas pflanzliche Sahne

- 250 g Kirschen (frisch oder tiefgekühlt)
- 1 gehäufter TL Kartoffelstärke

Probier mal

Statt Kirschen passen Beeren oder frische Feigen.

Sehr fein wird das Dessert auch mit gedünsteten Äpfeln oder Birnen und Zimt oder Spicy.

Aroma-Tipp

Du kannst die Hirse auch in pflanzlicher Milch kochen, dann wird sie cremiger und bekommt eine schöne helle Farbe.

Nährstoff-Tipp

***Kirschen** sind reich an Vitamin C, Antioxidantien (je dunkler, desto mehr), Kalium und Eisen. Sie wirken blutreinigend, cholesterin- und blutdruckregulierend und helfen mit, Arterienverkalkung vorzubeugen.*

1 Hirse kalt abspülen, dann mit dem Wasser und einer Prise Salz bei niedrigster Hitze zugedeckt 30 Minuten weich dämpfen, Deckel nicht abnehmen, nicht umrühren

2 Hirse mit Apfelsaft, Ahornsirup und Vanille im Mixer oder mit dem Pürierstab zu einer feinen Creme mixen

3 Hirsecreme mit Ahornsirup abschmecken und optional etwas Sahne unterrühren

4 Die Kirschen entsteinen, ein paar zum Dekorieren beiseitelegen, die restlichen Kirschen 3 Minuten in 100 ml Wasser leicht köcheln lassen

5 Kartoffelstärke mit etwas kaltem Wasser verrühren und mit den Kirschen noch einmal aufkochen

6 Creme und Kirschen abkühlen lassen und dann schichtweise in Gläser füllen

7 Mit den frischen halbierten Kirschen dekorieren und gekühlt servieren

Ein bisschen schmeckt diese Hirsecreme wie Vanillepudding, das passt zu den Kirschen richtig gut! Dabei ist es wichtig, die Hirse vor dem Kochen mit Wasser zu spülen, sonst könnte die Creme später etwas bitter schmecken.

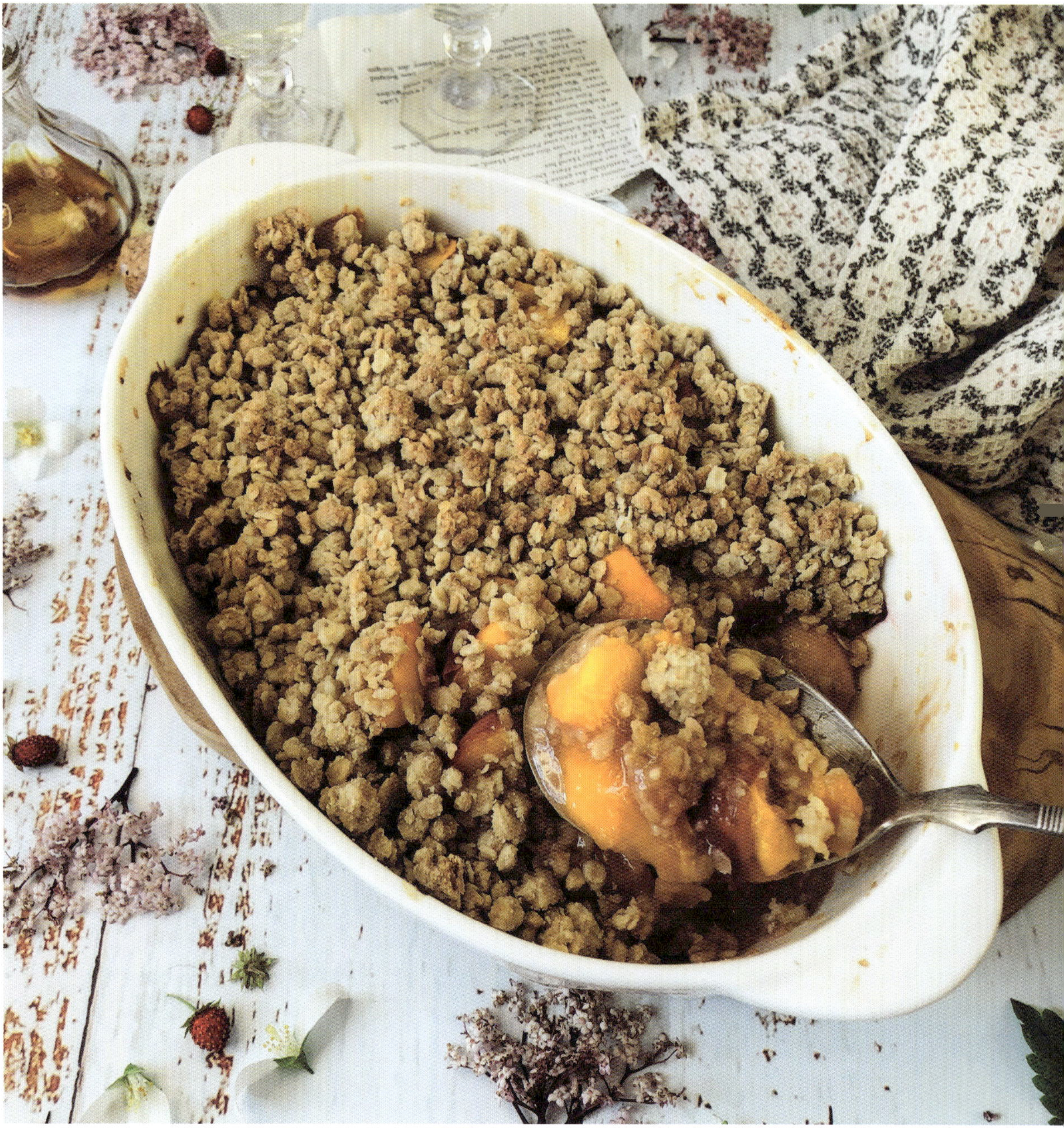

Probier mal

Äpfel oder Birnen mit Zimt oder Spicy.

Nektarinen, Beeren, Kirschen, Erdbeeren, Zwetschken (Pflaumen) oder Rhabarber sorgen für saisonale Abwechslung.

PFIRSICHCRUMBLE

PFIRSICHE · HAFERFLOCKEN · NÜSSE

für 4–6 Portionen

- 6 reife Pfirsiche oder 400 g anderes Obst
- 2 EL Marmelade* oder Ahornsirup
- 2 EL Zitronensaft
- 1 EL Kartoffelmehl

- 50 g Mehlmix glutenfrei oder Dinkelmehl
- 50 g Haferflocken oder geriebene Nüsse
- 40 g Rohrohrzucker oder Kokosblütenzucker
- 40 g Kokosöl oder Margarine

*CHIA-MARMELADE

- 200 g Pfirsiche oder Marillen
- 2 EL helle Chiasamen
- 2 EL Ahornsirup oder Honig
- 2 EL Wasser

Früchte mit den Chiasamen pürieren und mit den restlichen Zutaten verrühren, 15 Minuten quellen lassen

Crumble ist ein sehr beliebter Nachtisch aus der englischen Küche. Übersetzt heißt es ja ganz einfach Streusel, und wer Streusel liebt, ist hier richtig.

Crumble ist knusprig, fruchtig, lecker und richtig schnell zubereitet, am besten schmeckt er lauwarm serviert.

1 Backrohr auf 180 Grad vorheizen, eine Auflaufform etwas einfetten

2 Pfirsiche waschen und ungeschält in kleine Würfel oder dünne Spalten schneiden, mit Zitronensaft, Marmelade und Kartoffelmehl verrühren

3 Mehl, Haferflocken/Nüsse, Zucker und Fett zu weichen Krümeln verkneten, eventuell 1 bis 2 EL kaltes Wasser oder etwas mehr Öl verwenden

4 Das Obst in die Form geben und darauf die Krümel verteilen

5 Bei 180 Grad 20 Minuten backen

Als i-Tüpfelchen gibt es ein Topping aus

Bananeneis
Am Vortag 3 reife Bananen in kleine Stücke schneiden und einfrieren, vor dem Servieren im Mixer zu einem leckeren Eis mixen, noch besser wird das Eis mit 3 EL mitgemixtem Nussmus.

Vanillesauce
250 ml Hanf- oder Sojamilch mit dem Mark ½ Vanilleschote, 1 EL Ahornsirup und 1 EL Kartoffelstärke kalt gut verquirlen und danach für 1 bis 2 Minuten köcheln lassen.

Sahne
Hanf- oder Cashewsahne von Seite 24 (nicht aufgeschlagen) oder mit etwas Wasser verrührtes Mandelmus.

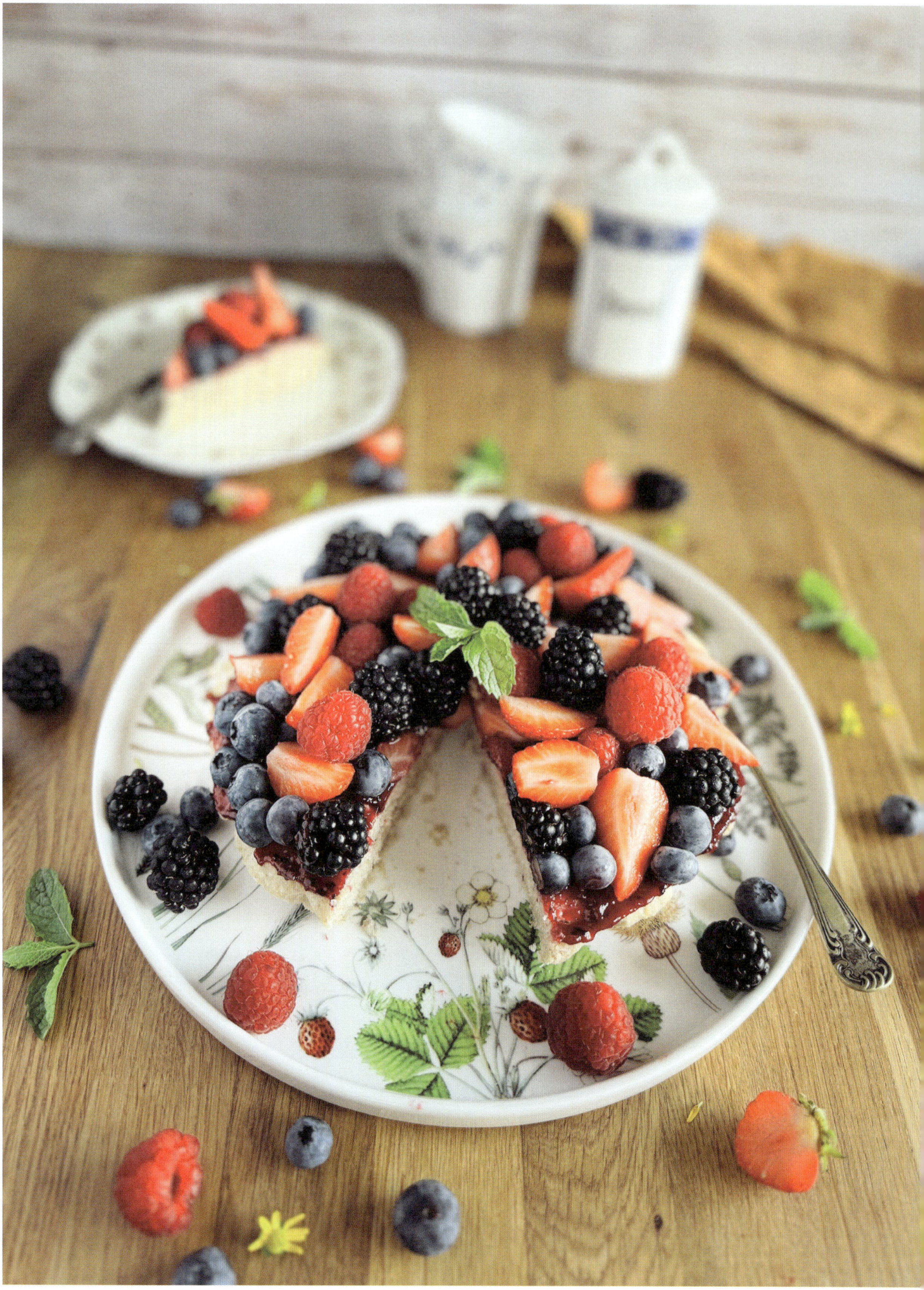

EINFACHE OBSTTORTE

SAISONALES OBST · NÜSSE ·KOKOSRASPELN

Backform Ø 18 oder 24 cm
› 150 g Mehlmix glutenfrei oder 120 g Dinkelmehl
› 50 g geriebene Nüsse oder Kokosraspeln
› 50 g Rohrohrzucker oder Kokosblütenzucker zu Staubzucker vermahlen
› 1 ½ TL Backpulver
› 1 Prise Salz

› 160 ml Mineralwasser
› 3 EL Olivenöl

Zum Belegen
› Fruchtpüree* oder zuckerarme Erdbeer- oder andere fruchtige Marmelade
› 500 g Beeren

* FRUCHTPÜREE

› 200 g Heidelbeeren, Erdbeeren, Himbeeren oder Brombeeren
› 1 TL Flohsamenschalenpulver
› 2–3 EL Dattelcreme (Seite 25) oder 1 EL Ahornsirup oder Honig
› 1 EL Zitronensaft

Früchte pürieren, in einem Topf erhitzen und einigen Minuten einkochen lassen. Flohsamenschalenpulver, Ahornsirup und Zitronensaft einrühren und eine weitere Minute köcheln, bis die Konsistenz etwas dicker wird. Abkühlen lassen und genießen!

Das Fruchtpüree hält sich 2–3 Tage im Kühlschrank. Reste können auch eingefroren werden.

1 Backrohr auf 180 Grad vorheizen, eine niedrige Form mit Backpapier auslegen

2 Alle trockenen Zutaten gut verrühren

3 Mineralwasser und Öl hinzufügen und rasch und kurz verrühren – es sollen noch kleine Mehl-Klümpchen zu sehen sein!

4 Teig in die Form streichen und 20 Minuten backen

5 Tortenboden auskühlen lassen, dann mit dem Fruchtpüree bestreichen

6 Beeren waschen und wenn nötig halbieren oder vierteln, großzügig auf der Torte verteilen, dabei etwas festdrücken

Diese wunderschöne Torte ist wirklich schnell gemacht und schmeckt dazu noch köstlich! Du kannst dafür richtig viel Obst aufeinandertürmen, eventuell dazwischen noch einmal etwas Fruchtpüree klecksen, damit die Obststücke nicht so leicht herunterpurzeln.

Probier mal

Nimm statt Beeren in schöne Spalten geschnittene Pfirsiche, Nektarinen, Orangenspalten, Feigen, Trauben, Kiwi …

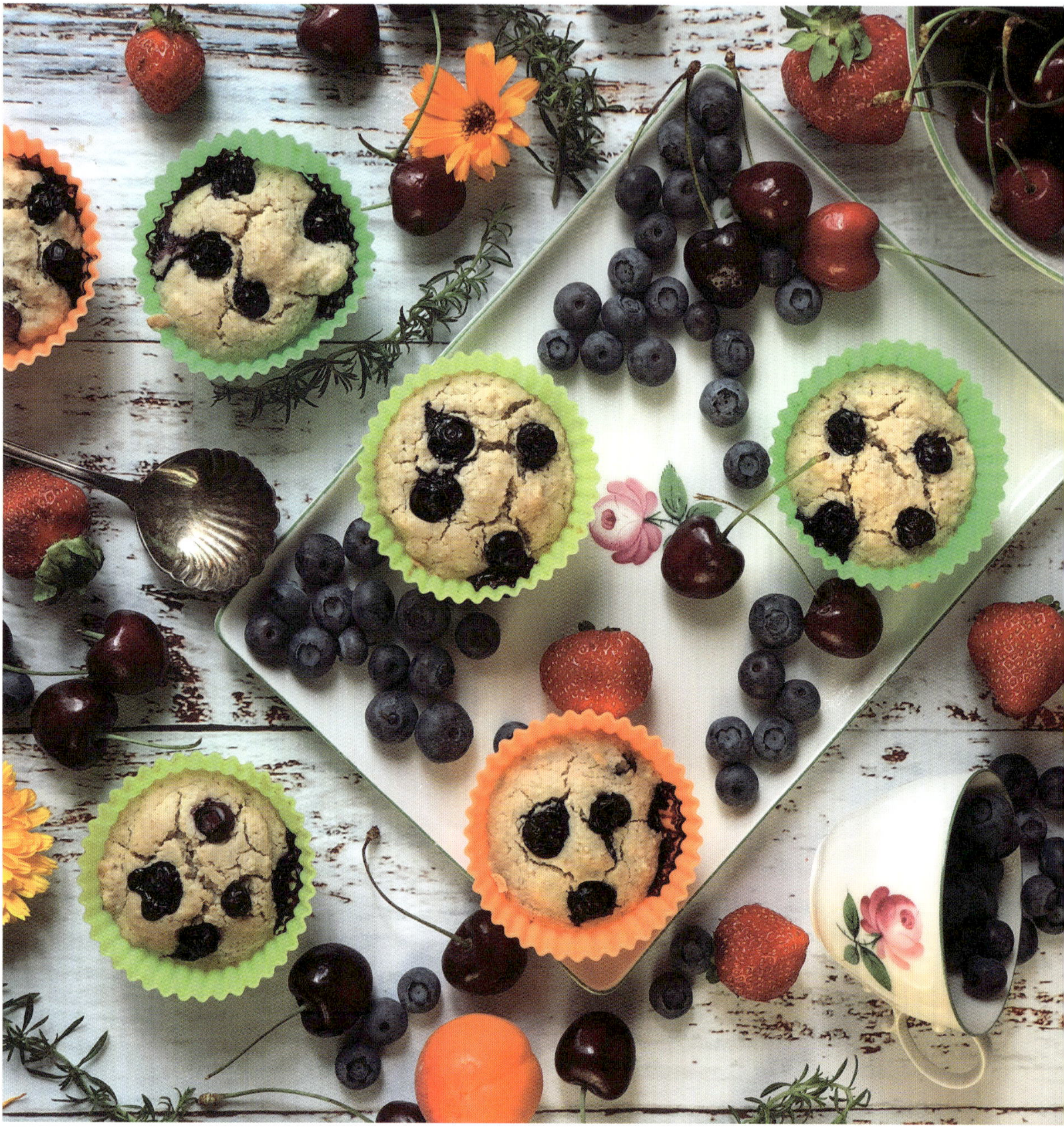

Probier mal

Du kannst alle möglichen Beeren oder Früchte für die Muffins verwenden, z. B. Erdbeeren, Himbeeren, Stachelbeeren, Weintrauben, Kirschen oder Weichseln.

BEERENMUFFINS

BEEREN · MANDELN · ZITRONEN

für 12 kleine Muffins

- 130 g Mehlmix glutenfrei oder 110 g Dinkelmehl
- 130 g Mandelmehl (geschälte gemahlene Mandeln)
- 1 ½ TL Backpulver
- 1 Msp. Natron
- 160 ml Hanf-, Soja- oder Mandelmilch
- 8 EL Apfeldicksaft oder Ahornsirup
- 60 g Olivenöl
- 2 EL Zitronensaft
- 100 g Heidelbeeren

1 Backrohr auf 180 Grad vorheizen, 12 Silikonförmchen leicht einfetten oder Papierförmchen in ein Muffinblech geben

2 Mehle, Backpulver und Natron gut verrühren

3 Zitronensaft, Milch, Öl und Sirup schaumig verquirlen und dann rasch die Mehlmischung unterheben – wirklich nur kurz rühren, es sollen noch kleine Mehlklümpchen sichtbar sein!

4 Die Heidelbeeren vorsichtig mit einer Teigspachtel unterheben

5 Den Teig mit einem in kaltes Wasser getauchten Eisportionierer oder Esslöffel in die Muffinförmchen verteilen und bei 180 Grad 20 Minuten backen

Nährstoff-Tipp

***Heidelbeeren** sind ein wahres Superfood und haben eine stark antiseptische Wirkung, sind leberreinigend und durch die Antioxidantien zellerneuernd und krebsvorbeugend. Besonders die wilden Heidelbeeren, die auch innen schwarz gefärbt sind, enthalten viele Anthocyane, die als Radikalfänger wirksam sind. Heidelbeeren sind außerdem auch sehr reich an Mineralstoffen, Ballaststoffen und den Vitaminen C, B und A.*

Heidelbeer-Muffins sind ein absoluter Klassiker!

Frisch aus dem Ofen haben sie eine knusprige Kruste, die beim Abkühlen verschwindet, dann schmecken sie mürbe und weich.

Wenn du schokoladige Muffins möchtest, ersetze 2 EL des Mehls mit Kakao- oder Carobpulver. Du kannst auch Schoko- oder Nussstückchen in den Teig geben.

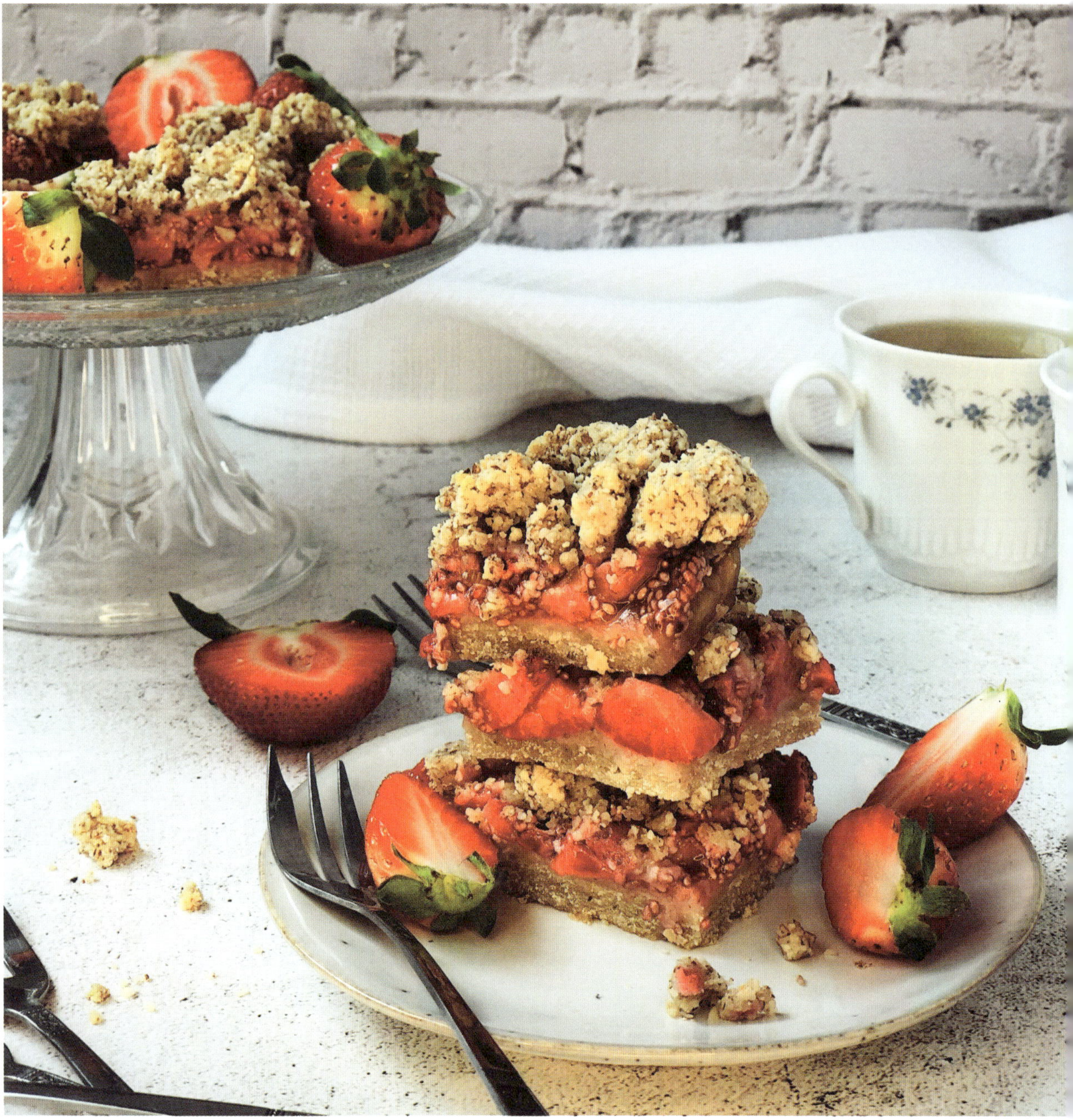

Probier mal

Ersetze die Erdbeeren durch andere Beeren wie Heidelbeeren, Stachelbeeren oder Ribisel (Johannisbeeren).

Auch eine Mischung aus Rhabarber und Apfel sorgt für leckere Abwechslung.

ERDBEER-STREUSELKUCHEN

ERDBEEREN · MANDELN · CHIASAMEN

Auflaufform oder Backform Ø 24 cm

Boden und Streusel

- 300 g Mehlmix glutenfrei oder 270 g Dinkelmehl
- 125 g Mandelmehl (geschälte gemahlene Mandeln)
- 80 g Kokosblütenzucker oder gemahlener Rohrohrzucker
- 100 g festes Kokosöl oder Margarine
- 50 g Nussmus
- 1 Prise Salz
- kaltes Wasser

Fülle

- 400 g Erdbeeren
- 6 EL Dattelcreme (Seite 25) oder Ahornsirup
- 3 EL Chiasamen
- 2 EL Zitronensaft

1 Backofen auf 180 Grad vorheizen, eine Form mit Backpapier auslegen

2 Für die Fülle Früchte waschen und klein schneiden, zusammen mit Dattelcreme, Zitronensaft und Chiasamen 3 Minuten köcheln lassen und zum Abkühlen beiseitestellen

3 Aus den Teigzutaten einen Mürbteig kneten, dabei gerade nur so viel kaltes Wasser nehmen, dass ein knetbarer Teig entsteht

4 Gut ein Drittel des Teiges für die Streusel beiseitegeben, den Rest zwischen zwei Klarsichtfolien in der Größe der Backform ausrollen und in die Form heben

5 Die Fruchtfülle darauf verteilen, den restlichen Teig zu groben Krümeln verbröseln und auf dem Obst verteilen

6 Bei 180 Grad 25 bis 30 Minuten backen

Nährstoff-Tipp

***Erdbeeren** enthalten besonders viel Vitamin C und viele Antioxidantien. Damit stärken sie unser Immunsystem und fangen freie Radikale, die unsere Zellen schädigen können. Erdbeeren haben entzündungshemmende und blutdrucksenkende Eigenschaften. Die enthaltenen Mineralstoffe und Spurenelemente stärken Herz und Gefäße.*

Ein süßer Traum in schönen Farben! Der Kuchen ist sehr weich und saftig und schmeckt auch noch am nächsten Tag sehr gut.

*Serviere den Kuchen mal mit einer Kugel blitzschnellem **Walnuss-Eis**. Dafür am Vortag 3 reife Bananen in Stücke schneiden und einfrieren. Die gefrorenen Stücke mit 3 EL Mandelmus im Mixer zu Eis mixen, dann mit einem Spatel 1 Handvoll gehackte Walnüsse und etwas Honig oder Ahornsirup unterrühren.*

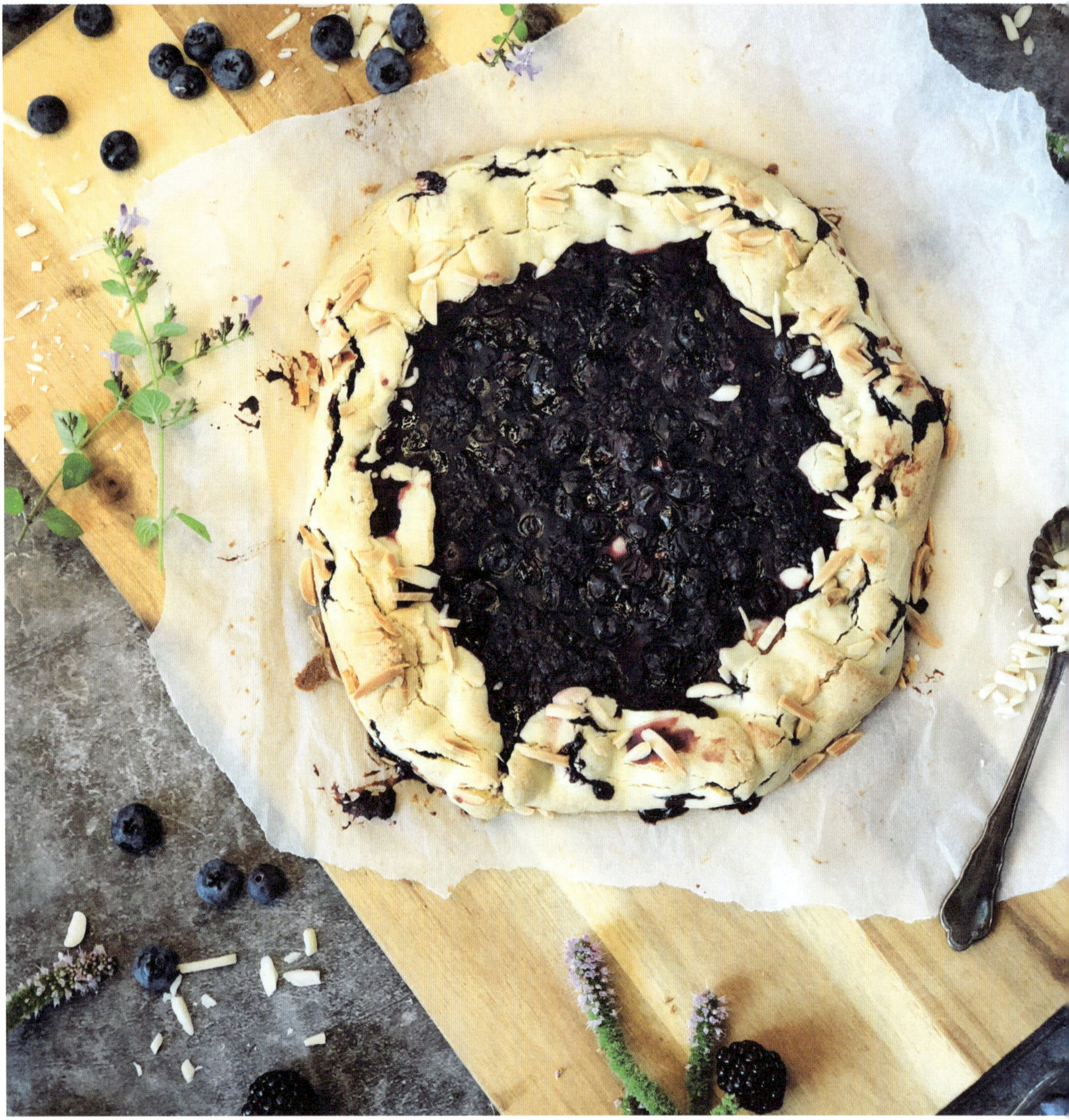

Probier mal

Statt Beeren passen auch Steinfrüchte wie Pfirsiche, Marillen oder Pflaumen.

Oder versuche mal eine ***Apfel-Galette****: Dafür 3 bis 4 Äpfel dünn hobeln und mit etwas Wasser, Zimt und Zitronensaft schön weich schmoren. Abkühlen lassen, bevor du sie mit Ahornsirup und Kartoffelstärke verrührst und auf den Teig gibst.*

BROMBEER-GALETTE

BROMBEEREN · MANDELN · LIMETTEN

1 Galette

- 300 g Mehlmix glutenfrei oder 270 g Dinkelmehl
- 125 g Mandelmehl (geschälte gemahlene Mandeln)
- 80 g Kokosblütenzucker oder gemahlener Rohrohrzucker
- 100 g festes Kokosöl oder Margarine
- 50 g Nussmus
- 1 Prise Salz
- kaltes Wasser

Fülle

- 300 g Brombeeren oder Heidelbeeren
- 3 EL Dattelcreme (Seite 25) oder Ahornsirup
- 1 EL Kartoffelstärke
- 1 EL Limettensaft

Zum Bestreichen und Bestreuen

- 1 EL Kokosöl, pflanzliche Sahne oder Wasser
- 1 EL Kokosblütenzucker oder Rohrohrzucker
- 1 EL Mandelblättchen

Der Name Galette kommt aus dem Französischen und bedeutet schlicht: Fladen oder Pfannkuchen. Es ist nicht viel mehr als ein knuspriger Mürbteig und eine fruchtige Beerenfüllung und schmeckt köstlich!

Du kannst eine große oder mehrere kleine Galettes zubereiten.

1 Backrohr auf 180 Grad vorheizen, ein Backblech mit Backpapier auslegen

2 Mehle mit den restlichen Zutaten verkneten, dabei gerade nur so viel kaltes Wasser nehmen, dass ein gut knetbarer Teig entsteht

3 Beeren, Dattelcreme, Kartoffelstärke und Limettensaft verrühren

4 Teig auf dem etwas bemehlten Backpapier dünn ausrollen

5 Fülle darauf verteilen, dabei am Rand rund 3 bis 4 cm frei lassen

6 Ränder vorsichtig über die Fülle einschlagen, der Teig kann dabei etwas brechen, vielleicht brauchst du einen Spatel, damit du den Teig gut anheben kannst

7 Den übergeschlagenen Teig mit etwas Kokosöl, Sahne oder Wasser bestreichen und mit Kokosblütenzucker und Mandelblättchen bestreuen

8 Galette 25 Minuten backen

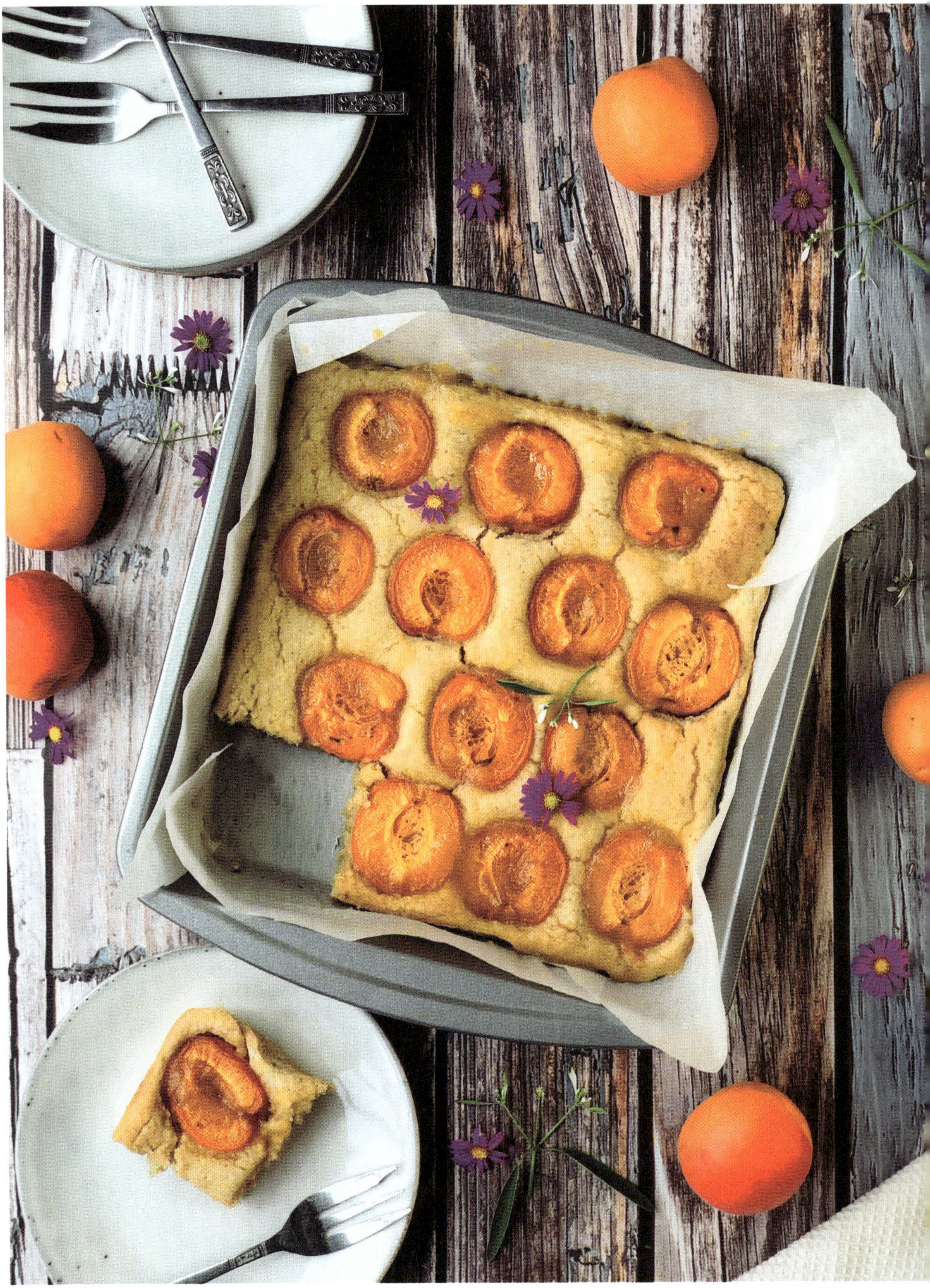

MARILLENKUCHEN

SAISONALES OBST · ZITRONEN · MANDELN

Backform Ø 24 cm

- 200 g Marillen (Aprikosen) oder anderes Obst (Beeren, Kirschen, Zwetschken (Pflaumen), Ribisel (Johannisbeeren) ...)
- 150 g Mehlmix glutenfrei oder 130 g Dinkelmehl
- 150 g Mandelmehl (geschälte gemahlene Mandeln)
- 2 gehäufte TL Backpulver
- ¼ TL Natron

- 10 EL Apfeldicksaft oder Ahornsirup
- 60 g Olivenöl
- 180 ml Hanf-, Soja- oder Mandelmilch
- 8 EL Zitronensaft
- 1 EL abgeriebene Zitronenschale

Zum Bestreuen

- 2 EL Mandelsplitter oder Haselnussblättchen

1 Backrohr auf 180 Grad vorheizen, eine Form mit Backpapier auslegen

2 Mehle mit Nüssen, versiebtem Backpulver und Natron gut verrühren

3 In einer größeren Rührschüssel Öl, Sirup, Milch, Zitronensaft und -schale durchquirlen

4 Mehlmix rasch unterheben – wirklich nur kurz rühren, es sollen noch kleine Mehl-Klümpchen zu sehen sein!

5 Teig in die Form gießen, Obst darauf verteilen und Mandelsplitter darüberstreuen

6 Kuchen 30 Minuten bei 180 Grad backen, vor dem Anschneiden auskühlen lassen

Sehr vielseitig und bunt, je nach Jahreszeit und Saison! Durch die Zitrone im Teig schmeckt der Kuchen sehr fein und hat eine leichte Säure, als wäre er mit Buttermilch gemacht.

Ich mache hin und wieder auch gerne einen „Upside down“ Kuchen daraus, das heißt, ich gebe die Früchte auf den Boden der Form (mit Backpapier ausgekleidet) und gieße dann den Teig darauf. Bitte aber nicht zu viele Früchte auf den Boden legen, damit er nicht zu weich wird, und erst abkühlen lassen, bevor du ihn vorsichtig aus der Form stürzt.

Probier mal

Du kannst einen kleinen Teil des Mehls durch geriebene Nüsse, Kakao oder Carobpulver ersetzen.

Gleich nach dem Backen kannst du eine Mischung aus 2 EL Zitronensaft und 4 EL Ahornsirup oder heiße Marillenmarmelade auf den Kuchen streichen, dann wird er noch saftiger und glänzt schön!

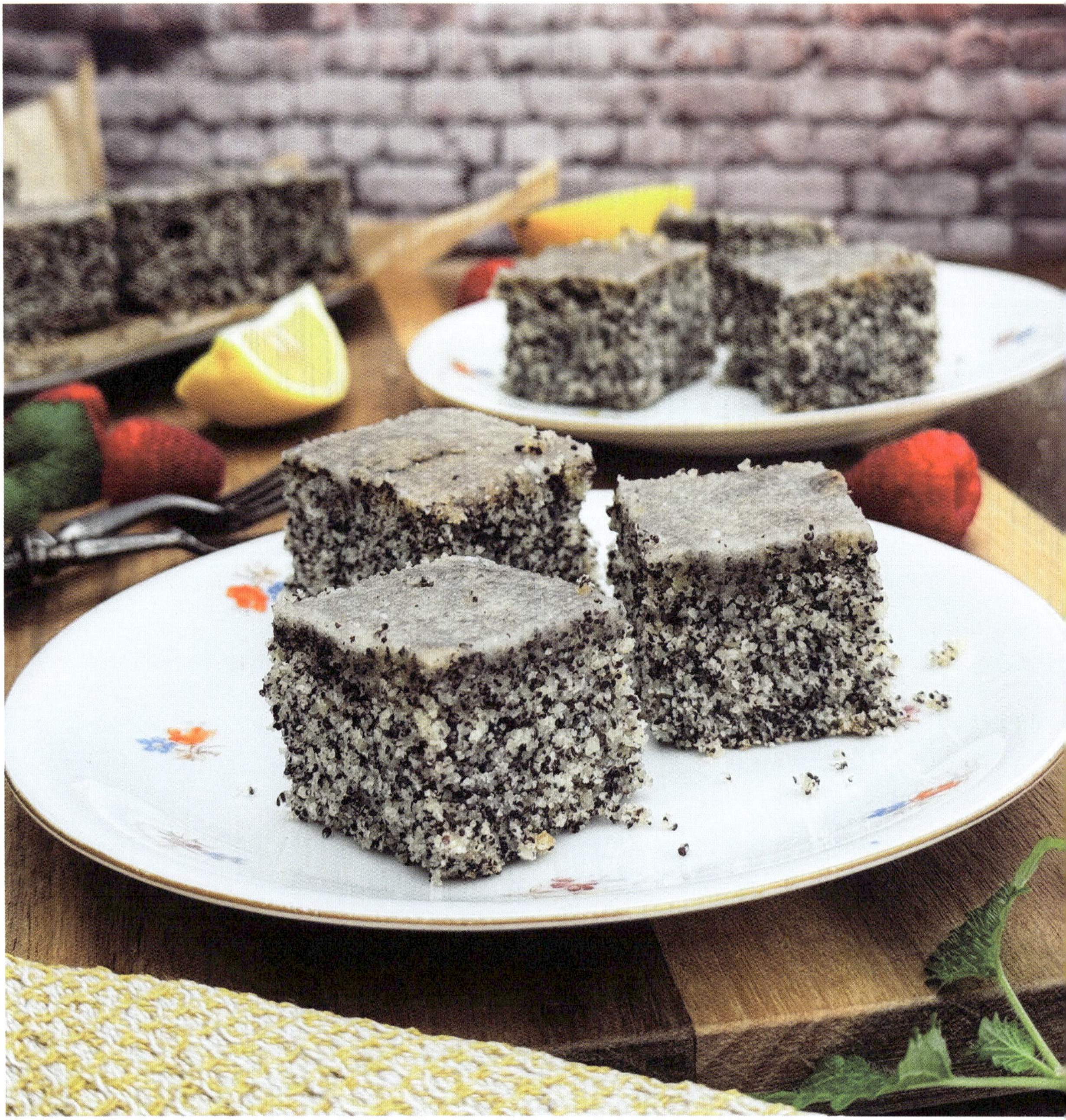

Probier mal

Statt Mohn passen geriebene Nüsse oder Kokosraspeln.

Mit Heidelbeeren, Marillen, Pflaumen oder Rhabarber gelingt ein saftiger Obstkuchen. Das Obst einfach vor dem Backen auf dem Teig verteilen.

ZITRONEN-MOHNKUCHEN

MOHN · ZITRONEN · OLIVENÖL

Backform Ø 24 cm

- 150 g Mehlmix hell glutenfrei oder 130 g Dinkelmehl
- 150 g Mandelmehl (geschälte gemahlene Mandeln)
- 100 g Mohn gemahlen
- 80 g Rohrohrzucker oder Kokosblütenzucker
- 2 gehäufte TL Backpulver
- ¼ TL Natron
- 60 g Olivenöl
- 200 ml Hanf-, Soja- oder Mandelmilch
- 8 EL Zitronensaft

Du kannst den Kuchen auch glasieren:

Zuckerglasur (Foto)
100 g Rohrohrzucker oder Kokosblütenzucker, etwas Zitronensaft, ein paar Tropfen Wasser
Alles glatt rühren, dabei ja nicht zu viel Flüssigkeit nehmen. Auf den ausgekühlten Kuchen streichen.

Cashewglasur
100 g Cashews (4 Stunden eingeweicht), 75 ml Wasser, 1 EL Ahornsirup, 1 EL Zitronensaft
Alles im Mixer zu einer feinen Creme mixen und auf dem ausgekühlten Kuchen verteilen.

Schokoglasur
100 g weiße Schokolade (z. B. aus Hafer- oder Reismilch), 2–3 EL Kokosöl
Am besten im Wasserbad oder bei niedrigster Stufe am Herd langsam schmelzen lassen und den ausgekühlten Kuchen damit bestreichen.

1 Backrohr auf 180 Grad vorheizen, eine Kuchenform mit Backpapier auskleiden

2 Zucker (auch den von der Zuckerglasur) in der Küchenmaschine zu Staubzucker mixen

3 Mehle mit Backpulver, Natron und Mohn gut vermengen

4 Staubzucker, Öl, Zitronensaft und Milch verquirlen, dann rasch die Mehlmischung unterheben – wirklich nur kurz rühren, es sollen noch kleine Mehlklümpchen sichtbar sein!

5 Teig in die Form streichen und bei 180 Grad 30 Minuten backen

Wenn du Kokosblütenzucker verwendest, versuche möglichst hellen zu bekommen, damit der Kuchen schön gelb wird. Der Unterschied besteht im Wassergehalt des Rohprodukts. Desto länger der Saft der Kokosblüten ausgekocht werden muss, desto dunkler ist seine anschließende Farbe.

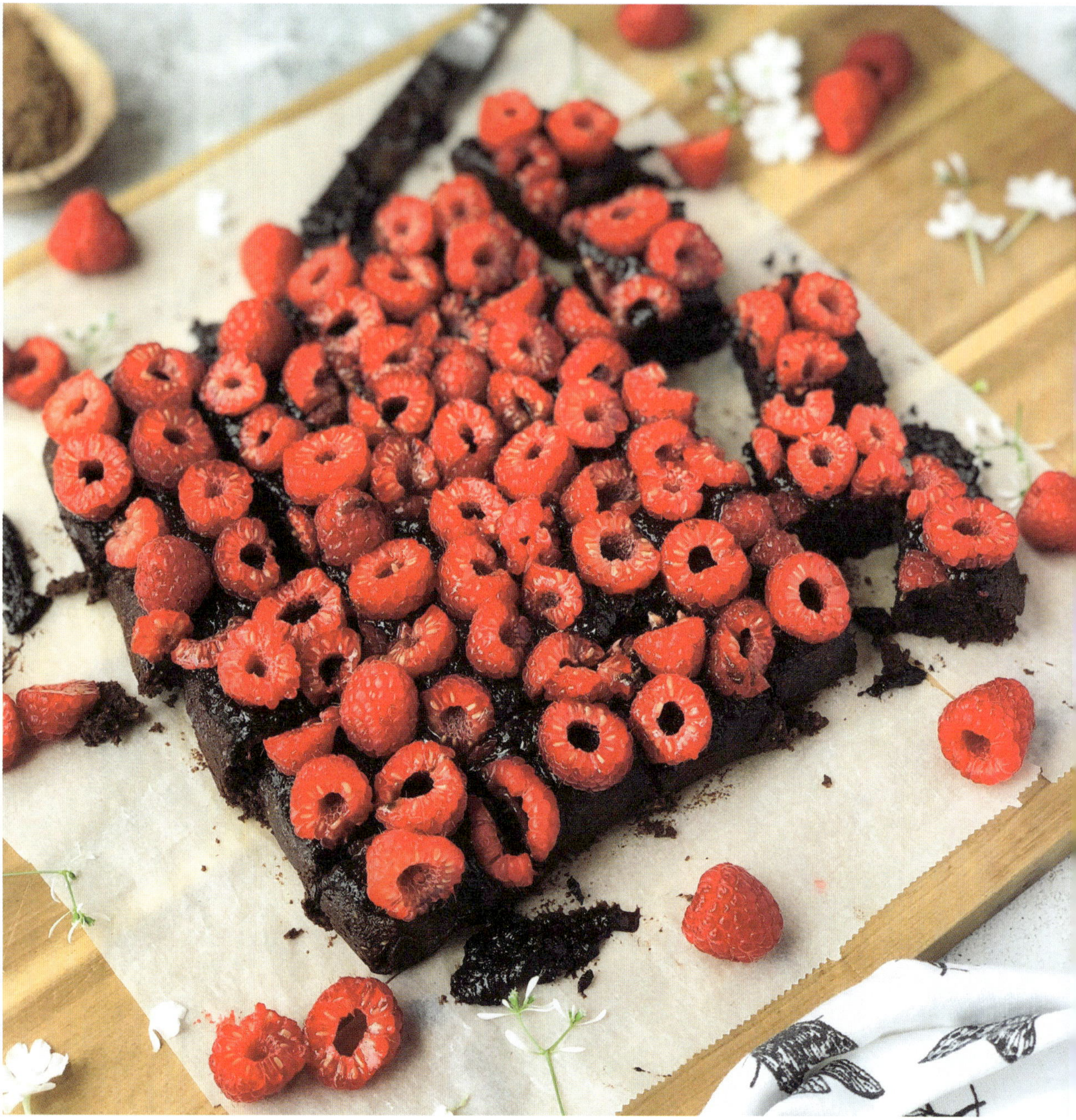

Probier mal

Für noch fruchtigeren Kuchen anstatt der Carob-Nusscreme die Chia-Marmelade von Seite 187 unter die Himbeeren streichen.

CAROB-HIMBEERKUCHEN

HIMBEEREN · CAROB · AHORNSIRUP

Auflaufform oder Brownie-Blech 35 x 20 cm

- 150 g Mehlmix glutenfrei oder 130 g Dinkelmehl
- 150 g Mandelmehl (geschälte gemahlene Mandeln)
- 2 gehäufte TL Backpulver
- ¼ TL Natron
- 50 g Carobpulver
- 1 Prise Salz

- 250 ml Hanf-, Soja- oder Mandelmilch
- 4 EL Zitronensaft
- 60 g Olivenöl
- 12 EL Ahornsirup

Carob-Nusscreme

- ¼ Tasse Carobpulver
- ¼ Tasse gemahlene Nüsse
- 3 EL Kokosmilch oder pflanzliche Sahne
- 3 EL Ahornsirup

- 2 Tassen Himbeeren

Natürlich gelingt der Kuchen genauso gut mit Kakaopulver statt Carobpulver. Als Cremeschicht kannst du auch ein „Fudge" anrühren: Dafür 5 EL Kakao, 5 EL Nussmus und 5 EL Ahornsirup mit etwas Wasser verquirlen.

Das Koffein in Schokolade und Kakao kann unser Nervensystem triggern und hat dehydrierende Eigenschaften. Deshalb ist Carobpulver die gesündere Variante.

1 Backrohr auf 180 Grad vorheizen

2 Mehle, Nüsse und Salz in eine Schüssel geben, Carobpulver, Backpulver und Natron dazusieben und alles gut verrühren

3 Die flüssigen Zutaten verquirlen und rasch den Mehlmix unterheben – dabei wirklich nur kurz umrühren, sodass sich gerade alle Zutaten verbinden – es sollen noch Mehlklümpchen sichtbar sein!

4 Eine kleine Auflaufform oder ein Brownie-Blech mit Backpapier auslegen und Teig einfüllen, bei 180 Grad 25 Minuten backen

5 Zutaten für die Carob-Nusscreme verrühren und auf den ausgekühlten Kuchen streichen

6 Darauf die frischen Himbeeren verteilen

Bei diesem flaumigen Kuchen steht die Frucht des Johannisbrotbaums im Vordergrund. Carobpulver ist mineral- und ballaststoffreich und kalorienarm.

Es enthält im Gegensatz zu Kakao keine anregenden Substanzen wie Koffein oder Theobromin. Der Geschmack ist süßlich und karamellartig und erinnert entfernt an Schokolade. Carobpulver kann überall dort verwendet werden, wo sonst Kakaopulver zum Einsatz kommt.

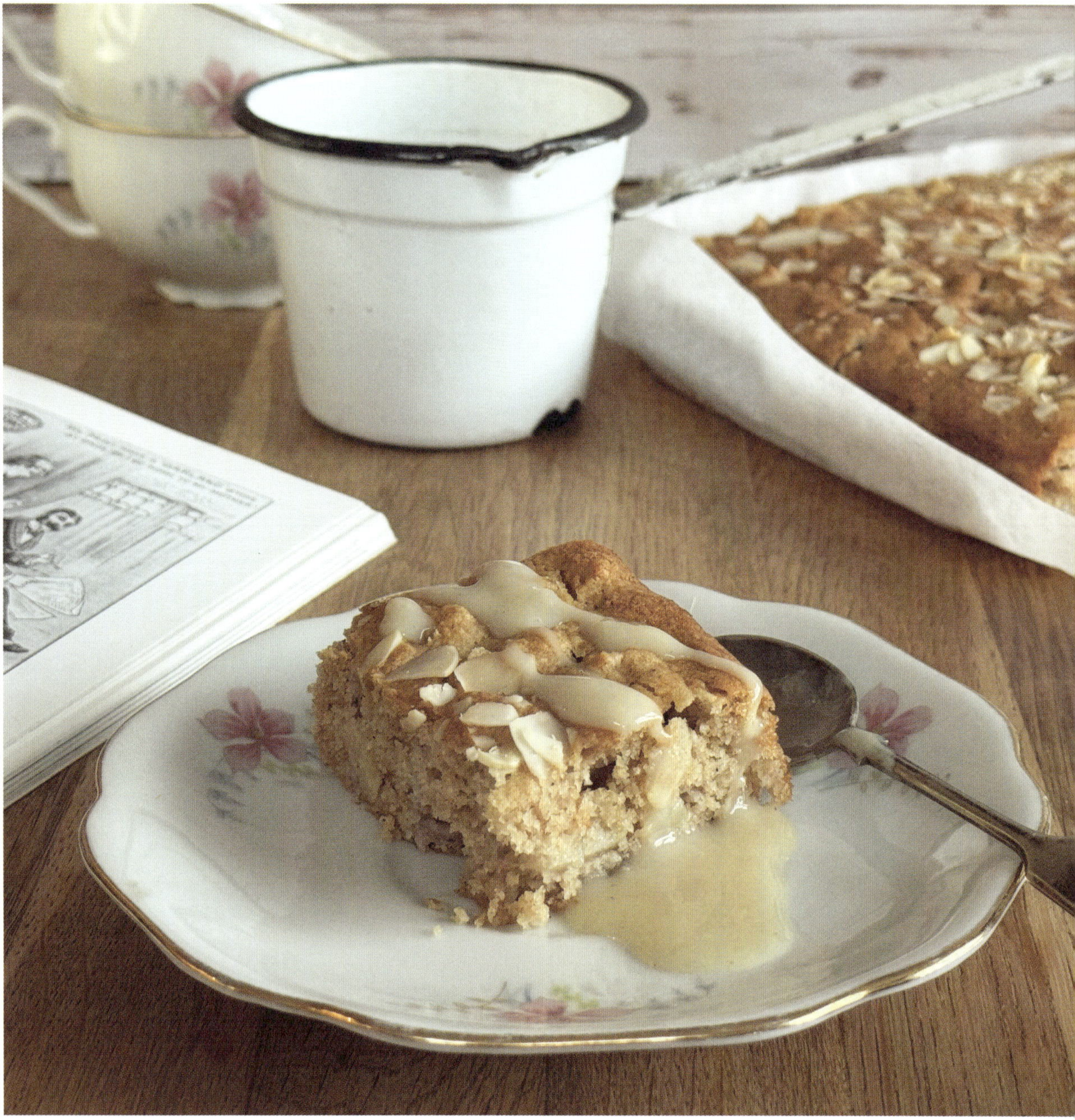

VANILLE-ZIMT-SAUCE

- › 1 Tasse Hanf- oder Sojamilch
- › 1 EL Apfeldicksaft oder Ahornsirup
- › ¼ Vanilleschote ausgekratzt
- › 1 Prise Salz
- › 1 gehäufter TL Kartoffelmehl

1 Kalte Milch mit den restlichen Zutaten verquirlen, unter Rühren 1 bis 2 Minuten köcheln lassen

2 Während des Abkühlens ab und zu umrühren, damit sich keine Haut bildet

APFEL-ZIMTKUCHEN

ÄPFEL · MANDELN · ZIMT

Backform Ø 24 cm

- 150 g Mehlmix glutenfrei oder 130 g Dinkelmehl
- 150 g Mandelmehl (geschälte gemahlene Mandeln)
- 2 gehäufte TL Backpulver
- ¼ TL Natron
- 180 ml Hanf-, Soja- oder Mandelmilch
- ½ Zitrone ausgepresst
- 60 g Olivenöl
- 8 EL Apfeldicksaft oder Ahornsirup
- 2 Äpfel
- 1 TL Spicy oder 1 TL Zimt und 1 Msp. Ingwer
- 1 Handvoll Mandelblättchen

Nährstoff-Tipp

Äpfel sind reich an Vitaminen A, B, C und E und an Mineralstoffen. Die sekundären Pflanzenstoffe und Antioxidantien wirken entzündungshemmend und antiviral. Ihr hoher Gehalt an Pektin sorgt dafür, dass Schadstoffe und Keime im Verdauungstrakt gebunden und ausgeschieden werden können. Äpfel versorgen das Gehirn mit hochwertiger Glukose, beruhigen die Nerven, erhöhen die Verdauungskraft, entschlacken und reinigen. Sie wirken auf Zellebene befeuchtend, unterstützen so den Wasserhaushalt des Körpers.

1 Äpfel waschen, vierteln, Kerngehäuse entfernen und ungeschält klein würfeln

2 Eine Form einfetten oder mit Backpapier auskleiden, das Backrohr auf 180 Grad vorheizen

3 Mehl, Mandelmehl, Backpulver, Natron und Spicy gut verrühren

4 Die flüssigen Zutaten in einer größeren Schüssel verquirlen, zum Schluss die Apfelstücke unterrühren

5 Mehlmix unterrühren, dabei wirklich nur kurz umrühren – es sollen noch kleine Teigklümpchen zu sehen sein!

6 Teig in die Form gießen, mit Mandelblättchen bestreuen

7 Bei 180 Grad 30 Minuten backen

Dazu passt sehr gut eine Vanille-Zimt-Sauce.

Probier mal

Tausche Äpfel gegen Birnen, gib dann aber etwas Kakao oder Carobpulver in den Teig.

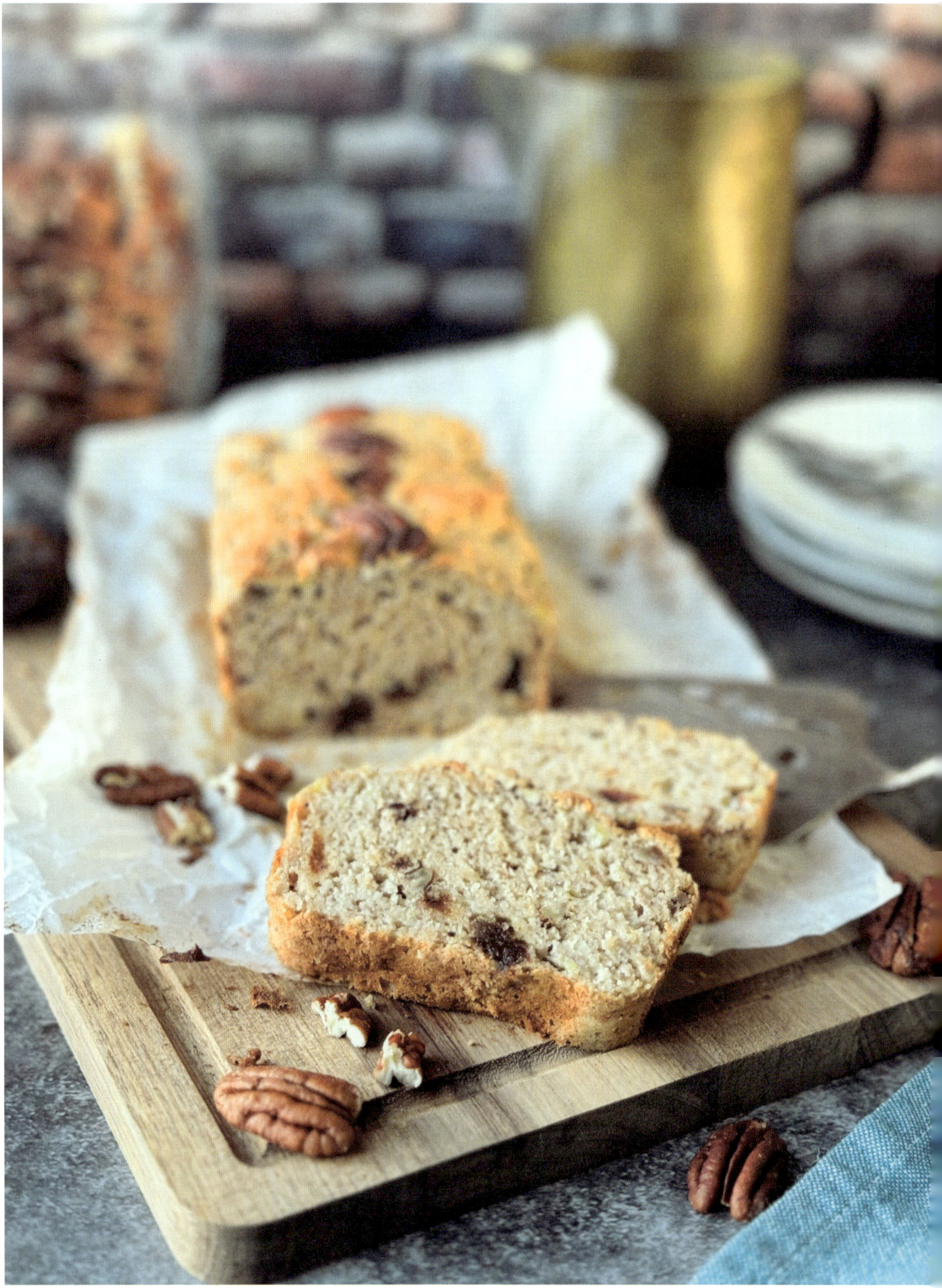

BANANENBROT

BANANEN · DATTELN · WALNÜSSE

Kastenform

- 150 g Mehlmix glutenfrei oder 130 g Dinkelmehl
- 150 g Mandelmehl (geschälte gemahlene Mandeln)
- 2 gehäufte TL Backpulver
- ¼ TL Natron
- 1 TL Zimt oder Spicy
- 3 reife Bananen
- 60 ml Oliven- oder Kokosöl
- 120 ml Hanf-, Soja- oder Mandelmilch
- 2 EL Zitronensaft
- 1 kleine Handvoll Wal- oder Pekannüsse
- 2–3 Datteln oder ¼ Tasse Rosinen

Rohe Bananen-Zimtschnecken

Dörre ein paar Bananen, die du vorher der Länge nach in Streifen schneidest. Sie sollen noch weich und biegsam sein. Die bestreichst du dann mit Dattelcreme (Seite 25) und bestreust sie mit Zimt und klein gehackten Datteln. Einrollen und du hast ein herrlich gesundes Dessert, das ähnlich wie Zimtschnecken aussieht und sehr lecker schmeckt!

Probier mal

Statt Nüssen und Datteln verwende Cranberries oder frische Beeren.

Oder du bäckst ein Schoko-Bananenbrot mit einer Handvoll gehackter Schokolade.

1 Backrohr auf 180 Grad vorheizen, eine Kastenform mit Backpapier auskleiden (das geht am besten, indem man das Papier vorher zerknüllt)

2 Mehle, Zimt, Backpulver und Natron gut verrühren

3 Nüsse und Datteln klein hacken und unter die Mehlmischung rühren

4 Bananen mit einem Pürierstab mixen oder mit einer Gabel fein zerdrücken, mit Öl, Milch und Zitronensaft verrühren

5 Mehlmix rasch unterheben – kleine Mehlklümpchen sollen noch zu sehen sein!

6 Teig in die Form streichen, 30 Minuten backen, etwas ausgekühlt servieren

Bananenbrot ist in Nordamerika ein wahrer Klassiker, und weil es so lecker schmeckt, hat es seinen Siegeszug rund um die Welt angetreten! Noch dazu ist es ziemlich gesund, weil die Süße nur von den Bananen und Datteln kommt.

In der glutenfreien Küche ist es ein Allrounder, weil die Bananen im Teig für Bindung sorgen und es damit sehr gelingsicher ist …

Pur schon ein Genuss oder mit etwas Ahornsirup, Marmelade oder Dattelcreme bestreichen und schlemmen!

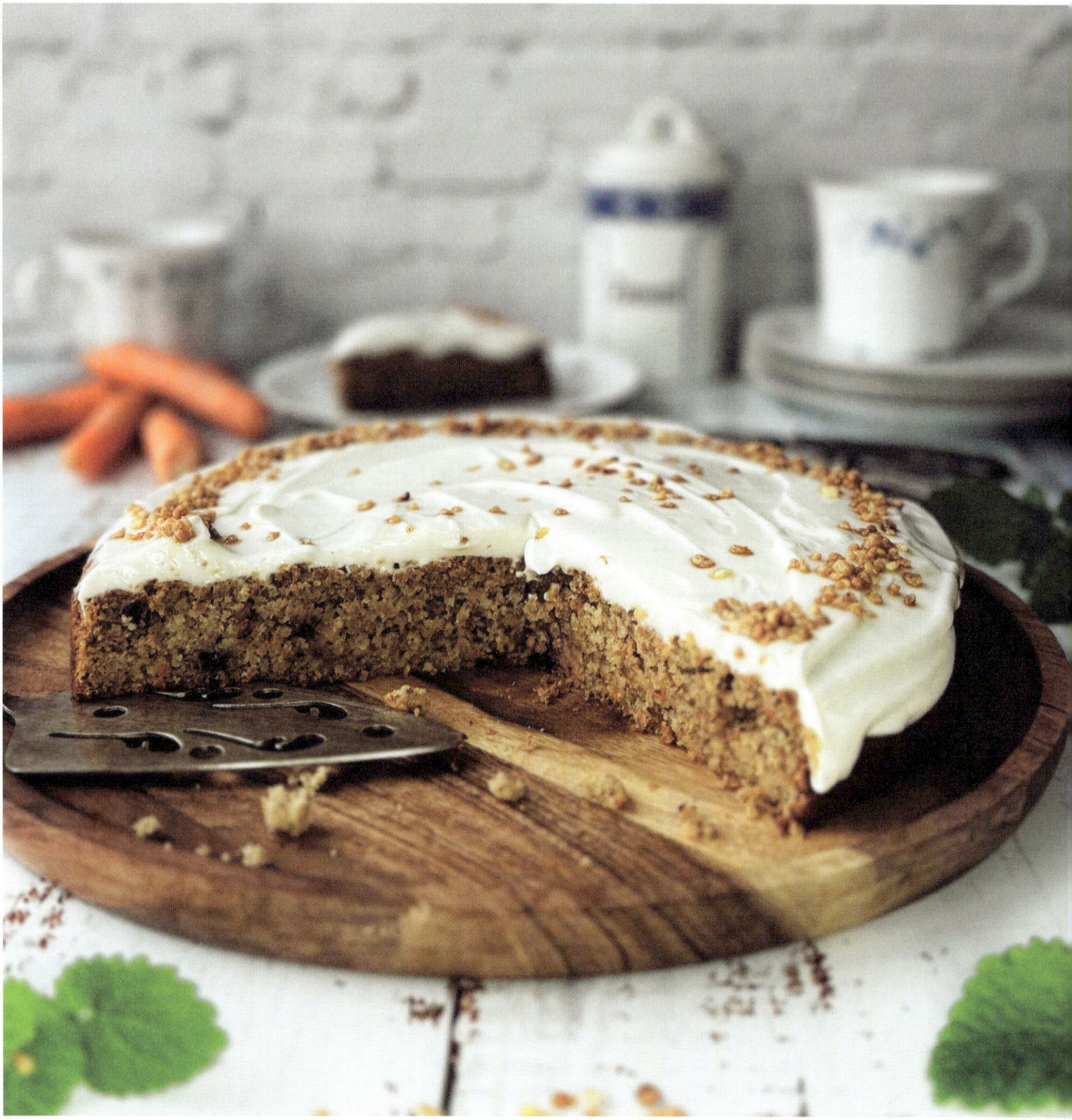

Der amerikanische „Carrot Cake" mit einem Topping aus süßem Frischkäse ist mir in meiner Zeit in den USA sehr ans Herz gewachsen. Also musste eine glutenfreie Variante her. Hin und wieder darf es ruhig üppig, süß und saftig sein, wie dieser Karottenkuchen eben.

Statt des Toppings von Seite 207 kannst du auch eine Packung pflanzlichen Frischkäse mit etwas weicher Margarine und Staubzucker verrühren.

KAROTTENKUCHEN

KAROTTEN · NÜSSE · ROSINEN

Backform Ø 24 cm

- 150 g Mehlmix glutenfrei oder 130 g Dinkelmehl
- 150 g gemahlene Nüsse
- 2 gehäufte TL Backpulver
- ¼ TL Natron
- 1 TL Spicy oder Zimt
- ¼ TL gemahlener Ingwer
- 1 Prise Salz
- 150 ml pflanzliche Milch oder Orangensaft
- 100 g Karotten
- 60 g Oliven- oder Kokosöl
- 8 EL Ahornsirup oder Apfeldicksaft
- 2 EL Zitronensaft
- 5 EL Rosinen oder gehackte Walnüsse

Topping

- 200 g Cashews (4 Stunden in Wasser eingeweicht)
- 4 EL Zitronensaft
- 100 ml Kokoscreme (fester Teil)
- 1 Prise Salz
- optional etwas Ahornsirup

Zum Bestreuen

- gehackte Haselnüsse
- Pistazien

1 Eine runde Backform etwas einfetten oder mit Backpapier auskleiden, das Backrohr auf 180 Grad vorheizen

2 Karotte waschen und fein raspeln

3 Mehl, Nüsse, Gewürze, Salz, Backpulver und Natron gut verrühren

4 Alle flüssigen Zutaten in einer größeren Schüssel gut verquirlen, dann die geraspelte Karotte und die Rosinen unterrühren

5 Rasch die Mehlmischung unterheben – es dürfen noch kleine Mehlklümpchen zu sehen sein!

6 Die Masse in die Form füllen und bei 180 Grad 30 bis 35 Minuten backen

7 Für den Cashew-Frischkäse alle Zutaten mit dem Pürierstab oder im Mixer fein pürieren

8 Karottenkuchen auskühlen lassen, Topping auf dem Kuchen verteilen, mit fein gehackten Haselnüssen oder Pistazien verzieren

Probier mal

Wandle den Kuchen zu einem exotischen „Carrot Cake“ ab, indem du 2 EL geraspelte Kokosflocken in den Teig gibst (nimm entsprechend weniger Nüsse), statt der Rosinen getrocknete Ananasstücke. Oben drauf kannst du geröstete Kokos-Flakes streuen.

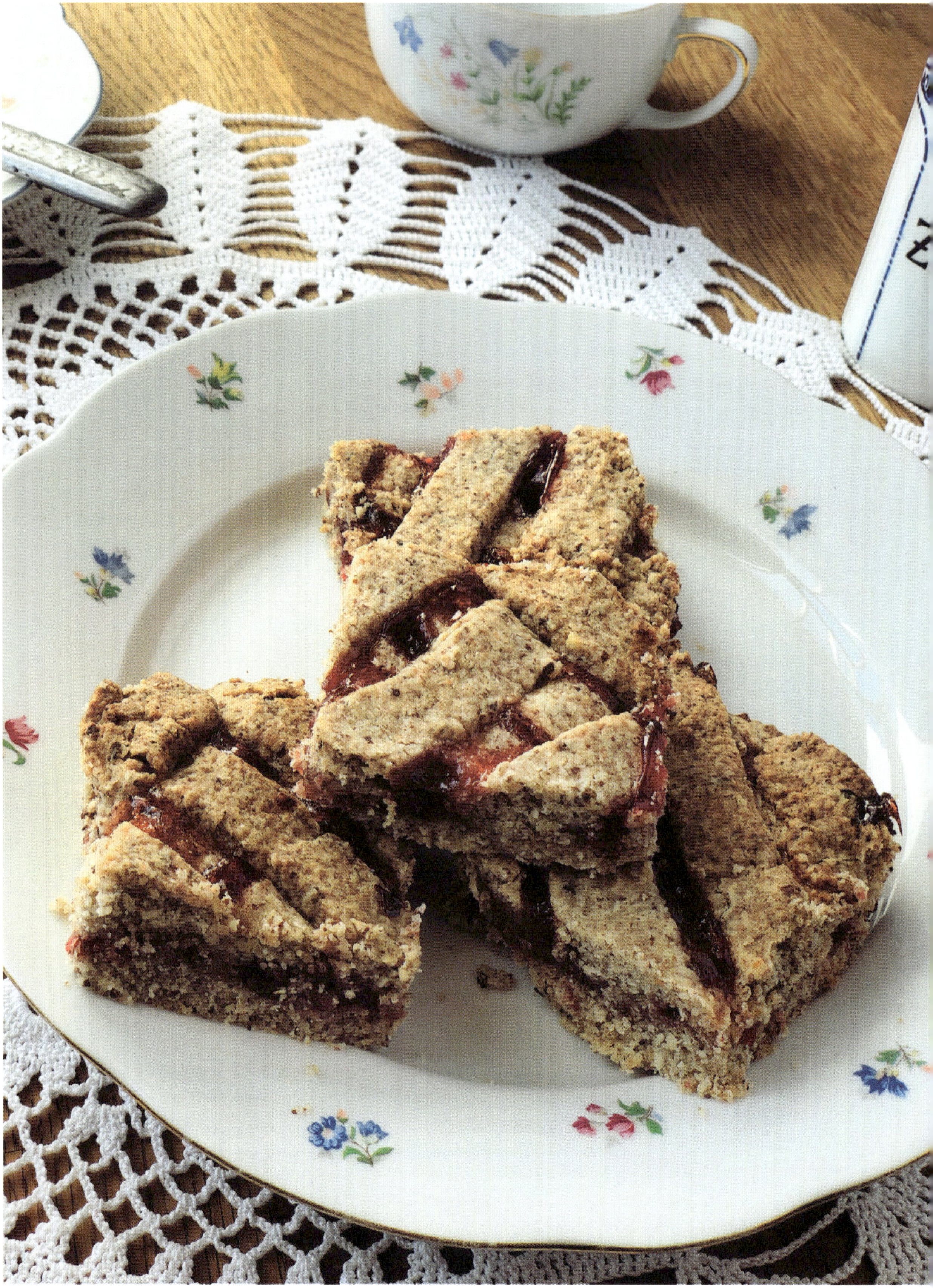

LINZER SCHNITTEN

WALNÜSSE · ZIMT · RIBISEL (JOHANNISBEERE)

Backform Ø 24 cm

- 300 g Mehlmix glutenfrei oder 270 g Dinkelmehl
- 125 g geriebene Walnüsse
- 50 g Kokosblütenzucker oder gemahlener Rohrohrzucker
- 150 g Margarine
- 1 TL Spicy oder Zimt
- 1 TL Backpulver
- 1 Prise Salz
- ¼ zerdrückte Banane oder etwas Apfelmus (bei glutenhaltigem Mehl brauchst du ½ Banane)
- Ribiselmarmelade

In Österreich sind Linzer Schnitten ein absolutes Muss in der Mehlspeisküche! Ich liebe sie, weil sie irgendwie immer nach Weihnachten schmecken und man sie trotzdem das ganze Jahr über essen kann.

Wenn du Margarine meiden möchtest, kannst du den Kuchenteig auch mit 100 g Kokosöl und etwas kaltem Wasser verkneten.

Du kannst statt Streifen auch mit einem Keks-Ausstecher Herzen oder Sterne ausstechen und den Kuchen damit schön verzieren. Toll sieht es aus, wenn die ausgestochenen Formen unterschiedlich groß sind.

1 Backrohr auf 180 Grad vorheizen, eine runde Backform mit Backpapier auslegen oder einfetten

2 Mehl mit Nüssen, Backpulver, Zimt, Salz und Zucker verrühren

3 Kalte Margarine klein schneiden und mit dem Mehlmix verbröseln, Banane zerdrücken und unterrühren – alles rasch zu einem glatten Teig verkneten

4 Hälfte des Teiges zwischen zwei Klarsichtfolien auf die Größe der Kuchenform ausrollen

5 Marmelade darauf verstreichen

6 Restlichen Teig ebenfalls zwischen Klarsichtfolie ausrollen, dann mit einem Teigrad 2 cm breite Streifen radeln

7 Die Streifen mit Hilfe eines Tortenhebers oder Spatels auf dem Kuchen zu einem Gitter legen

8 Kuchen 30 bis 35 Minuten backen, vor dem Anschneiden auskühlen lassen

Probier mal

Tausche Ribisel (Johannisbeere)- gegen Marillen- oder Zwetschken (Pflaumen)-Marmelade.

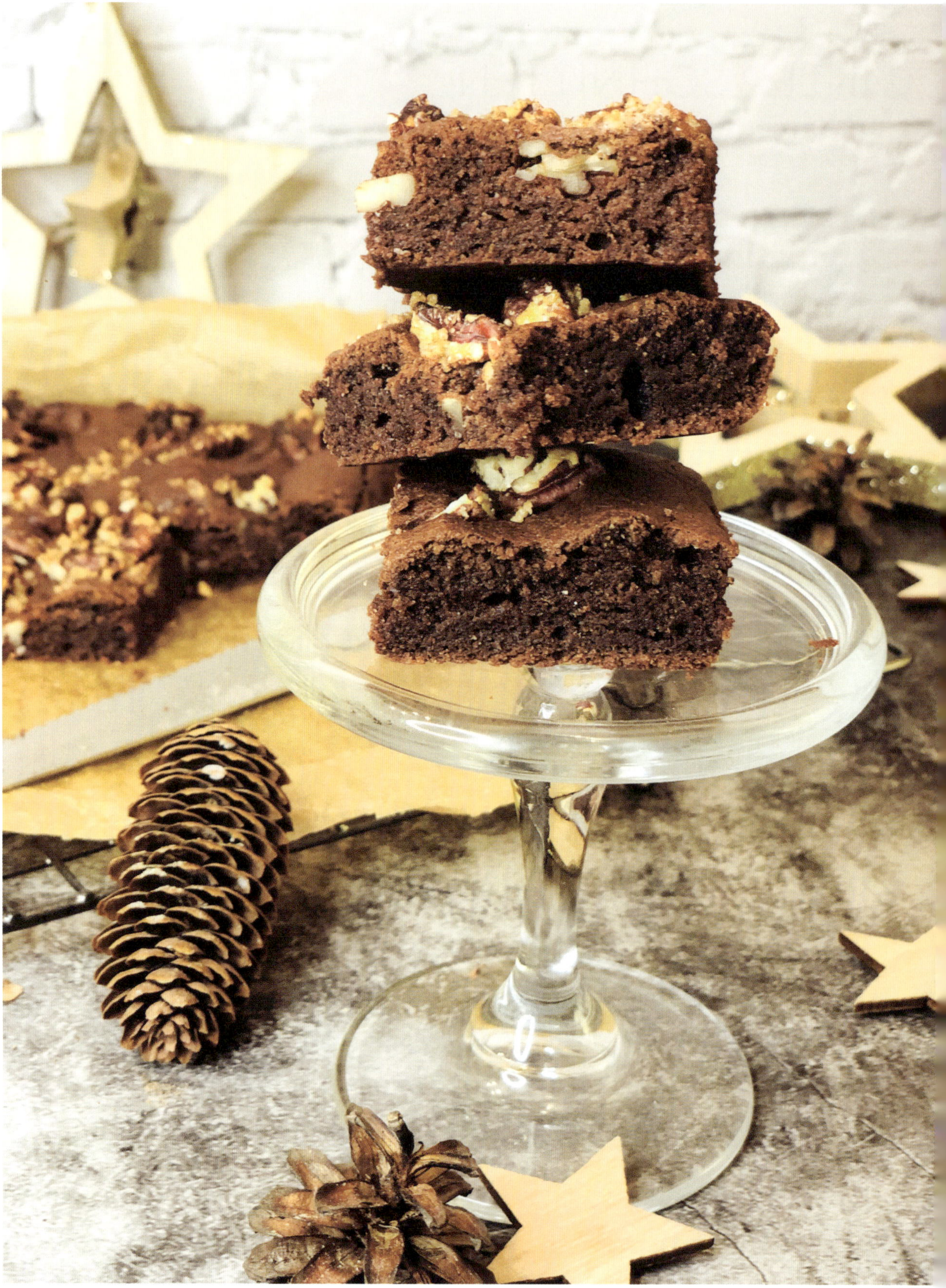

BROWNIES

KARAMELLISIERTE NÜSSE · KAKAO · ZIMT

Brownie-Blech 18 x 30 cm

- 200 g Mehlmix glutenfrei oder je 100 g Hafer- und Buchweizenmehl
- 80 g Kokosblütenzucker oder Rohrohrzucker, zu Staubzucker vermahlen
- 30 g Kakao
- 60 g Öl
- 1 TL Backpulver
- 100 ml Hanf-, Soja- oder Mandelmilch
- 5 EL Apfelmus

Karamellisierte Nüsse

- 50 g Walnüsse oder Pekannüsse
- 2 EL Kokosblüten- oder Rohrohrzucker
- 1 TL Spicy oder Zimt

Brownies sind saftig, weich und lecker. Ein Kuchen, der typischerweise in kleinen Brownie-Formen möglichst kurz gebacken wird.

Du kannst aber ganz einfach die Menge verdoppeln, für einen richtigen Kuchen oder verdreifachen für ein ganzes Blech. Beachte aber, dass du den Teig (wie bei allen veganen/glutenfreien Kuchen) nur ganz kurz rührst, sonst wird er speckig oder fällt nach dem Backen zusammen.

Wenn es mal nicht so „winterlich" schmecken soll, lasse Zimt/Spicy weg.

Falls du Kakao meiden möchtest, backe die Brownies mit Carobpulver oder ersetze den Kakaoanteil mit mehr Mehl, dann heißen sie aber Blondies.

1 Backrohr auf 180 Grad einschalten, ein Brownie-Blech mit Backpapier auslegen

2 Die Nüsse grob hacken und mit 2 EL Zucker einige Minuten in einer Pfanne wärmen, bis sich der Zucker aufgelöst hat und etwas karamellisiert (Achtung, heiß!), dann 1 TL Spicy unterrühren

3 Mehl, versiebten Kakao und Backpulver vermischen

4 Staubzucker, Öl, Apfelmus und Milch verquirlen

5 Mehlmischung rasch unterheben – wirklich nur kurz rühren, es sollen noch Teigklümpchen zu sehen sein!

6 Die Hälfte der Nüsse rasch unterheben, den Teig in die Form streichen, mit den restlichen Nüssen bestreuen und 20 bis 25 Minuten backen

Probier mal

Statt Nüssen kannst du auch Schokostückchen, Kakao-Nibs, frische oder getrocknete Früchte, Erdnussbutter, Salzflocken oder eine Mischung aus verschiedenen Toppings auf die Brownies geben.

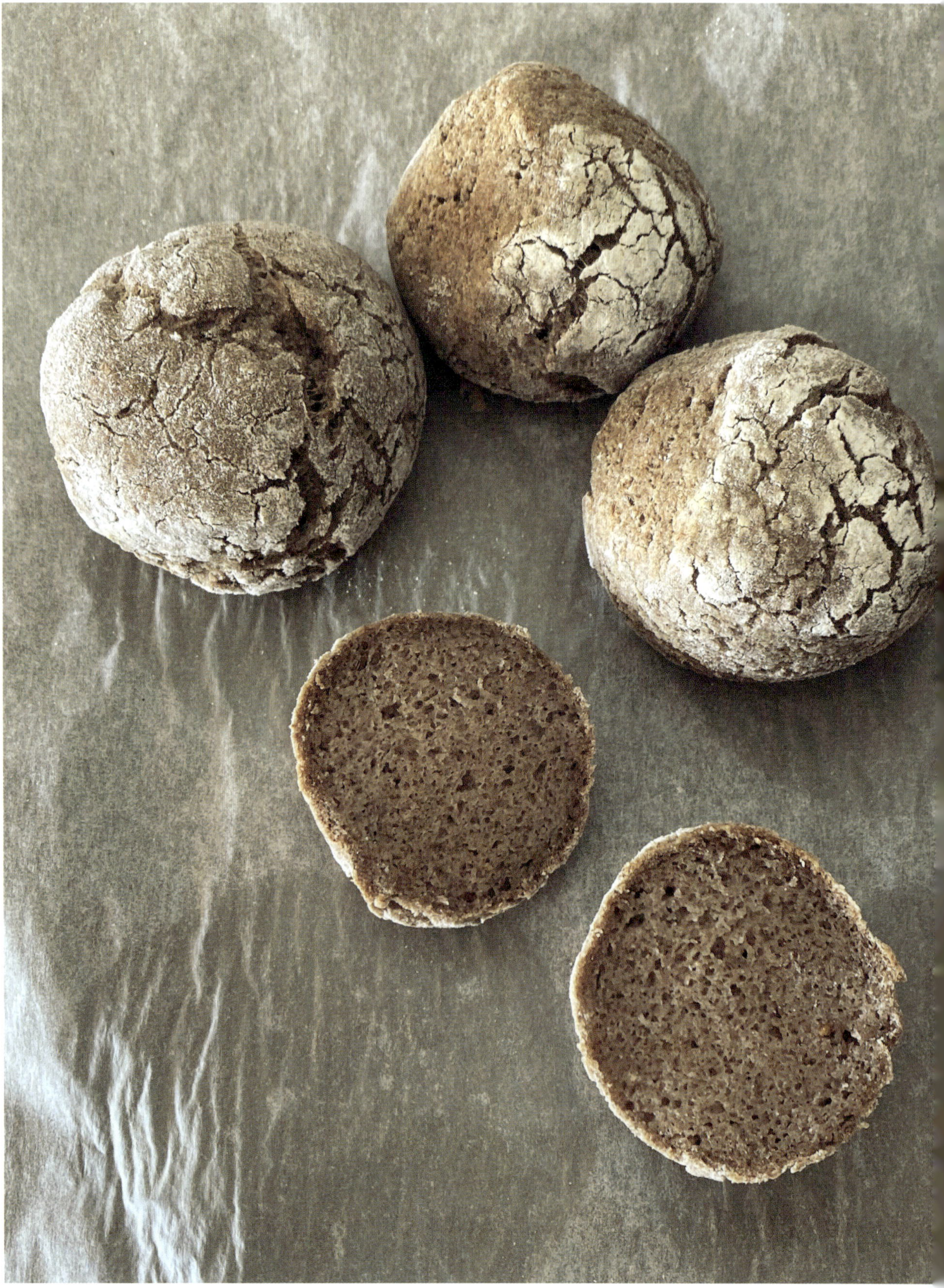

BROT UND GEBÄCK

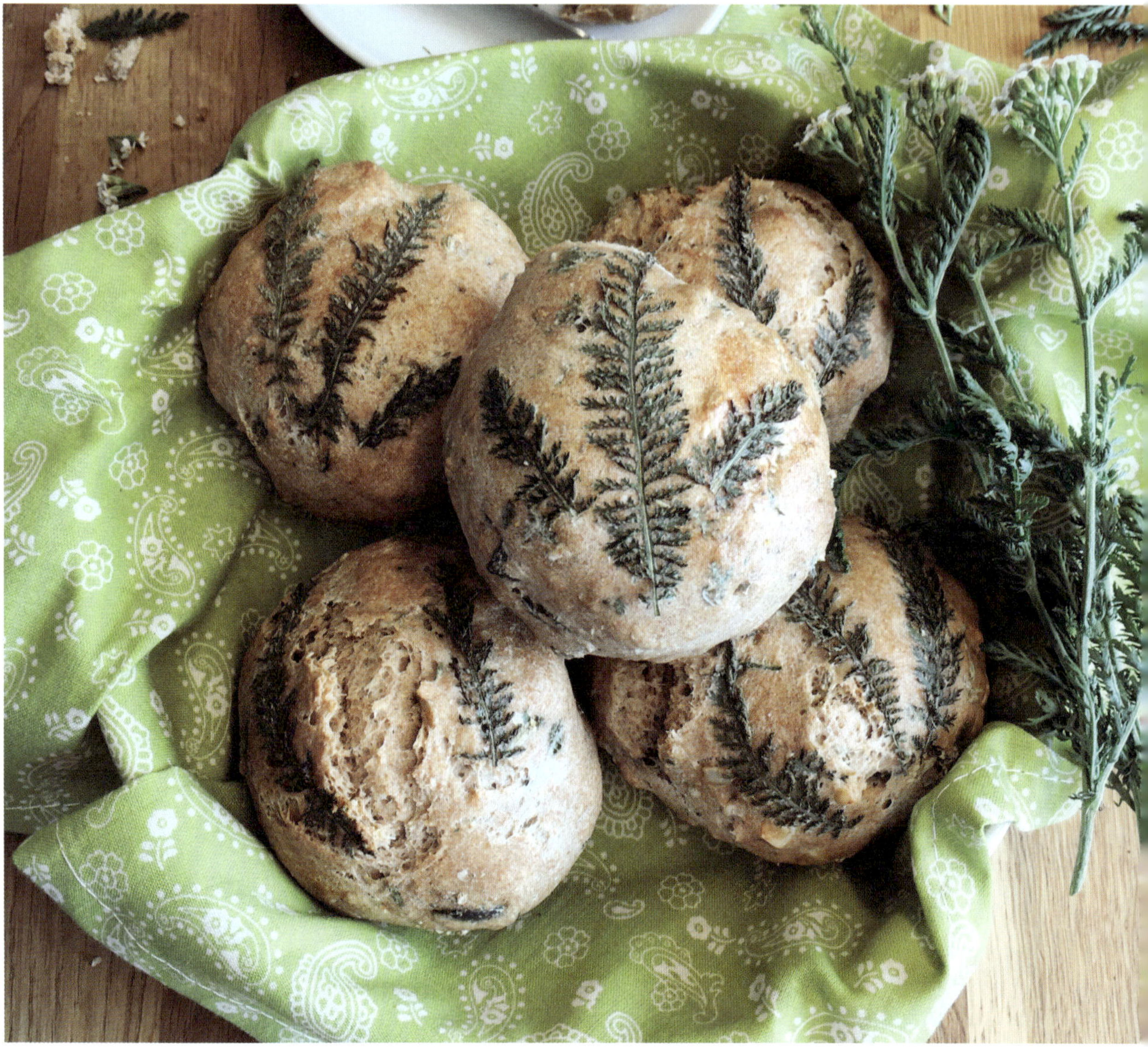

Beim glutenfreien Backen sind einige Dinge entscheidend:

1. Rühre/knete den Teig wirklich nur ganz kurz, langes Bearbeiten zerstört die feinen Strukturen im Teig und er wird nicht luftig, sondern speckig.

2. Den Teig mindestens 1 Stunde an einem warmen Ort gehen lassen, am besten funktioniert eine Schüssel mit Deckel, denn da entsteht ein perfektes Mikroklima ohne Zugluft, also währenddessen nicht hineinschauen.

3. Nach dem Gehenlassen wieder nur ganz kurz bearbeiten, nicht mehr kneten, siehe Punkt 1.

4. Falls du Samen oder Nüsse zufügen möchtest, musst du diese vorher einweichen, sonst entziehen sie dem Teig Feuchtigkeit und machen das Gebäck trocken und bröselig.

KRÄUTERWECKERL

KRÄUTER · BROTGEWÜRZ

für 12–15 kleine Weckerl oder 1 Brot

- 300 g Mehlmix dunkel glutenfrei*
- 50 g Leinsamenmehl
- 10 g Flohsamenschalen gemahlen
- 6 g Germ (Hefe) getrocknet
- 1 TL Ahornsirup
- 1 EL Brotgewürz
- 1 TL Salz
- 320 ml Wasser
- 4 EL Olivenöl
- 1 Handvoll (Wild)Kräuter

** Du kannst die Weckerl auch mit 350 g einer Mischung aus Roggen- und hellem Dinkelmehl backen, lasse glutenfreies Mehl, Leinsamenmehl und Flohsamen weg.*

Diesen Teig dann aber mit der Hand oder in der Küchenmaschine gut durchkneten. Eventuell noch etwas Wasser oder Mehl zufügen.

BROTGEWÜRZ

- 2 TL Kümmel
- 2 TL Anis
- 2 TL Fenchelsamen
- 2 TL gemahlener Koriander

1 Trockene Zutaten in einer Schüssel (mit Deckel) gut verrühren

2 Kräuter waschen, trocken schütteln und fein hacken

3 Kräuter, Wasser, Ahornsirup und Öl rasch unter das Mehl rühren, Teig wirklich nur solange kneten/rühren, bis gerade alles vermengt ist

4 Brotteig in der Schüssel mit Deckel rund 1 Stunde rasten lassen

5 Teig auf eine bemehlte Fläche geben und mit einem Messer in 12 bis 15 Teile schneiden, diese ohne neuerliches Kneten zu Kugeln formen, zugedeckt nochmals 15 Minuten rasten lassen

6 Backrohr auf 180 Grad vorheizen, eine feuerfeste Form mit Wasser befüllen und in den Ofen stellen

7 Weckerl 25 Minuten backen

Du kannst mit diesem Rezept auch ein großes Brot backen, die Backzeit beträgt dann aber 45 bis 50 Minuten.

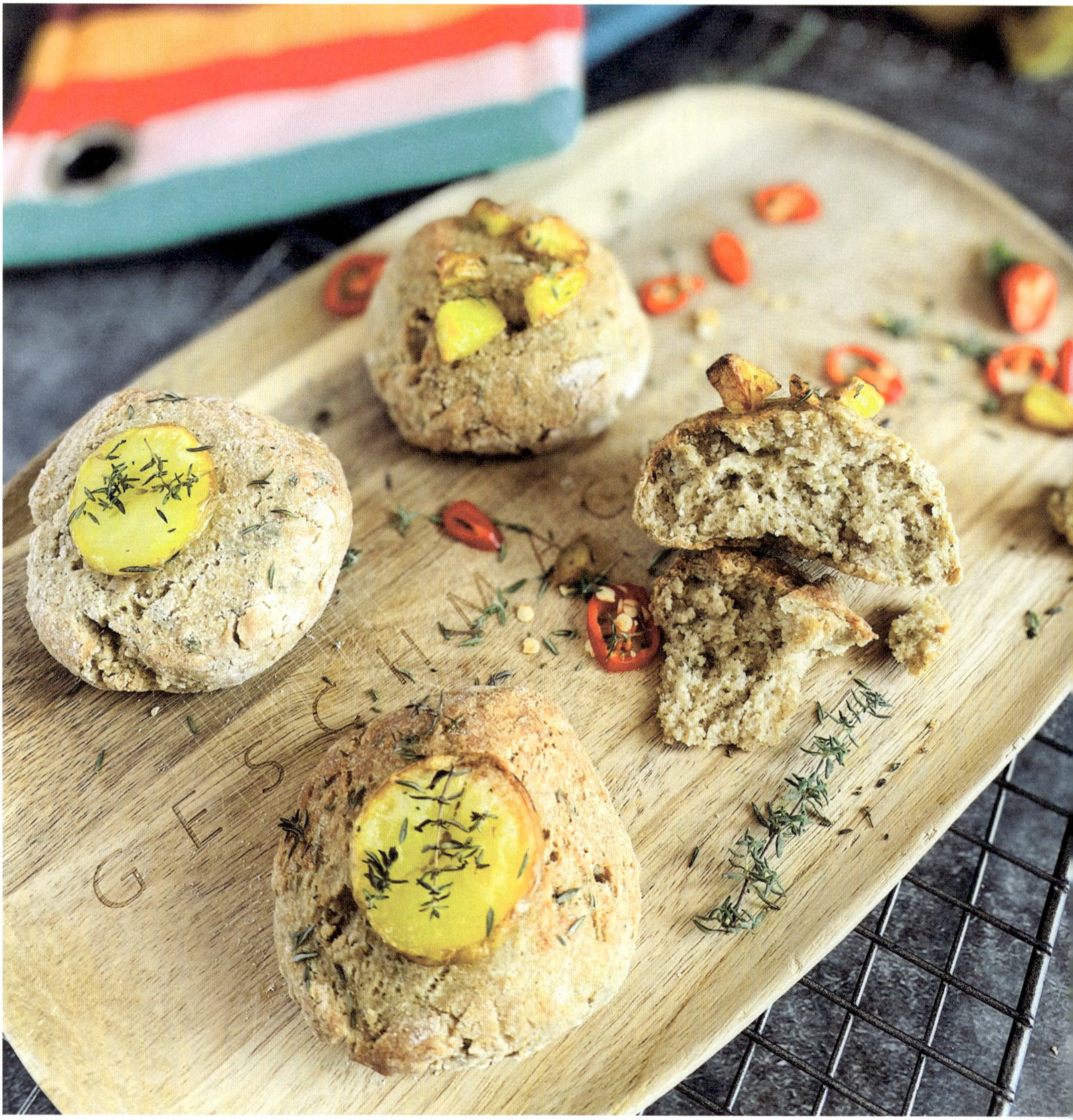

Nährstoff-Tipp

__Thymian__ eines der besten antiviralen Kräuter überhaupt (z. B. durch das ätherische Öl Thymol). Thymian wirkt antibakteriell, immunstärkend, entzündungshemmend, schleimlösend, anregend, aktivierend, wärmend, entkrampfend. Er ist ein tolles Hausmittel bei Husten, Atemwegserkrankungen, Verschleimung und Müdigkeit.

KARTOFFEL-THYMIAN-BRÖTCHEN

KARTOFFELN · BUCHWEIZEN · THYMIAN

für 16 kleine Weckerl oder 1 großes Brot

› 250 g Mehlmix hell glutenfrei*
› 200 g Buchweizenmehl
› 100 g Leinsamenmehl hell
› 2 Pkg. Trockengerm
› 2 TL Salz
› 1 EL Thymian
› 360 ml warmes Wasser
› 200 ml pflanzliche Milch
› 300 g Kartoffeln gekocht und abgekühlt
› 5 EL Olivenöl
› 3 EL Zitronensaft

**Du kannst das Brot mit 250 g Vollkorn-Dinkelmehl und 250 g hellem Dinkelmehl backen, lasse dafür glutenfreies Mehl, Buchweizen- und Leinmehl weg. Diesen Teig dann aber mit der Hand oder in der Küchenmaschine gut durchkneten. Eventuell noch etwas Wasser oder Mehl zufügen.*

Beachte bitte die allgemeinen Infos zum glutenfreien Backen von Seite 214.

Probier mal

Tausche Thymian gegen Majoran, Oregano oder Bergbohnenkraut.

1 Kartoffeln, Wasser und gewärmte Pflanzenmilch im Mixer pürieren

2 Trockene Zutaten in einer großen Schüssel (mit Deckel) gut vermischen

3 Kartoffelpüree (am besten lauwarm), Öl und Zitronensaft rasch unter die Mehlmischung rühren, nur so lange rühren/kneten, bis gerade alle Zutaten vermengt sind

4 Brotteig in der Schüssel mit Deckel rund 1 Stunde rasten lassen

5 Teig auf eine bemehlte Fläche geben und mit einem Messer in 16 Teile schneiden, diese ohne neuerliches Kneten rasch zu Kugeln formen und mit einem Tuch abgedeckt nochmals 20 Minuten gehen lassen

6 Optional auf jedes Weckerl eine Kartoffelscheibe und etwas Thymian geben, mit Öl bestreichen

7 Backrohr auf 200 Grad vorheizen, eine feuerfeste Form mit Wasser befüllen und in den Ofen stellen

8 Weckerl 25 Minuten backen

Du kannst mit diesem Rezept auch ein großes Kartoffelbrot backen, die Backzeit beträgt dann aber 50 Minuten oder du rollst den Teig gut 2 cm dick zu einer Focaccia aus. Bestreue mit Thymian, Sesam und etwas grobem Salz, backe die Focaccia 20 bis 22 Minuten.

HAFER-KAROTTEN-KNÖPFE

HAFERFLOCKEN · KAROTTEN · CHIASAMEN

für 12–15 kleine Knöpfe oder 1 Brot

› 300 g Mehlmix hell glutenfrei oder 270 g Dinkelmehl
› 100 g Leinsamenmehl
› 3 gehäufte TL Backpulver
› 1 TL Salz
› 100 g Karotten
› 40 g Chiasamen
› 400 ml Wasser
› 60 ml Olivenöl
› 3 EL Zitronensaft oder Apfelessig

Zum Bestreuen

› 2–3 EL Haferflocken

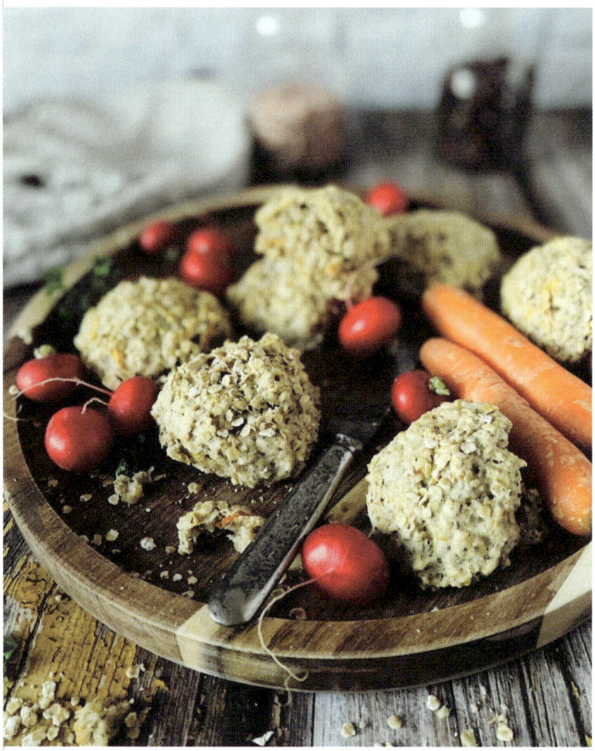

1 Chiasamen mit den 400 ml Wasser verrühren und 20 Minuten stehen lassen

2 Karotte fein raspeln

3 Ofen auf 200 Grad vorheizen, ein Backblech mit Backpapier belegen

4 Mehle, Backpulver und Salz gut verrühren

5 Chia-Wasser, Zitronensaft, Öl und Karottenraspeln in einer großen Schüssel verquirlen

6 Mehlmischung rasch und möglichst kurz unterrühren – es sollen noch Teigklümpchen zu sehen sein! Teig 5 Minuten rasten lassen, nicht mehr umrühren

7 Mit einem in kaltes Wasser getauchten Eisportionierer oder großen Löffel Häufchen auf das Blech setzen

8 Knöpfe mit Haferflocken bestreuen und 25 Minuten backen, auskühlen lassen – direkt nach dem Backen sind sie innen noch ein wenig feucht und klebrig, abgekühlt sind sie dann fest und schmecken schön saftig

Du kannst den Teig für ein ganzes Brot auch in eine längliche Brotbackform geben, dann aber bitte 50 Minuten backen.

Ich liebe diese schnellen Brötchen, das Besondere daran, sie sind saftig und weich, auch wenn sie tiefgekühlt waren. Du musst sie nach dem Auftauen nicht einmal aufbacken, sie schmecken auch so lecker.

TOMATEN-ROSMARIN-BROT

TOMATEN · ROSMARIN · SESAM

für 1 Brot

- 500 g Mehlmix hell glutenfrei*
- 3 EL Flohsamenschalen gemahlen
- 2 TL Salz
- 1 Pkg. Trockengerm
- 2 EL getrockneter Rosmarin
- 470 ml Wasser
- 5 EL Olivenöl
- 5–6 getrocknete Tomaten

Zum Bestreuen

- 3 EL schwarzer Sesam
- frischer oder getrockneter Rosmarin

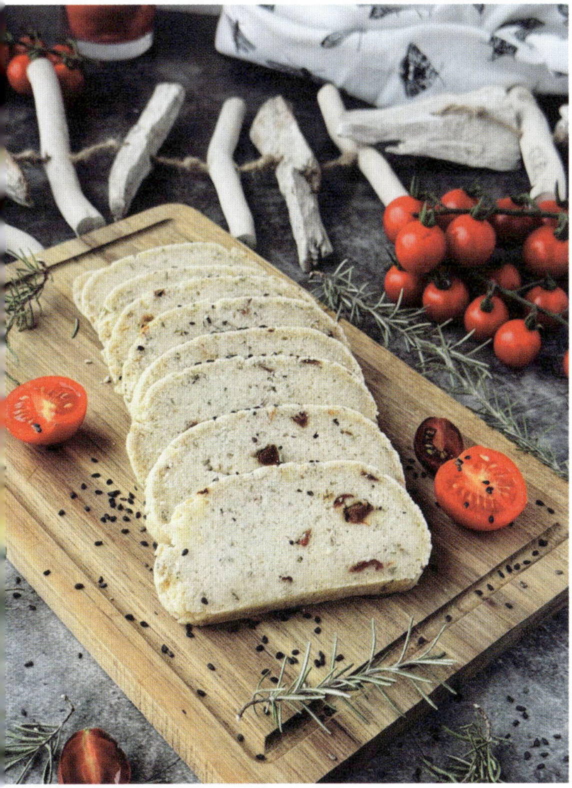

1 Trockene Zutaten in einer großen Schüssel (mit Deckel) gut verrühren, Tomaten klein hacken

2 Wasser, Öl und Tomaten rasch unterrühren, Teig nur so lange rühren, bis alles vermengt ist – mit Deckel rund 1 Stunde rasten lassen

3 Teig auf eine bemehlte Fläche geben und mit bemehlten Händen ohne neuerliches Kneten einen ovalen oder runden Laib formen Alternativ eine längliche Brotbackform einfetten oder mit Backpapier auskleiden und das Brot darin backen

4 Brot mit Sesam und Rosmarin bestreuen, zugedeckt nochmals 20 Minuten rasten lassen

5 Backrohr auf 200 Grad vorheizen, eine ofenfeste Form mit Wasser befüllen und miterhitzen, Brot 50 Minuten backen

Der Duft von Rosmarin zieht durchs Haus und schon fühlt man sich ein bisschen wie in Italien am Meer – hol dir mit diesem Brot Urlaubsstimmung ins Haus!

Beachte bitte die allgemeinen Infos zum glutenfreien Backen von Seite 214.

**Du kannst das Brot mit 450 g Dinkelmehl backen, dann aber mit der Hand oder in der Küchenmaschine gut durchkneten. Eventuell noch etwas Wasser oder Mehl zufügen.*

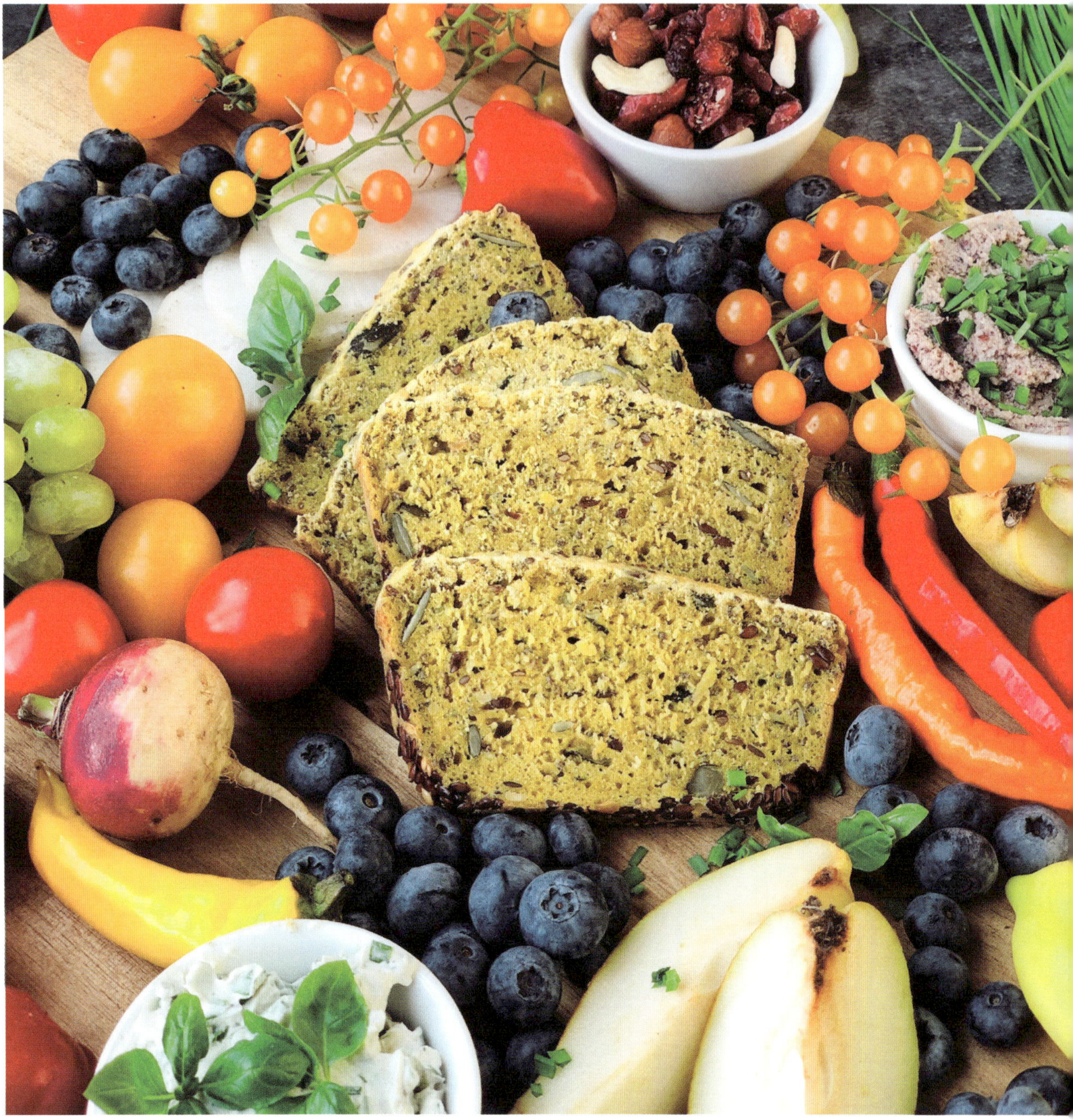

Probier mal

Backe das Brot mit Walnüssen oder Sonnenblumenkernen. Gib eine Handvoll zerdrückte Maroni hinzu oder versuch es mal mit ein paar klein gehackten Datteln.

Nährstoff-Tipp

***Kürbiskerne** sind wahre Nährstoffpakete. Mit Zink, Magnesium, Eisen, Selen und gesunden ungesättigten Fettsäuren haben sie antioxidative (zellschützende) Wirkung und sind gut fürs Immunsystem sowie Haut, Haare, Nägel.*

KÜRBISBROT

KÜRBIS · KÜRBISKERNE · LEINSAMEN

für 1 Brot oder 16 kleine Weckerl

› 100 g Kürbiskerne (3–4 Stunden eingeweicht)
› 250 g Mehlmix dunkel glutenfrei*
› 200 g Mehlmix hell glutenfrei
› 100 g Leinsamenmehl
› 2 TL Salz
› 2 Pkg. Trockengerm

› 300 g Kürbispüree
› 360 ml warmes Wasser
› 5 EL Olivenöl
› 3 EL Zitronensaft oder Apfelessig
› 1 EL Ahornsirup

Zum Bestreuen

› Leinsamen

Beachte bitte die allgemeinen Infos zum glutenfreien Backen von Seite 214.

**Du kannst das Brot mit 150 g Vollkorn-Dinkelmehl und 250 g hellem Dinkelmehl backen. Lasse dafür die glutenfreien Mehle weg. Diesen Teig dann aber mit der Hand oder in der Küchenmaschine gut durchkneten. Eventuell noch etwas Wasser oder Mehl zufügen. Die Kürbiskerne musst du dann nicht vorher einweichen.*

*Vorweg: Kürbis dämpfen und fein pürieren (oder fertiges Kürbispüree kaufen)

1 Trockene Zutaten gut vermischen

2 Kürbispüree, Öl, Zitronensaft, Wasser und Ahornsirup in einer großen Schüssel (mit Deckel) verquirlen, die abgetropften Kürbiskerne unterrühren

3 Mehlmischung rasch unterrühren – wirklich nur so lange rühren/kneten, bis gerade alle Zutaten vermengt sind

4 Brotteig in der Schüssel mit Deckel rund 1 Stunde rasten lassen

5 Teig auf eine bemehlte Fläche geben und mit bemehlten Händen ohne neuerliches Kneten rasch zu einem runden oder ovalen Laib formen

6 Brot mit Leinsamen bestreuen und zugedeckt nochmals 20 Minuten rasten lassen

7 Backrohr auf 200 Grad vorheizen, eine feuerfeste Form mit Wasser befüllen und in den Ofen stellen, Brot 50 Minuten backen

Du kannst aus diesem Brot auch kleine Weckerl formen, die Backzeit beträgt dann nur 25 Minuten.

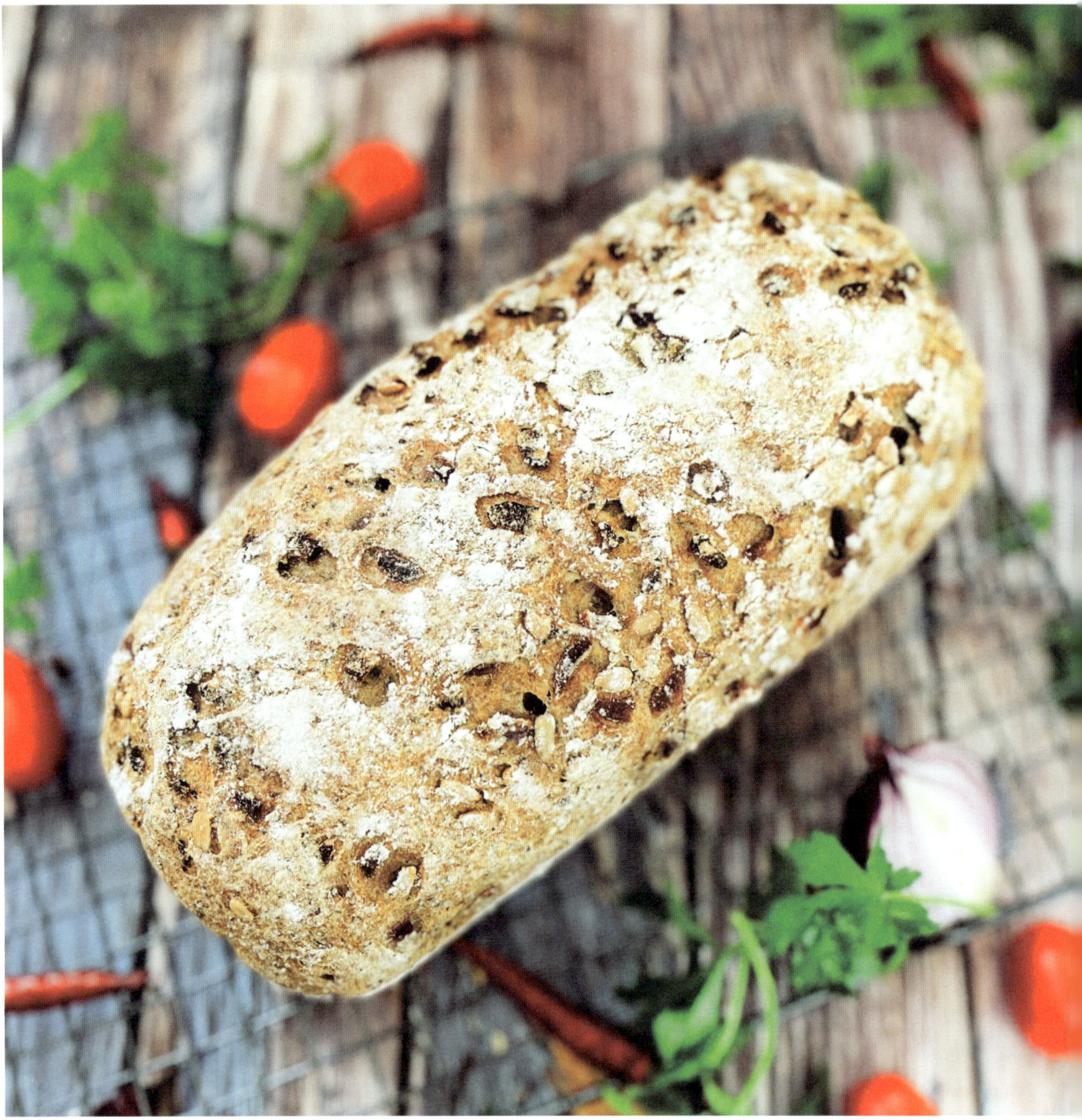

Nährstoff-Tipp

Zwiebeln stärken die Abwehrkräfte, die enthaltenen Senföle sind hilfreich bei allen Infekten der Atemwege, auch bei Blasenentzündung. Das enthaltene Quercetin wirkt aktiv gegen Viren und Bakterien im Körper. Allicin wirkt als natürliches Antibiotikum aktiv gegen Entzündungen, aber auch präventiv gegen Herz- und Kreislauferkrankungen. Zwiebeln helfen, Arteriosklerose (Arterienverkalkung) und hohem Blutzucker vorzubeugen. Anulin (ein Präbiotikum) unterstützt die Darmtätigkeit.

ZWIEBELBROT

ZWIEBEL · SONNENBLUMENKERNE

für 1 Brot oder 18 Weckerl

- 500 g Mehlmix hell glutenfrei*
- 100 g Leinsamenmehl
- 50 g Buchweizenmehl
- 2 TL Salz
- 2 Pkg. Trockengerm

- 560 ml warmes Wasser
- 5 EL Olivenöl
- 3 EL Zitronensaft oder Apfelessig
- 1 große Zwiebel

Zum Bestreuen

- 1 rote Zwiebel in Ringe geschnitten
- 3 EL Sonnenblumenkerne

Beachte bitte die allgemeinen Infos zum glutenfreien Backen von Seite 214.

**Du kannst das Brot mit 200 g Vollkorn-Dinkelmehl und 250 g hellem Dinkelmehl backen, lasse dafür das glutenfreie Mehl weg. Diesen Teig dann aber mit der Hand oder in der Küchenmaschine gut durchkneten. Eventuell noch etwas Mehl oder Wasser zufügen.*

Probier mal

Tausche Zwiebeln gegen Oliven oder Walnüsse (eingeweicht).

Backe das Brot mit dem Brotgewürz von Seite 215.

1 Trockene Zutaten in einer großen Schüssel (mit Deckel) gut verrühren, Zwiebel schälen und klein hacken

2 Wasser, Öl, Zitronensaft und Zwiebelstücke rasch unterrühren, Teig wirklich nur so lange rühren/kneten, bis gerade alles vermengt ist – Brotteig mit Deckel rund 1 Stunde rasten lassen

3 Teig auf eine bemehlte Fläche geben und mit bemehlten Händen ohne neuerliches Kneten zu einem ovalen oder runden Laib formen Alternativ eine ovale Form einfetten oder mit Backpapier auskleiden und das Brot darin backen

4 Brot mit Sonnenblumenkernen bestreuen, diese etwas andrücken, Brot zugedeckt nochmals 20 Minuten rasten lassen

5 Backrohr auf 200 Grad vorheizen, eine ofenfeste Form mit Wasser befüllen und mit erhitzen, Brot 50 Minuten backen

Du kannst aus diesem Brot auch kleine Weckerl formen, die Backzeit beträgt dann nur 25 Minuten.

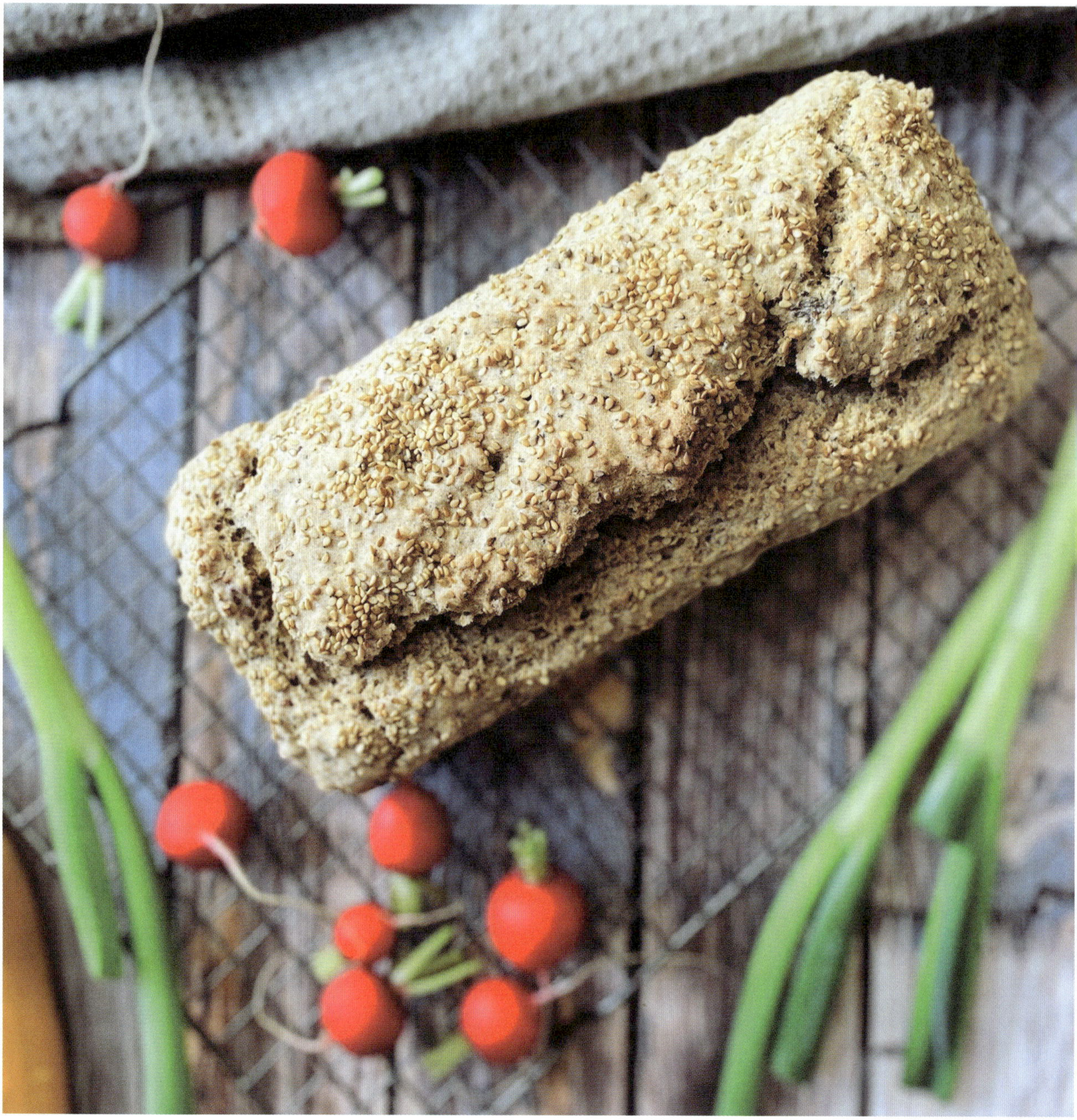

Nährstoff-Tipp

***Sonnenblumenkerne** enthalten hochwertige Fettsäuren, die sich positiv auf Blutgefäße und Herz auswirken. Sie sind gute Quellen für die Vitamine B und E, Magnesium und Kalium. Sonnenblumenkerne wirken entzündungshemmend und antioxidativ. Die protein- und ballaststoffreichen Körner sind somit ein sehr gesunder Energiespender.*

SESAM-SONNENBLUMEN-BROT

SONNENBLUMENKERNE · SESAM

für 1 Brot oder 16 Weckerl

- 5 EL Sonnenblumenkerne (3–4 Stunden in Wasser eingeweicht)
- 250 g Mehlmix dunkel oder hell glutenfrei*
- 125 g Buchweizenmehl
- 125 g Leinsamenmehl
- 2 TL Salz
- 1 Pkg. Trockengerm

- 250 g Hanfsahne oder pflanzliches Joghurt
- 280 ml warmes Wasser
- 5 EL Zitronensaft oder Apfelessig
- 5 EL Olivenöl

Zum Bestreuen

- weißer Sesam

Beachte bitte die allgemeinen Infos zum glutenfreien Backen von Seite 214.

**Du kannst das Brot auch mit 220 g Dinkelmehl backen, lasse dafür das glutenfreie Mehl weg. Diesen Teig dann aber mit der Hand oder in der Küchenmaschine gut durchkneten. Eventuell noch etwas Wasser oder Mehl zufügen. Die Sonnenblumenkerne musst du dann nicht vorher einweichen.*

Probier mal

Walnüsse oder Kürbiskerne (eingeweicht) oder eine bunte Körnermischung sorgen für Abwechslung.

Backe das Brot mit dem Brotgewürz von Seite 215.

1 Trockene Zutaten in einer großen Schüssel (mit Deckel) gut verrühren

2 Sahne (Joghurt), Wasser, Zitronensaft und Öl und abgetropfte Sonnenblumenkerne verquirlen und rasch in die Mehlmischung rühren – Teig wirklich nur so lange rühren, bis gerade alles vermengt ist – Brotteig mit Deckel rund 1 Stunde rasten lassen

3 Eine ovale Form einfetten und mit Sesam ausstreuen

4 Teig auf eine bemehlte Fläche geben und mit bemehlten Händen ohne neuerliches Kneten zu einer ovalen Form rollen und in die Backform heben, mit Sesam bestreuen und etwas andrücken

5 Brotteig nochmals mit einem Tuch zugedeckt 20 Minuten gehen lassen

6 Backrohr auf 200 Grad vorheizen, eine ofenfeste Form mit Wasser befüllen und miterhitzen

7 Brot 50 Minuten backen

Du kannst aus diesem Brot auch kleine Weckerl formen, die Backzeit beträgt dann aber nur 25 Minuten.

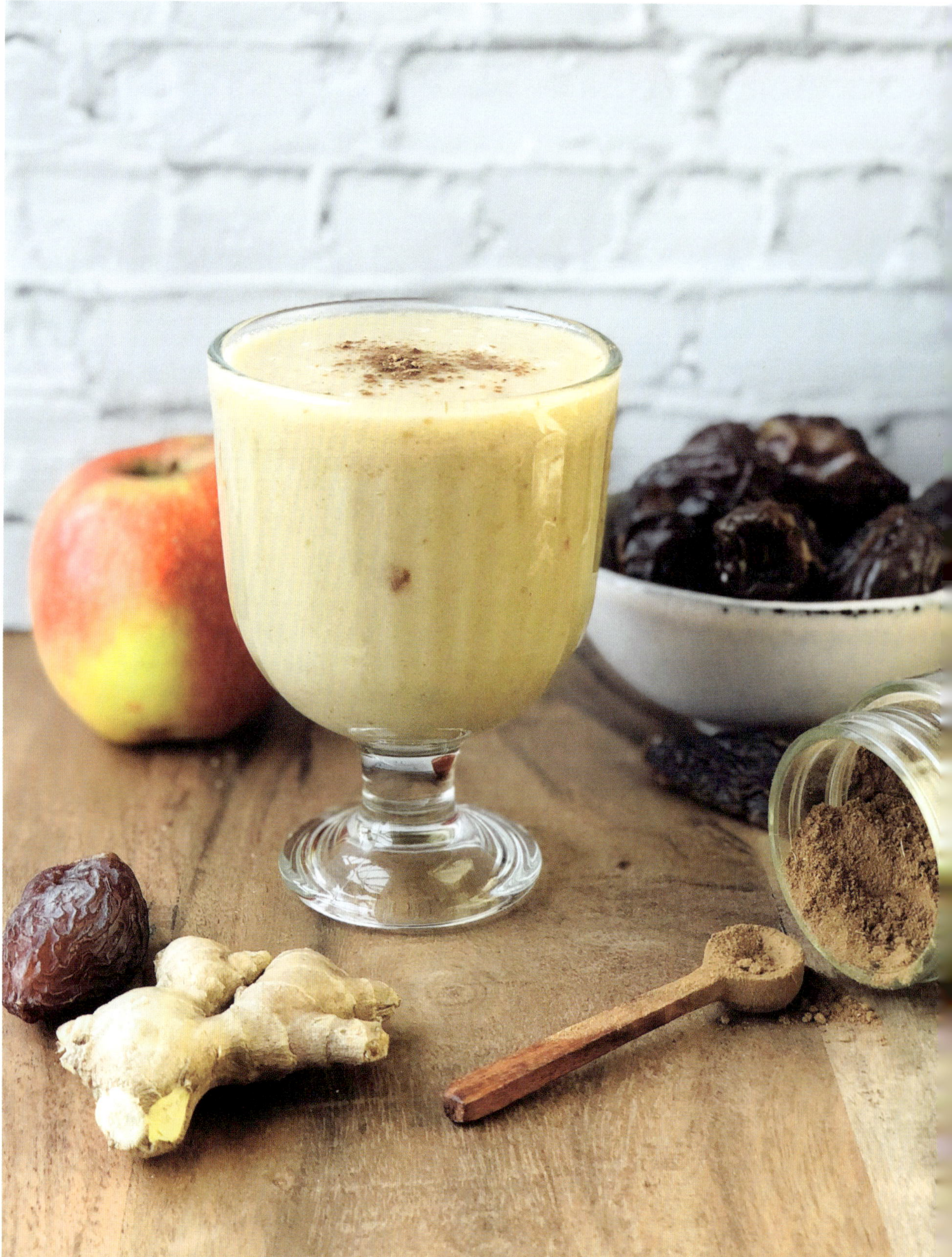

Zutatenliste-Index

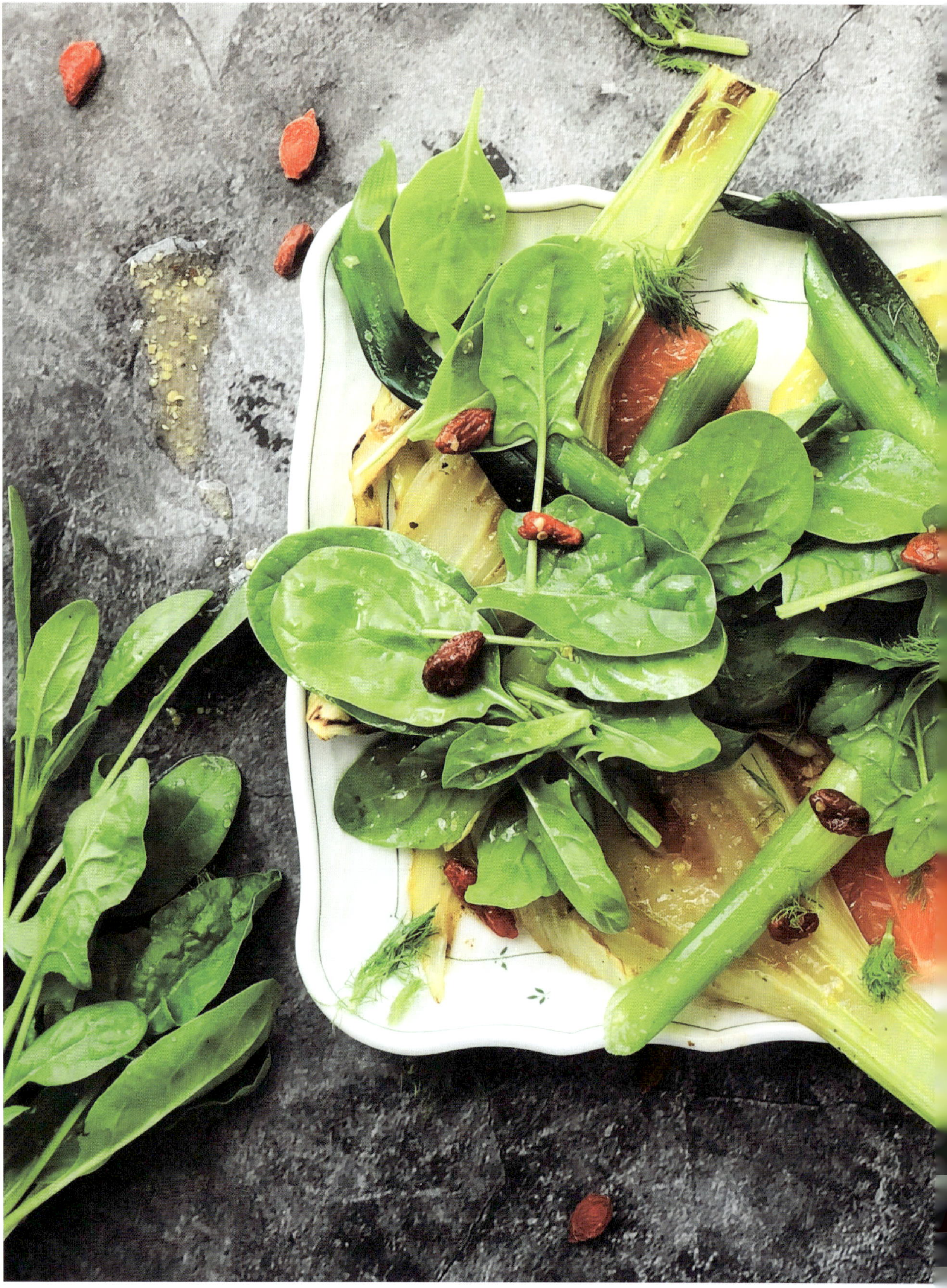

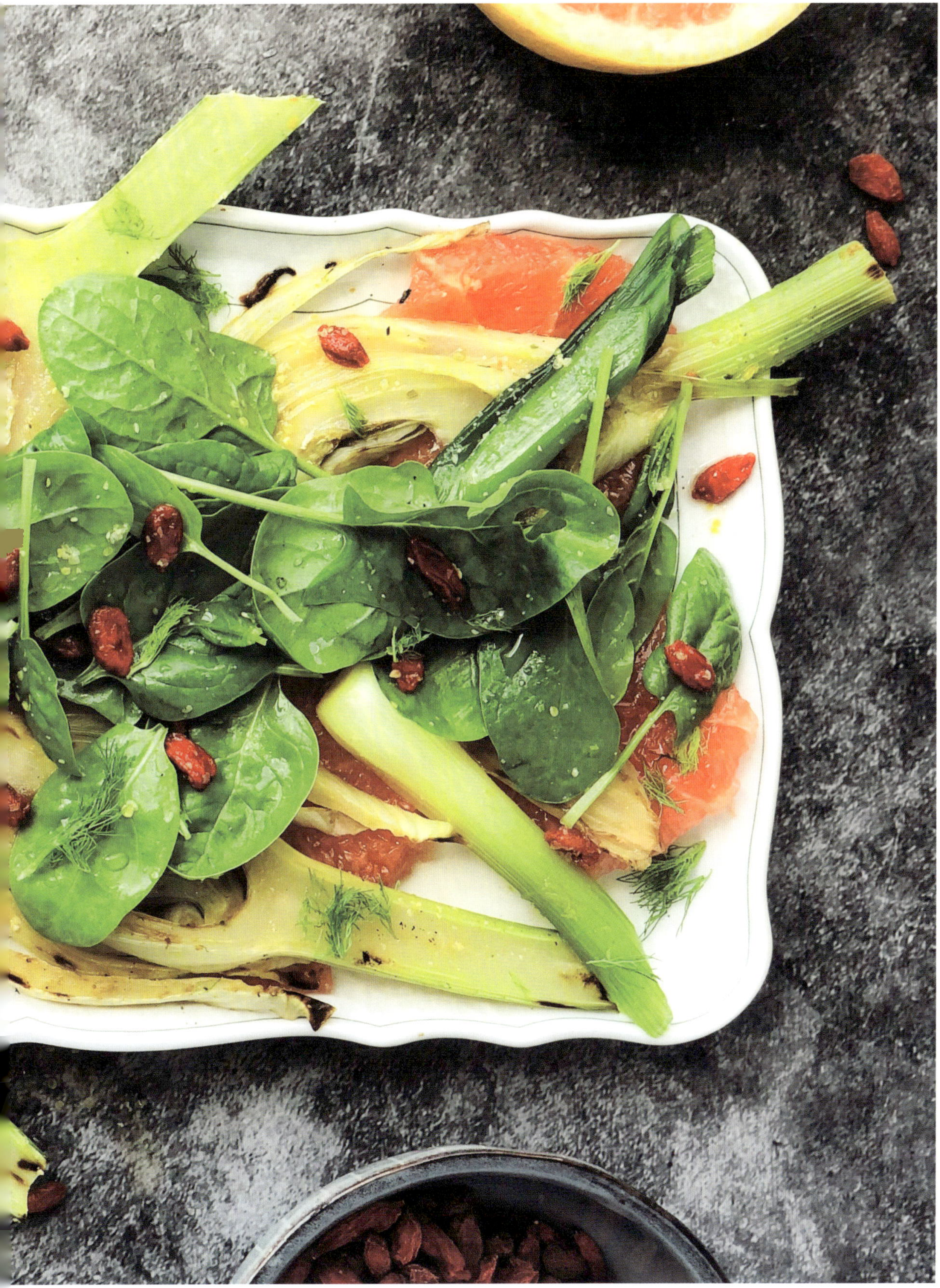

Über die Autorin

Beate Prader ist veganer Ernährungscoach und Inhaberin der veganen Kochschule *Pflanzenküche*. Mit dieser lädt sie ein breites Publikum ein, sich mit dem Thema pflanzenbasierter Ernährung auseinander zu setzen, sich Wissen anzueignen und sich begeistern zu lassen *www.pflanzenkueche.at*.

Als leidenschaftliche Köchin arbeitet sie bevorzugt mit biologischen und regionalen Produkten. Sie erprobt laufend neue Rezepte, achtet dabei besonders auf gute Umsetzbarkeit, Vielseitigkeit und guten Geschmack.

Sie zeigt, wie überraschend einfach es ist, sich vegan zu ernähren. Kein Verzicht, sondern Genuss für die ganze Familie steht im Vordergrund.

Beate Prader lebt mit ihrer Familie in einem Haus im Grünen in der Nähe von Graz. Sie ernährt sich bereits seit vielen Jahren vegan und aus gesundheitlichen Gründen weitgehend glutenfrei.

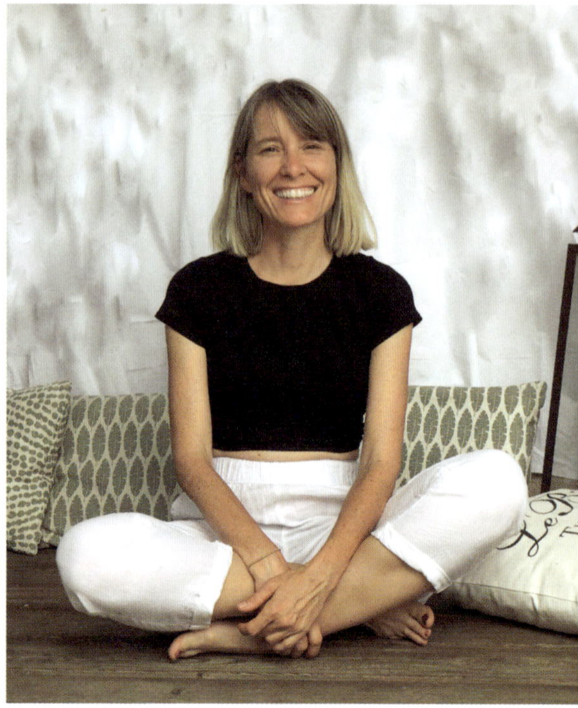

Danke

Für die Arbeit am Buch gab es unzählige Probeläufe, Testessen und Fotoshootings. Vielen Dank, ihr lieben Koster, für Anregungen, konstruktive Kritik und wohlwollendes Schmausen.

Danke an all die tollen, interessierten und offenen Menschen, mit denen ich bei meinen Kochkursen in der *Pflanzenküche* bereits kochen durfte. Hier hole ich mir nicht nur Anregungen und neue Ideen, sondern auch immer wieder den Ansporn weiterzumachen und vor allem das Gefühl, genau am richtigen Ort zur richtigen Zeit zu sein!

Ich danke meiner Familie, meine Kreativität und meine Berufung kann ich nur durch euch so wunderbar ausleben. Ihr seid mein Fels in der Brandung. Danke, dass ihr mich immer wieder motiviert, ermutigt und unterstützt!

Außerdem danke ich meinem Verlag Freya, dass ihr von Anfang an an mich geglaubt habt, meine Vision geteilt und ein wunderschönes Buch daraus geformt habt!

Für Anregungen, Rückmeldungen und Fragen kontaktiere mich gerne über meine Webseite *www.pflanzenkueche.at*.